ものづくり技術からみる再生医療
―細胞研究・創薬・治療―

Regenerative Medicine From the Viewpoint of Materials
and Manufacturing Technologies
― Cell Research, Drug Discovery, and Therapy ―

《普及版／Popular Edition》

監修 田畑泰彦

シーエムシー出版

はじめに

今後の再生医療（再生治療，細胞研究，創薬研究）にはなくてはならないものづくり技術

　「再生医療」の一般イメージは，移植細胞により病気を治療することであろう。これは間違いではない。その本質は，体自身のもつ自然治癒力を高め，病気を治すことである。もちろん，自然治癒力のもとは細胞の増殖，分化能力（細胞力）であり，細胞が大切であることは疑いない。しかし，細胞力を高めるには，細胞によい周辺環境を与えることが必要不可欠である。人でも家や食べ物がなければ弱ってしまう。これは細胞でも同じである。細胞が好む素材で家を作り，細胞に食べ物をうまく与えることができれば，細胞は元気になり，病気を治すであろう。家，食べ物，その与え方などを具現化するのが「ものづくり技術」である。細胞を元気にする家や食べ物は，細胞移植の治療効率を向上させる。また，移植細胞を得るための培養にも，成熟機能細胞を用いた創薬研究にも，「ものづくり技術」が重要な役割を果す。

　再生医療には2つの分野がある。それは再生治療と治療を科学的に支える研究である。研究には細胞の基礎研究，および細胞の食べ物を研究開発する創薬研究がある。再生治療に用いるものづくり技術には厚生労働省からの許認可を得ることが必要となり，その企業化にはお金と時間がかかる。これに対して，細胞や創薬研究は，細胞に悪いことをしなければどのような材料でも技術でも使うことができ，その企業化は，前者に比べて容易である。産業化を狙う場合には，このような再生医療の出口の違いをよく理解することが必要である。「再生医療」が世の中に還元されるためには，学術の発展はもちろんであるが，それに加えて産業化が必要不可欠である。

　これまでにも，再生医療に関するいろいろな本が出版され，特集号が組まれている。しかしながら，その多くが「細胞」という観点から再生医療を眺めたものである。そこで，現時点において，「ものづくり技術」をkeywordとして，研究から治療まで全体像をまとめてみることも大切ではないかと考えた。本書は，第1編「再生医療に必要な"材料"とは」と第2編「再生医療に必要な"技術"とは」で，ものづくりに必要な事項を概説し，第3編ではその応用として「ものづくり技術を生かした再生医療の臨床応用」，第4編「再生医学から再生医療へ—産業化に向けて—」では産業化に必要な項目をまとめている。

　本書が，「再生医療」の守備範囲とその「ものづくり技術」との接点の理解を助け，研究から再生治療にわたって必要不可欠な「ものづくり技術」について考えていただくきっかけを与えることができれば大きな喜びである。最後になってしまったが，本書の趣旨を理解し，貴重な時間を割いてご執筆いただいた先生方に心よりお礼を申し上げるとともに，企画から出版に至るまでご尽力いただいた株式会社シーエムシー出版の野口由美子さんには心より感謝の意を表したい。

　2011年11月

京都大学

田畑泰彦

普及版の刊行にあたって

　本書は2011年に『ものづくり技術からみる再生医療 —細胞研究・創薬・治療—』として刊行されました。普及版の刊行にあたり，内容は当時のままであり加筆・訂正などの手は加えておりませんので，ご了承ください。

　2018年3月

シーエムシー出版　編集部

執筆者一覧

田 畑 泰 彦	京都大学　再生医科学研究所　生体組織工学研究部門　生体材料学分野　教授
白 木 伸 明	熊本大学　発生医学研究所　幹細胞部門　多能性幹細胞分野　助教
粂 　 昭 苑	熊本大学　発生医学研究所　幹細胞部門　多能性幹細胞分野　教授
田 賀 哲 也	東京医科歯科大学　難治疾患研究所　幹細胞制御分野　教授
椨 　 康 一	東京医科歯科大学　難治疾患研究所　幹細胞制御分野；日本学術振興会　特別研究員
備 前 典 久	東京医科歯科大学　難治疾患研究所　幹細胞制御分野
佐 倉 武 司	住友ベークライト㈱　S-バイオ事業部　研究部　部長
塚 田 亮 平	住友ベークライト㈱　S-バイオ事業部　研究部　研究員
森 　 奈津希	北里大学　大学院医療系研究科　細胞組織再生医学
安 達 栄治郎	北里大学　大学院医療系研究科　細胞組織再生医学　教授
酒 井 克 也	金沢大学　がん進展制御研究所　助教
松 本 邦 夫	金沢大学　がん進展制御研究所　教授
長 澤 丘 司	京都大学　再生医科学研究所　生体システム制御学　教授
大 矢 裕 一	関西大学　化学生命工学部　教授
塙 　 隆 夫	東京医科歯科大学　生体材料工学研究所　所長・教授
山 本 雅 哉	京都大学　再生医科学研究所　生体組織工学研究部門　生体材料学分野　准教授
平 野 義 明	関西大学　化学生命工学部　化学・物質工学科　教授
大 和 雅 之	東京女子医科大学　先端生命医科学研究所　教授
伊 勢 裕 彦	東京工業大学　フロンティア研究機構　特任講師
赤 池 敏 宏	東京工業大学　フロンティア研究機構　教授
城 　 潤一郎	㈶放射線医学総合研究所　分子イメージング研究センター　分子病態イメージング研究プログラム　複合分子イメージング研究チーム　博士研究員；京都大学　再生医科学研究所　生体組織工学研究部門　生体材料学分野
松 崎 典 弥	大阪大学　大学院工学研究科　応用化学専攻　助教
明 石 　 満	大阪大学　大学院工学研究科　応用化学専攻　教授
小 林 尚 俊	㈰物質・材料研究機構　国際ナノアーキテクトニクス研究拠点　ナノバイオ分野　生体機能材料ユニット　高次機能生体材料グループ　グループリーダー
吉 川 千 晶	㈰物質・材料研究機構　国際ナノアーキテクトニクス研究拠点　ナノバイオ分野　生体機能材料ユニット　高次機能生体材料グループ　研究員
岸 田 晶 夫	東京医科歯科大学　生体材料工学研究所　教授
紀ノ岡 正 博	大阪大学　大学院工学研究科　生命先端工学専攻　教授
安 田 賢 二	東京医科歯科大学　生体材料工学研究所　システム研究部門情報分野　教授
上 　 大 介	京都府立医科大学　人工臓器・心臓移植再生医学講座　助教
豊 田 雅 士	(地独)東京都健康長寿医療センター　老年病研究チーム血管医学　副部長
板 倉 陽 子	(地独)東京都健康長寿医療センター　老年病研究チーム血管医学　研究員

五條理志　京都府立医科大学　人工臓器・心臓移植再生医学講座　教授
梅澤明弘　㈱国立成育医療研究センター　研究所　再生医療センター　センター長
秋月達也　東京医科歯科大学　大学院医歯学総合研究科　生体硬組織再生学講座　歯周病学分野　助教
和泉雄一　東京医科歯科大学　大学院医歯学総合研究科　生体硬組織再生学講座　歯周病学分野　教授
丸井　晃　京都大学医学部附属病院　探索医療センター・心臓血管外科　准教授
坂田隆造　京都大学大学院医学研究科　器官外科学講座　心臓血管外科学　教授
磯貝典孝　近畿大学　医学部　形成外科　教授
中尾仁美　近畿大学　医学部　形成外科
伊谷善仁　近畿大学　医学部　形成外科
上原真紀　近畿大学　医学部　形成外科
松永和秀　近畿大学　医学部　形成外科
森本尚樹　京都大学　大学院医学研究科　形成外科　講師
河合勝也　京都大学　大学院医学研究科　形成外科　准教授
鈴木茂彦　京都大学　大学院医学研究科　形成外科　教授
宮本正章　日本医科大学付属病院　再生医療科　教授
高木　元　日本医科大学付属病院　再生医療科　講師
水野博司　順天堂大学医学部附属病院　形成外科　主任教授
水野杏一　日本医科大学大学院　器官機能病態内科学（第一内科）　主任教授
中佐智幸　広島大学　大学院医歯薬学総合研究科　展開医科学専攻　病態制御医科学講座　整形外科学　助教
越智光夫　広島大学　大学院医歯薬学総合研究科　展開医科学専攻　病態制御医科学講座　整形外科学　教授
久保俊一　京都府立医科大学　大学院医学研究科　運動器機能再生外科学（整形外科）　教授
大家義則　大阪大学医学部附属病院　眼科　医員
西田幸二　大阪大学医学部附属病院　眼科　教授
坂本達則　京都大学　大学院医学研究科　耳鼻咽喉科・頭頸部外科　助教
中川隆之　京都大学　大学院医学研究科　耳鼻咽喉科・頭頸部外科　講師
伊藤壽一　京都大学　大学院医学研究科　耳鼻咽喉科・頭頸部外科　教授
白馬伸洋　愛媛大学　医学部　耳鼻咽喉科　講師
江上美芽　東京女子医科大学　先端生命医科学研究所　客員教授；チーフメディカルイノベーションオフィサー
松山晃文　㈶先端医療振興財団　再生医療研究開発部門　部門長補佐（兼）膵島肝臓再生研究グループ　グループリーダー
梅垣昌士　大阪大学　臨床医工学融合研究教育センター　特任准教授
吉川典子　(公財)神戸国際医療交流財団　国際医療開発センター　IMDA　コーディネータ

執筆者の所属表記は，2011年当時のものを使用しております。

目　　次

序論　ものづくり技術からみる再生医療　　田畑泰彦

1　再生医療とは何か ……………………… 1
2　バイオマテリアルの定義と
　　その技術の守備範囲 …………………… 2
3　再生医療に必要なものづくり技術 ……… 3
4　再生治療のためのドラッグデリバリー

システム …………………………………… 4
5　細胞研究と創薬研究に必要な
　　ものづくり技術 ………………………… 5
6　今後，ますます再生医療に必要と
　　なっていくものづくり技術 …………… 8

第1編：再生医療に必要な "材料" とは

第1章　細胞（ES細胞・iPS細胞）　　白木伸明，粂　昭苑

1　はじめに ………………………………… 10
2　ES/iPS細胞とは ………………………… 10
　2.1　ES細胞とは ……………………… 10
　2.2　iPS細胞とは ……………………… 12
3　ES/iPS細胞の標準化 …………………… 12
4　細胞バンク ……………………………… 13
5　ES/iPS細胞を用いた再生医療に向けた
　　展望 ……………………………………… 14

　5.1　細胞株の選択 …………………… 15
　5.2　異種成分不含（Xenogenic Free）
　　　　培養システム ………………… 15
　5.3　量の確保 ………………………… 15
　5.4　細胞の純化 ……………………… 15
6　その他の利用方法（ヒトの臓器を
　　動物体内で再生する） ……………… 16

第2章　細胞（その他の幹細胞など）―ものづくりから考察する幹細胞の居心地―
田賀哲也，栫　康一，備前典久

1　はじめに ………………………………… 18
2　幹細胞の特性 …………………………… 18
3　幹細胞を制御するシグナル …………… 19
4　幹細胞の「居心地」を探り，
　　人工的につくる ……………………… 22
5　おわりに ……………………………… 23

I

第3章　再生医療のための培養器材　　佐倉武司，塚田亮平

1　ライフサイエンスにおける当社のあゆみ ……………………………………………… 25
2　細胞接着タンパク質の活性部位配列
　ペプチドを修飾した培養器 ……… 26
3　タンパク質吸着抑制表面処理を施した
　培養器 ………………………………… 26
4　高水準の品質管理がなされた培養器具 ⋯⋯ 28
5　糖鎖を指標とした細胞の品質管理の
　可能性 ………………………………… 29
6　おわりに ……………………………… 31

第4章　ものづくりに役立つ細胞外マトリックス（コラーゲン，エラスチン，ラミニン，グリコサミノグリカン）　　森　奈津希，安達栄治郎

1　はじめに ……………………………… 32
2　コラーゲン …………………………… 33
3　弾性線維 ……………………………… 37
4　基底板 ………………………………… 39
5　グリコサミノグリカン ……………… 42
6　おわりに ……………………………… 44

第5章　細胞増殖因子・成長因子　　酒井克也，松本邦夫

1　はじめに ……………………………… 48
2　細胞増殖因子のプロフィール ……… 48
3　細胞増殖因子受容体とシグナル伝達 ⋯⋯ 51
4　再生医療医薬のための細胞増殖因子の
　応用 …………………………………… 52
5　細胞増殖因子の医薬開発 …………… 54
6　おわりに ……………………………… 54

第6章　生理活性物質ケモカイン　　長澤丘司

1　はじめに ……………………………… 57
2　ケモカインとその受容体の同定 …… 58
3　炎症・炎症性疾患とケモカイン …… 60
4　免疫担当細胞の産生とケモカイン … 60
　4.1　造血幹細胞 ……………………… 61
　4.2　Bリンパ球 ……………………… 61
　4.3　Tリンパ球 ……………………… 62
5　器官形成とケモカイン ……………… 62
　5.1　リンパ節の形成とケモカイン … 62
　5.2　心血管形成，神経形成とケモカイン
　　　　…………………………………… 62
　5.3　生殖細胞幹細胞とケモカイン … 63
6　免疫監視とケモカイン ……………… 63
7　GVHDとケモカイン ………………… 63
8　エイズとケモカイン ………………… 63
9　癌のリンパ器官への転移とケモカイン
　　　　…………………………………… 64
10　組織再生とケモカイン …………… 64
11　おわりに
　　　～ケモカイン制御の臨床応用～ ……… 64

第7章　生体吸収性および非吸収性高分子　　大矢裕一

1　はじめに …………………………………… 67
2　生体吸収性高分子 ……………………… 67
　2.1　生体吸収性高分子の分類 ………… 67
　2.2　酵素分解型生体内分解吸収性高分子
　　　…………………………………………… 68
　　2.2.1　ペプチド，タンパク質 ………… 68
　　2.2.2　多糖 ………………………………… 70
　　2.2.3　核酸 ………………………………… 70
　2.3　自然分解型生体内分解吸収性高分子
　　　…………………………………………… 70
　　2.3.1　ポリエステル類 ………………… 70
　　2.3.2　その他 …………………………… 73
3　非吸収性高分子 ………………………… 74
　3.1　非吸収性高分子の分類 …………… 74
　3.2　縮合系ポリマー …………………… 74
　3.3　ビニル系ポリマー ………………… 75

第8章　金属とセラミックス　　塙　隆夫

1　材料としての金属とセラミックス ……… 78
2　金属の医療用途 ………………………… 79
3　セラミックスの医療用途 ………………… 81
4　金属―セラミックス複合材料 …………… 83
　4.1　金属―セラミックス複合材料の
　　　必要性 ………………………………… 83
　4.2　ドライプロセス …………………… 83
　4.3　ウェットプロセス ………………… 84
5　高分子複合化 …………………………… 85
6　再生医療への応用 ……………………… 85

第9章　DDS・徐放化技術　　山本雅哉，田畑泰彦

1　はじめに …………………………………… 87
2　徐放化技術に用いられるバイオ
　マテリアル ………………………………… 87
3　生体吸収性ハイドロゲルからの
　細胞増殖因子の徐放化 ………………… 89
4　徐放化細胞増殖因子による
　再生修復の促進 ………………………… 91
5　細胞移植治療効果を増強するための
　血管新生因子の徐放化 ………………… 91
6　細胞増殖因子の徐放化技術を組み込んだ
　足場材料 ………………………………… 93
7　生体吸収性ハイドロゲルからの
　核酸物質の徐放化 ……………………… 94
8　生体吸収性ハイドロゲルからの
　低分子化合物の徐放化 ………………… 95
9　おわりに …………………………………… 97

第2編：再生医療に必要な "技術" とは

第1章　バイオマテリアル足場技術と細胞の三次元化　　　平野義明

1　はじめに ……………………………… 99
2　足場の特性と役割 …………………… 100
3　機能性足場の設計 …………………… 101
4　生理活性ペプチド・タンパク質を
　　固定化した機能性足場の設計 ………… 103

4.1　吸着法 …………………………… 103
4.2　共有結合法 ……………………… 104
5　タンパク質を内包した機能性足場の設計
　　………………………………………… 104

第2章　ものづくりとしての細胞シート工学　　　大和雅之

1　はじめに ……………………………… 109
2　細胞シート工学とは ………………… 109
3　細胞シート移植デバイス …………… 112

4　三次元プリンター …………………… 113
5　組織ファクトリー …………………… 113
6　おわりに ……………………………… 115

第3章　ES/iPS 細胞の増殖・分化・組織構築を制御する人工マトリックスの設計
―細胞用まな板 "Cell-cooking plate" をめざして―　　　伊勢裕彦, 赤池敏宏

1　ES/iPS 細胞を用いた再生医療の課題 … 117
2　E-cad-Fc による ES/iPS 細胞の
　　均一分散培養の実現 ………………… 118
3　ヒト iPS 細胞の E-cad-Fc を用いた

　　標準化された培養技術の開発 ………… 118
4　ES/iPS 細胞の分化を自在に制御する
　　"細胞まな板" の実現 ………………… 121

第4章　細胞の遺伝子改変技術　　　城　潤一郎, 田畑泰彦

1　再生医療における細胞の遺伝子改変技術
　　の位置づけ …………………………… 125
2　細胞の遺伝子改変に必要な技術および
　　方法論 ………………………………… 125
　2.1　ナノサイズの遺伝子導入キャリア：
　　　　カチオン化多糖 ………………… 126
　2.2　マイクロサイズの遺伝子導入キャリア：
　　　　カチオン化ゼラチンハイドロゲル微粒子
　　　　…………………………………… 127

　2.3　マクロサイズの遺伝子導入法：
　　　　リバーストランスフェクション法 ‥ 128
3　遺伝子改変細胞を用いた再生医療 ……… 128
4　遺伝子改変技術を用いた再生医療のための
　　基礎細胞生物学研究への展開 ………… 130
5　遺伝子改変技術を用いた再生医療のための
　　イメージング研究への展開 ………… 130
6　おわりに ……………………………… 131

第5章　生体材料—細胞間の相互作用　　松崎典弥, 明石　満

1　はじめに ……………………………… 133
2　材料表面への細胞接着 ……………… 133
3　細胞表面に形成したナノ薄膜の影響 … 135
4　細胞積層法 …………………………… 136
5　細胞集積法による血管網を有する
　　積層組織の短期構築 ………………… 138
6　まとめ ………………………………… 140

第6章　再生医療用バイオマテリアルの表面修飾・ナノ-ミクロ-マクロ構造制御技術　　小林尚俊, 吉川千晶

1　はじめに ……………………………… 142
2　材料のナノ界面制御技術 …………… 143
　2.1　生体成分との最少相互作用界面の設計
　　………………………………………… 143
　2.2　機能界面の設計 ………………… 146
3　高次構造制御 ………………………… 146
　3.1　ナノファイバー化の意義 ……… 146
3.2　ナノファイバーの構造制御 ……… 147
3.3　細胞-ナノファイバーの相互作用の
　　規格化と定量評価 ………………… 148
4　機能性組織足場の構築：血管を誘導する
　　足場材料 …………………………… 149
5　まとめ ……………………………… 150

第7章　バイオマテリアルの生体適合性の評価　　岸田晶夫

1　はじめに ……………………………… 152
2　生体−材料間の反応と生体適合性 …… 152
3　生体適合性の定義 …………………… 153
4　生体適合性試験法 …………………… 154
5　生体適合性と非特異的相互作用 …… 154
6　分子生物学的評価について ………… 156
6.1　mRNA 発現評価の一例 ………… 156
6.2　遺伝子解析技術の現在と将来 …… 158
7　再生医療におけるバイオマテリアルの
　　生体適合性についての一考察 …… 159
8　まとめ ……………………………… 159

第8章　再生医療のための研究に有用な培養装置・実験器具の開発　　紀ノ岡正博

1　はじめに ……………………………… 161
2　細胞培養の特徴と道具について ……… 163
3　工程管理のための統合された培養装置の
　　役割と周辺技術 …………………… 164
4　品質管理での道具の必要性 ………… 166
5　おわりに …………………………… 168

第9章　幹細胞を用いての創薬研究技術　　安田賢二

1　はじめに ……………………………… 169
2　ヒト幹細胞由来心筋細胞を用いた
　　毒性検査技術 ……………………… 170
3　オンチップ1細胞培養法の開発 ……… 171
4　オンチップ多電極計測システムを用いた
　　ヒト幹細胞由来心筋細胞の細胞外電位計
　　測と薬物毒性評価 ………………… 175
5　おわりに ……………………………… 177

第10章　細胞の評価技術
上　大介, 豊田雅士, 板倉陽子, 五條理志, 梅澤明弘

1　再生医療の現状と細胞の評価 ……… 179
2　再生医療のプロセスとビジネス可能領域 … 180
3　臨床現場で望まれている細胞の評価技術
　　…………………………………………… 181
4　新たな細胞評価技術の先端医療への適応
　　…………………………………………… 182
5　将来の再生医療に利用される
　　細胞評価技術 ……………………… 182
6　新たな細胞培養方法の発展と評価系の
　　構築 ………………………………… 184
7　臨床応用に向けた幹細胞の評価技術の
　　必要性 ……………………………… 186

第3編：ものづくり技術を生かした再生医療の臨床応用

第1章　再生誘導スペース確保のためのバイオマテリアル
―歯周組織再生誘導法（GTR法）　　秋月達也, 和泉雄一

1　歯周病と歯周組織の破壊 …………… 188
2　歯周組織再生の原理 ………………… 189
3　GTR膜の種類 ……………………… 190
4　GTR法の実際 ……………………… 191

第2章　再生治療に必要なドラッグデリバリーシステムと
バイオマテリアル技術　　田畑泰彦

1　再生治療の基本概念とそれを実現する
　　ものづくり技術 …………………… 193
2　バイオマテリアル足場技術を利用した
　　再生治療 …………………………… 195
3　ドラッグデリバリーシステム（DDS）を
　　利用した再生治療 ………………… 197
4　ますます高まる再生治療における
　　ものづくり技術の重要性 ………… 199

第3章 細胞増殖因子徐放化ハイドロゲルを応用した血管新生誘導

丸井 晃, 坂田隆造

1 はじめに ……………………………… 202
2 さまざまな血管新生療法 ……………… 202
3 生体吸収性ゼラチンハイドロゲルによる
 DDS ………………………………… 202
4 心臓血管外科領域におけるゼラチン
 ハイドロゲルの応用 …………………… 203

4.1 バイオ CABG ………………………… 203
4.2 胸骨治癒促進・感染予防 …………… 203
4.3 重症下肢虚血 ………………………… 204
5 「患者さんに届く」再生医療のために ‥ 205
6 おわりに ……………………………… 207

第4章 足場材料による骨欠損再生—眼窩下壁骨折に試用したバイオマテリアルの骨形
成能とその長期成績— 磯貝典孝, 中尾仁美, 伊谷善仁, 上原真紀, 松永和秀

1 はじめに ……………………………… 208
2 対象 …………………………………… 209
3 骨誘導型吸収性ポリマー ……………… 209
4 手術方法 ……………………………… 210

5 CT 値による骨形成能の評価 ………… 211
6 結果 …………………………………… 211
7 代表症例 ……………………………… 211
8 考察 …………………………………… 213

第5章 足場材料と bFGF を用いた難治性皮膚潰瘍治療

森本尚樹, 河合勝也, 鈴木茂彦

1 人工真皮の基本的な使い方 …………… 215
2 難治性潰瘍とは ………………………… 215
3 塩基性線維芽細胞増殖因子（bFGF）

製剤と人工真皮の併用 ………………… 216
4 人工真皮の今後の課題 ………………… 218

第6章 細胞と細胞増殖因子を用いた難治性皮膚潰瘍治療

宮本正章, 高木 元, 水野博司, 田畑泰彦, 水野杏一

1 はじめに ……………………………… 220
2 自己骨髄幹細胞浸透人工真皮による
 組織再生法 …………………………… 221
3 DDS 徐放化 b-FGF（塩基性繊維芽細胞

増殖因子）ハイドロゲル浸透人工真皮に
 よる組織再生法 ……………………… 224
4 おわりに ……………………………… 226

第7章　細胞と足場材料を用いた関節軟骨再生治療　　中佐智幸，越智光夫

1　はじめに …………………………… 227
2　関節軟骨損傷 …………………… 227
3　自家培養軟骨細胞移植術 ……… 228
　3.1　軟骨採取 …………………… 228
　3.2　移植手技 …………………… 229
4　臨床成績 ……………………………… 230
5　細胞と足場材料 ………………… 230
6　今後の展望 ……………………… 231
7　おわりに ………………………… 232

第8章　多血小板血漿と足場材料を用いた骨再生治療　　久保俊一

1　はじめに …………………………… 233
2　多血小板血漿を用いた組織再生医療 … 233
3　PRP による骨形成術の現状と問題点 … 233
　3.1　PRP の作製法の相違 …………… 234
　3.2　PRP と併用するマテリアルの多様性 … 234
4　PRP の骨形成能を高めるための
　　スキャフォードの開発 ………… 234
4.1　PRP と併用される骨補填材料 …… 234
4.2　ゼラチンハイドロゲルによる
　　PRP 含有成長因子の徐放効果 … 235
4.3　ゼラチン β-TCP スポンジの特徴 … 235
5　PRP とゼラチン β-TCP スポンジと
　　組み合わせた骨形成促進法 ………… 236
6　今後の展望 ……………………… 237

第9章　角膜再生治療と足場材料　　大家義則，西田幸二

1　再生医療とは ………………… 240
2　幹細胞とは …………………… 240
3　細胞を用いたヒトの治療 ……… 241
4　角膜再生治療と足場材料 ……… 241
5　最後に …………………………… 244

第10章　ゼラチンハイドロゲルによる IGF-1 徐放を用いた難聴治療
坂本達則，中川隆之，伊藤壽一

1　はじめに …………………………… 245
2　難聴治療の現状 ……………… 245
3　臨床試験のデザインに必要なエビデンス
4　　の形成 ………………………… 247
4　臨床試験 ………………………… 248
5　IGF-1 局所徐放臨床試験の位置づけ … 249

第11章　bFGF 徐放化ハイドロゲルを用いた鼓膜再生治療　　白馬伸洋

1　はじめに …………………………… 250
2　ゼラチンハイドロゲルを用いた bFGF 製剤
　　によるモルモット鼓膜再生の研究 …… 251
　2.1　方法 ………………………… 251

2.2 結果 …………………………… 251	による鼓膜再生治療の展望 ……………… 253	
2.3 考察 …………………………… 252	4 おわりに ………………………… 254	
3 ゼラチンハイドロゲルを用いた bFGF 製剤		

第4編：再生医学から再生医療へ―産業化に向けて―

第1章　再生医療の産業化と課題解決に向けた努力　　江上美芽

1 はじめに …………………………… 255
2 世界における再生医療の産業化の現状　256
3 海外における再生医療産業化の促進体制
　………………………………………… 257
　3.1 米国 ………………………… 257
　3.2 欧州 ………………………… 258
　3.3 アジア（韓国）…………… 258
4 再生医療の産業化に向けた隘路・課題　259

4.1 "先端標準治療" ものづくり拠点の
　　構築 ………………………… 259
4.2 バンク（ヒト細胞の研究から商業利用
　　まで）と細胞治療の国際規格 …… 260
4.3 特許・標準化 ……………… 261
4.4 臨床試験・治験の薬事規制と補償・
　　保険 ………………………… 261
5 日本産業界のイニシアチブ発揮へ ……… 262

第2章　ものづくり特許戦略　　松山晃文

1 はじめに …………………………… 264
2 先端的研究成果であるがゆえに ……… 264
3 ローリスク・ハイリターンの知財経営を
　目指した知財戦略 ……………… 265

4 産学アライアンスによる新たな知財・
　特許の意義 ……………………………… 266
5 知財価値の評価 ………………… 268
6 おわりに ………………………… 268

第3章　現行規制の観点からみた再生医療技術開発戦略　　梅垣昌士

1 はじめに …………………………… 269
2 日本における新規医療技術開発の
　アプローチ ……………………… 269
3 再生医療は「医療行為」か「製品」か … 270
4 医師法的アプローチの開発戦略上の

問題点 ……………………………………… 271
5 薬事法的アプローチと医師法的
　アプローチ，それぞれの活用 ………… 272
6 最近の規制緩和の動きと今後の動向 … 273
7 おわりに ………………………… 274

第4章 バイオマテリアルを用いた再生医療の
臨床応用への規制，ガイドライン　　吉川典子

1　はじめに …………………………… 276

2　バイオマテリアルを考えるときに
　　大事なこと ………………………… 276

3　バイオリアクティブであること ……… 278

4　細胞・組織を伴うこと ……………… 279

5　規制やガイドラインとステージの関係　281

6　おわりに …………………………… 282

序論　ものづくり技術からみる再生医療

田畑泰彦*

1　再生医療とは何か

　再生とは，失われた体がよみがえる現象である。これは生物の基本的な生命維持プロセスである。イモリやプラナリアでは，この再生現象は古くから知られ，その生物メカニズムも解明されている。しかしながら，哺乳動物では再生現象は起こりにくく，その解明も必ずしも進んでいるとはいえない。この再生現象を利用して病気の治療を実現しようとする試みが再生医療である。その最終目的は患者の治療である。再生現象の基本概念は，体に本来備わっている自然治癒力による生体組織の再生修復である。この自然治癒力の基になっているのが細胞の増殖，分化能力（細胞力）である。この細胞力を人為的にコントロールするとともに，それを活用して生体組織の修復を目指す。

　再生医療には大きく分けて2つの分野がある。その1つ目が病気を治す再生治療である。もう1つが再生治療を科学的に支えている細胞の基礎研究である。この2つの分野に対するものづくり技術には大きな違いがある。まず最初に，この違いをはっきりと認識することがきわめて重要である。前者の治療目的の場合には，用いる材料，技術は厚生労働省の許認可が必要となり，その開発にはお金と時間がかかる。開発する材料の選択も難しく，許認可の修得にも know-how が必要となる。これに対して，再生治療で重要な役割を果す細胞の研究が目的では，状況は大きく異なる。極論すれば，細胞に悪い影響を与えることがなければ，どんな材料技術でも用いることができ，かつその研究開発には許認可は不要である。企業化への時間的および金銭的なハードルも前者に比べて低いと考えられる。細胞研究には2つの柱がある。その1つ目は，再生現象にかかわる細胞の基礎的な生物医学研究である。もう1つが，細胞を用いた薬の毒性や代謝の評価を行う薬の研究開発（創薬研究）である。このいずれの研究に対しても，細胞機能の解明とその利用のために，ものづくり技術が不可欠となる。

　基本的に，体は2つのものからなっている。それは細胞とその周辺環境である（図1）。周辺環境のイメージを理解しやすくするために細胞をヒトにたとえてみる。いかに丈夫なヒトでも，家や食べ物がなければ弱ってしまう。これは細胞においても同様である。いかに能力のある細胞でも家や食べ物が不足すれば，本来の能力を発揮することはきわめて難しい。細胞の家にあたるものは，体の構成成分である細胞の周辺を埋めている細胞外マトリックス（タンパク質や多糖が

　＊　Yasuhiko Tabata　京都大学　再生医科学研究所　生体組織工学研究部門
　　　生体材料学分野　教授

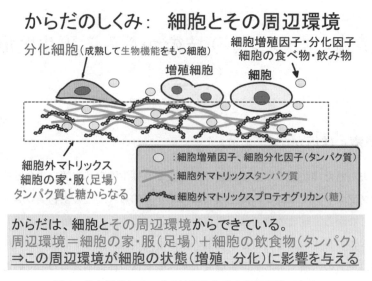

図1 体を構成しているのは細胞とその周辺環境である

その主成分)である。食べ物にあたえるものが細胞増殖因子タンパク質などである。細胞が元気である場合には，細胞外マトリックスも細胞増殖因子も自分で作り，細胞自身は元気になっていく。しかしながら，病気や生体組織に損傷があるときには，細胞は弱っていて，それらの成分を作る能力が低下している。そこで，いかに元気な細胞を準備しても，それのみを体内に移植するだけでは，病気の体では細胞周辺環境が整っておらず，細胞力による再生治療効果は必ずしも期待できない。そこで，この周辺環境である細胞の家と食べ物を作り，弱っている細胞にそれらをうまく与え，細胞力を高めることが必要不可欠となる。

細胞の家に対しては，細胞の接着，増殖，分化(細胞が成熟して特定の生物機能をもつこと)を促すような材料技術，およびその加工技術などが必要となる。細胞の食べ物はタンパク質あるいはペプチドなどの生理活性物質である。一般的に，これらの物質は薬と呼ばれているが，人工的にデザイン，作製できる薬も"もの"である。細胞の家と食べ物を，ものづくり技術によって適正に細胞に与えることで，再生治療と再生研究との再生医療が実現できる。

2 バイオマテリアルの定義とその技術の守備範囲

バイオマテリアルの代表的な分野は，人工臓器とドラッグデリバリーシステム(DDS)である。前者は人工心臓，人工腎臓，人工血管，人工内耳，眼内レンズなどの組織，臓器機能の代替材料，装置，および人工骨，乳房インプラントなどの組織補填物，縫合糸，生体接着剤，ステイプルなどの外科手術アシスト材料などである。DDSは，ドラッグ(薬)と組み合わせることで薬の作用を増強させる技術，方法論である。これらの分野については，これまでに多くの研究開発が行われ，すでに今日の外科，内科治療に応用され，患者に大きな福音をもたらしている。この2つ

序論　ものづくり技術からみる再生医療

の分野が，これまでの一般的なバイオマテリアルのイメージである。しかしながら，バイオマテリアルは，この研究分野だけにとどまるものではない。

バイオマテリアル（生体材料）とは，体内で用いる，あるいは細胞，タンパク質，細菌などの生物成分と触れて用いるマテリアルのことである。この定義からすると，前述の治療用材料や人工臓器および DDS は，その代表的なものであるが，バイオマテリアルは，もっと広い領域に応用できるポテンシャルをもっている。その 1 つの例が，バイオマテリアルの再生医療への応用である。これまでの人工臓器や DDS に対するバイオマテリアル研究は，生体のもつ炎症，異物防御システムに刺激を与えず，うまく，それを回避できるマテリアルを研究開発の方向で進められてきた。しかしながら，近年，そのアプローチは大きく変化してきている。これまでのような生体側から認識されず，排除されないような生体になじみ，融和する性質を求めるのではなく，逆に，生体に積極的に働きかける性質をもつバイオマテリアルの研究開発が始まっている。例えば，細胞増殖，分化を促すための細胞足場，細胞の増殖，分化作用をもつタンパク質，遺伝子などの生物活性を高める DDS，細胞内への物質を導入することによる細胞の生物機能の増強，改変などのバイオマテリアル技術を活用して，細胞のもつ生体組織の再生誘導力を高める[1~4]。このように，自然治癒力の基をなす細胞の増殖，分化能力（細胞力）を促し，生体組織の再生修復を起こす再生治療を実現することが可能となってきた。この再生治療には 2 つのアプローチがある。1 つ目が移植細胞であり，2 つ目は体内に存在している細胞を活用する方法である。このいずれの方法に対しても，細胞の調製，細胞の体内移植，体内細胞の活用のためにバイオマテリアルものづくり技術が不可欠となっている。これに加えて，細胞の基礎生物医学研究や創薬研究の発展にもバイオマテリアルものづくり技術の導入が必要不可欠である。

3　再生医療に必要なものづくり技術

再生治療に必要となるバイオマテリアルものづくり技術には，細胞の家にあたる細胞足場，細胞の食べ物を作る，食べ物をうまく細胞に与える DDS，細胞培養，細胞機能の評価などに対する多くの技術が挙げられる。用いる材料には，高分子，金属，セラミクス，細胞外マトリクスなどの生体由来物質などである。これらの材料の表面とバルク性質，3 次元加工，細胞足場，DDS化，および細胞培養装置，細胞機能評価の技術などが重要である。加えて，細胞自身および細胞の食べ物としての細胞増殖因子・成長因子やケモカインなどの材料も必要である。これらの詳細については，第 1 編と第 2 編を参照していただきたい。

再生治療が必要な部位の周辺組織での細胞の能力が優れている場合には，その再生部位に足場材料を与えることによって，周辺組織にいる元気な細胞が足場へ移動，そこで細胞力を介した生体組織の再生修復が起こる。このような足場としては，生体吸収性あるいは非吸収性材料からなる内部に孔構造をもつ 3 次元のスポンジや不織布が一般的である。スポンジ材料，孔サイズ，孔構造，不織布の繊維径，綿密度，その表面性質などが足場の性質に大きな影響を与える。足場デ

3

ザインのための，3次元材料加工および表面加工，力学補強などについて技術が重要となる。これらの足場技術を用いることで，種々の組織の再生治療が実現している（第3編参照）。足場には，3次元の多孔質材料だけではなく，体内での再生場所を確保，細胞の増殖分化を促すための膜材料も含まれる。この膜足場を利用することで生体組織の再生治療が可能となっている（第3編参照）。

4　再生治療のためのドラッグデリバリーシステム

　細胞増殖因子やケモカインのような細胞の食べ物を細胞にうまくデリバリーするための DDS 技術はきわめて重要である。DDS は，これまでの発展の経緯から，ドラッグ＝治療薬＝薬物治療という固定概念にとらわれ，薬治療のための技術であると考えられていることが多い。しかしながら，DDS とは，体外，体内に関係なく，不安定かつ作用部位の特異性もないドラッグ（物質）の動きをバイオマテリアルと組み合わせて，最大の作用を得るための技術・方法論であり，自然科学分野における高い普遍性をもっている。対象ドラッグは治療薬以外に，診断薬，予防薬，化粧品，塗料などが含まれ，DDS 技術によって診断，予防，化粧，塗装効果が高まる。再生治療のドラッグは，細胞の食べ物としてのタンパク質であり，それを細胞に届ける技術はまさにDDS である。DDS には，ドラッグの徐放化，水可溶化・安定化，透過・吸収促進，ターゲティングの4つの目的がある（図2）。

　体内細胞の増殖分化能力を高め，再生修復を誘導するためには，DDS 技術によって細胞増殖因子を細胞に効率よく作用させ，細胞力を高めることが必要不可欠となる。例えば，生物活性をもつ細胞増殖因子タンパク質および遺伝子などの徐放化を可能とする生体吸収性のゼラチンハイ

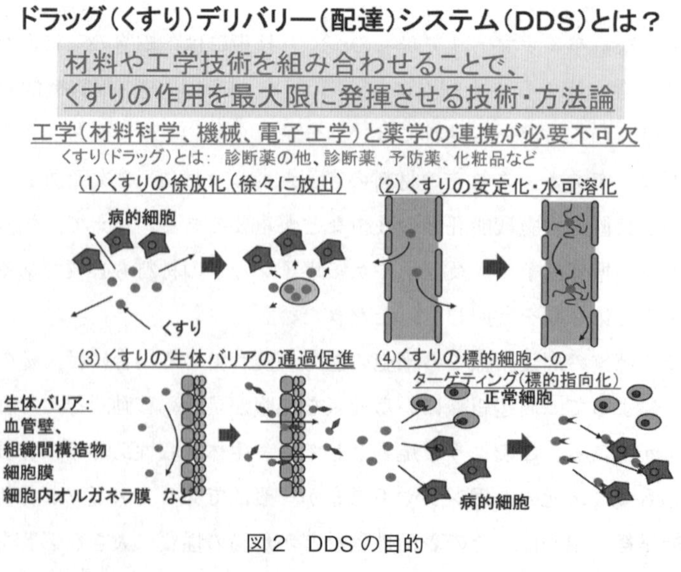

図2　DDS の目的

ドロゲルが開発されている。すでに，このハイドロゲル技術によって異なる細胞増殖因子の徐放化が可能となり，様々な生体組織の再生誘導が実現されている[1,3~6]。例えば，塩基性線維芽細胞増殖因子（bFGF）の徐放化技術は，虚血性疾患に対する血管誘導治療，骨，軟骨，脂肪，皮膚真皮，および胸骨と胸骨周辺軟組織の再生治癒促進治療を可能としてきた。すでに，血管誘導治療のヒト臨床試験が始まり，よい成績が得られている[6,7]。bFGF 徐放化による糖尿病性皮膚潰瘍，軟骨，および歯周組織などの再生誘導治療の臨床試験もよい治療効果が認められている[7,8]。インシュリン様増殖因子（IGF）-1 の徐放化による難聴治療の臨床試験も始まっている[9]。加えて，徐放化 bFGF による血管誘導技術は，移植細胞の体内での機能維持ならびに治療効果を有意に増強させ[1~4]，心筋由来前駆細胞と bFGF 徐放技術との組み合わせが，心不全治療に有効であることも報告されている[10]。このように，細胞増殖因子の徐放化は，体内の細胞力を高めるための有用な技術であり，再生治療の実現に大きく貢献している。前述の足場と徐放化とを組み合わせた技術も，今後の再生治療には重要となってくると考えられる。天然の足場である細胞外マトリクスは，前述した細胞の増殖分化のための足場と細胞の増殖のための因子の供給の 2 つの役割をもっている。そこで，この 2 つの役割を同時にもつ機能性足場バイオマテリアルをデザインした。骨形成因子（BMP）-2 を徐放できる性質をもつゼラチンからスポンジを作製する。このスポンジはセラミクス粒子を入れることによって力学補強されている。このスポンジに BMP-2 を浸み込ませた後，体内に埋入したところ，スポンジ内で細胞が増殖，分化し，スポンジ内部に骨形成が認められた[11]。徐放化以外の DDS 技術（図 2）も再生治療への応用が期待されている。例えば，高分子，高分子ミセルとの組み合わせによって，体内での細胞増殖因子の安定性を高めたり，その作用部位へのターゲティング化を行う試みも進められている[12]。これら DDS 技術により，細胞の食べ物としての細胞増殖因子が効率よく細胞に届けられ，細胞力アップによる再生治療が可能となっていく。

5　細胞研究と創薬研究に必要なものづくり技術

　細胞を人工的に培養し，細胞増殖，分化などの機能解明の研究が進められている。この細胞研究に対しても，前述の足場技術は重要となる。現在の細胞培養は，ポリスチレン基材と人工栄養液（細胞培養液）とを用いて行われている。これらは人工物であり，細胞が体内で接している環境とは大きく異なっている。そのため，この環境の下で体内の細胞状態を正しく調べることには限界があり，今後の細胞研究の発展には，体内の細胞環境に近い性質をもつ培養基材の研究開発が必要となる。再生治療に用いられている足場技術を利用することにより，より優れた細胞培養基材のデザインが出来るであろう。3 次元スポンジ足場は，2 次元プラスチック皿に比べて，より体内に近い細胞環境になると考えられる。しかしながら，細胞培養基材についての研究はほとんど行われておらず，現在，市販されている 3 次元培養基材はコラーゲンスポンジのみである。コラーゲンスポンジは細胞親和性は高いが，その力学強度が乏しく，培養中にスポンジが変形し，

ものづくり技術からみる再生医療

細胞増殖のために必要なスポンジ内の孔構造がなくなってしまうという問題である．これを解決するために，繊維あるいはセラミクス粒子を添加，力学補強したコラーゲンスポンジを考案した．期待通り，力学補強スポンジ内で細胞の増殖や分化が高まることがわかった[13,14]．このように，細胞研究の発展に必要となる細胞培養基材の研究開発も重要な再生医療分野であることを忘れてはいけない．

　細胞研究でもう1つ重要となるのが細胞障害性の低い試薬の開発である．再生治療を含めた先端医療の進歩を科学的に支えているのは生物医学の基礎研究である．前述の再生治療で用いられているゼラチンハイドロゲルは，現在，研究用試薬（Medgel®）として市販されている（図3）[15]．基礎研究で見つけられたタンパク質，ペプチドや核酸物質の作用を評価するためには，それらの徐放化技術が必要となる．タンパク質やペプチドの徐放化は，動物におけるそれらの作用発現には必要不可欠な技術である．加えて，プラスミドDNAやsmall interfering RNA（siRNA），低分子薬物などの徐放化も可能であり，Medgel®は研究用試薬として有用である．プラスミドDNAやsiRNAの徐放化により，その生物発現レベルの増強と活性発現期間の延長が可能となっている[16]．低分子の抗がん剤であるシスプラチンや難水溶性薬物のスタチンなどの徐放化とその生物作用の増強が確認されている[17,18]．

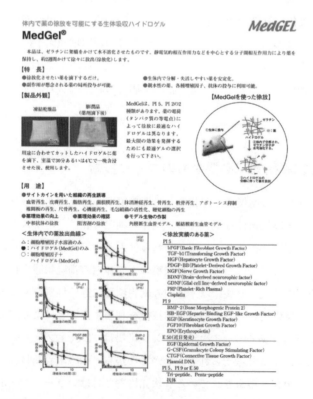

図3　生体吸収性ハイドロゲルによる生物活性をもつタンパク質や核酸物質の徐放化

序論　ものづくり技術からみる再生医療

　現在の生物医学研究では，遺伝子やsiRNAを細胞内に導入，細胞機能の解析や改変を行うことが一般に行われている。これまでは，その導入効率と発現効率のよいことから，ウイルスベクターを用いた遺伝子導入が行われてきたが，汎用性と手軽さの点から，非ウイルス性の遺伝子導入試薬の開発が望まれている。遺伝子導入のkeyは，効率のよい遺伝子の細胞膜や核膜の透過であり，これはまさにDDS技術である。細胞表面の糖認識レセプターを介した細胞内取り込み促進のできる非ウイルス性遺伝子導入キャリアとして，カチオン性プルランやデキストラン（SugarFect®）がデザインされている。このキャリアは細胞毒性も低く，かつ幹細胞へのプラスミドDNAおよびsiRNA導入に優れている[16,19,20]。加えて，遺伝子導入のための培養法の改良も行われている。カチオン化プルラン-プラスミドDNA複合体を細胞接着性タンパク質とともに培養基材にコーティング後，その上で細胞培養するというリバーストランスフェクション法が報告されている[21]。この遺伝子導入法により，従来より遺伝子導入が難しく，死滅しやすい細胞に対しても，遺伝子機能改変が可能となった（図4）[22,23]。加えて，プラスミドDNA含有ハイドロゲル粒子を細胞内に取り込ませ，細胞内で徐放させることで，遺伝子発現レベル増強と発現期間の延長を実現している[20,24]。また，DDS技術を用いることでsiRNAの生物活性を高め，細胞の分化の方向性を人為的に変えることも可能となっている[25]。これらの遺伝子改変技術は細胞の基礎研究に重要である。このように，徐放や透過促進などのDDS技術は細胞研究ツールとしても有用である。足場に徐放技術や遺伝子導入技術を組み込むことで，次世代の治療を支える新しい生物医学研究ツールも開発されていくであろう[26]。新しい研究ツールを用いて得られた細胞研究の成果は，機能細胞を用いた薬の活性，代謝を評価する創薬研究，次世代の再生治療の進歩につながることは疑いない。

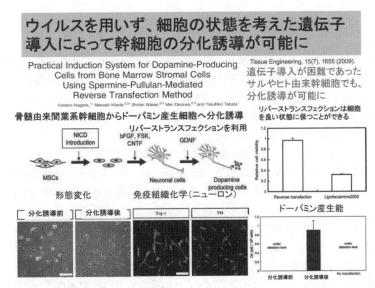

図4　非ウイルス性キャリアとリバーストランスフェクション法との組み合わせによる骨髄由来幹細胞の神経細胞分化

6 今後，ますます再生医療に必要となっていくものづくり技術

　再生医療には，治療と研究の2つの重要な分野がある。このいずれに対しても，ものづくり技術の重要性はきわめて大きく，その発展がなければ，再生医療の今後の展開は難しいことは疑いない。一般には，再生医療＝再生治療＝細胞移植というイメージが強い。これは iPS 細胞の能力と患者さんの期待感から当然のことである。しかしながら，細胞の生物医学が必ずしも完全には解明されていないこと，また，細胞力の制御も，現時点では科学技術的に限界があることなどをよく理解しておくことが必要である。現在，足場や DDS 技術などのものづくりをうまく活用することによって，体内にある細胞を元気づける再生治療が現実のものとなってきている。再生治療を科学的に支える細胞研究や創薬研究にも，ものづくり技術の貢献度はきわめて大きい。再生医療におけるものづくり技術の重要性と必要性は細胞と同程度にあるいはそれ以上であると考えられる。再生医療の今後の発展には，ものづくり研究とものづくり企業のより積極的な参入が必要である。

文　　　献

1) 田畑泰彦，再生医療のためのバイオマテリアル，コロナ社（2006）
2) 田畑泰彦，ウィルスを用いない遺伝子導入法の材料，技術，方法論の新たな展開，メディカル　ドゥ（2006）
3) Tabata Y. *J. R. Soc. Interface.*, **6**, 311-324（2009）
4) 田畑泰彦，ますます重要になる細胞周辺環境（細胞ニッチ）の最新科学技術，メディカル　ドゥ（2009）
5) 松本邦夫，田畑泰彦，細胞増殖因子と再生医療，メディカルレビュー社（2006）
6) 田畑泰彦，患者までとどいている再生誘導治療，メディカル　ドゥ（2009）
7) Marui A, *et al.*, *Circ J*, **71**, 1181-1186（2007）
8) 田畑泰彦，*Medical Science Digest*, **34**, 103-126（2008）
9) Nakagawa T, *et al.*, *BMC Med*, **8**：76
10) Takehara N, *et al.*, *J Am Coll Cardiol*, **52**, 1858-1865（2008）
11) Takahashi Y, Yamamoto M, Tabata Y., *Biomaterials*, **26**, 4856-4865（2005）
12) 田畑泰彦，絵で見てわかるナノ DDS〜マテリアルから見た治療・診断・予後・予防，ヘルスケア技術の最先端〜，メディカル　ドゥ（2007）
13) Takahashi Y, Yamamoto M, Tabata Y, *Biomaterials*, **26**, 3587-3596（2005）
14) Hiraoka Y, *et al.*, *Tissue Eng*, **9**, 1101-1112（2003）
15) 松井倫子，田畑泰彦，実験医学，**27**, 3151-3156（2009）
16) Yamamoto M, Tabata Y, *Adv Drug Deliv Rev*, **58**, 535-554（2006）
17) Konishi M, *et al.*, *J Control Release*, **103**, 7-19（2005）

序論　ものづくり技術からみる再生医療

18) Tanigo T, Takaoka R, Tabata Y, *J Control Release,* **143**, 201-206 (2010)

19) Jo J, *et al., J Biomater Sci Polym Ed,* **21**, 185-204 (2010)

20) Nagaya N, *et al., Circulation,* **108**, 889-895 (2003)

21) Okazaki A, Jo J, Tabata Y, *Tissue Eng,* **13**, 245-251 (2007)

22) Wakao S, *et al., Exp Nurol,* **223**, 537-547 (2010)

23) Matsuse D, *et al., Tissue Eng Part A,* **17**, 1993-2004 (2011)

24) Doi N, Jo JI, Tabata Y, (2011), in press.

25) Nagane K, Jo J, Tabata Y, *Tissue Eng Part A,* **16**, 21-31 (2010)

26) Kido Y, Jo J, Tabata Y, *Biomaterials,* **32**, 919-925

—第 1 編：再生医療に必要な "材料" とは—

第 1 章　細胞（ES 細胞・iPS 細胞）

白木伸明[*1]，粂　昭苑[*2]

1　はじめに

　1 型糖尿病患者への治療法としては膵臓移植，あるいは膵島移植が有効であることが知られている。移植効果が次第に低下し再度移植が必要となるなど，さらなる改善が必要ではあるが，数年間インスリン治療から離脱できることや移植前に比べ血糖のコントロールが容易になる利点がある。しかし，ドナー不足という大きな問題点があるために移植細胞を得る方法として ES 細胞や iPS 細胞からの膵 β 細胞誘導が注目されている。ES/iPS 細胞を用いた再生医療は，糖尿病以外にもパーキンソン病などの神経変性疾患の根治療法としても期待されている。本章では，再生医療における材料としての ES 細胞および iPS 細胞について解説し，糖尿病治療を例にヒト ES/iPS 細胞を用いた再生医療の実用化に向けた展望について述べる。

2　ES/iPS 細胞とは

2.1　ES 細胞とは

　ES 細胞（embryonic stem cell/胚性幹細胞）は①自己複製能，②無限増殖能，③多分化能をもった細胞である。マウス胚盤胞の内部細胞塊からマウス ES 細胞が初めて樹立されたのは 1981 年である[1]。ES 細胞の初期胚への注入・仮親への子宮移植を行うことで，キメラマウスを得ることができ，そのキメラマウスの交配によって ES 細胞に由来するマウスを作出することが可能となった。その結果，遺伝子改変を起こした ES 細胞に由来する動物を作成することが可能となり，様々な遺伝子を破壊した遺伝子ノックアウトマウスが作成され，遺伝子機能の解析や疾患モデル動物として汎用されることとなった。その後，1998 年にヒト ES 細胞が樹立された後は，糖尿病やパーキンソン病などの根治療法として，この ES 細胞を用いた細胞移植治療が有効ではないかと期待されてきた[2]。マウス ES 細胞とヒト ES 細胞には，いくつかの相違点が存在する。まず，細胞コロニーの形態がマウスは盛り上がった小さな細胞集団であるが，ヒトの場合はより扁平である（図 1）。また，ヒト ES 細胞では，アルカリフォスファターゼや Oct3/4 などのマーカー遺伝子の発現はマウス ES 細胞と同じだが，細胞表面抗原である SSEA1 が発現していない。さらに，未分化維持に必要な液性因子も異なっており，マウス ES 細胞の場合は LIF（leukemia

---

*1　Nobuaki Shiraki　熊本大学　発生医学研究所　幹細胞部門　多能性幹細胞分野　助教

*2　Shoen Kume　熊本大学　発生医学研究所　幹細胞部門　多能性幹細胞分野　教授

第 1 章　細胞（ES 細胞・iPS 細胞）

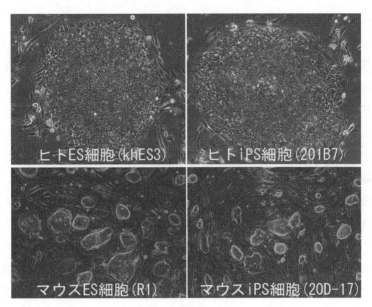

図 1

inhibitory factor）を添加するが，ヒト ES 細胞の場合では LIF は効果がなく，代わりに bFGF を添加して維持培養を行う．

　ヒト ES 細胞は生命の萌芽である胚盤胞に由来するため，その使用に際しては倫理的な観点を考慮する必要がある．そのため，ヒト ES 細胞の樹立やそれを用いた研究は，国のガイドライン（ヒト ES 細胞の樹立及び分配に関する指針）に従って行われる必要がある．この指針は，1998 年にアメリカでヒト ES 細胞が樹立されたことを受けて，総合科学技術会議等の検討を経て，2001 年に制定された．この指針に従って，これまで我々の研究室を含めて日本国内で 70 件近いヒト ES 細胞研究が行われてきた．現在，ヒト ES 細胞の樹立計画は，国立成育医療研究センターおよび京都大学再生医科学研究所の 2 機関で行われている．これまでに，生育医療研究センターで 3 株，京都大学で 5 株のヒト ES 細胞が樹立されており，そのうち京都大学の 3 株（khES1, khES2, khES3）は，理化学研究所バイオリソースセンターに寄託されており，大学や企業の研究者の要望に応じて提供されている．

　海外においてはヒト ES 細胞を用いた研究は非常に盛んであり，2009 年 1 月には，ヒト ES 細胞に基づいた治療薬・治療法を開発している Geron 社がアメリカ FDA に申請していた急性期脊髄損傷へ ES 細胞由来のオリゴデンドロサイト前駆細胞を直接注入するという臨床試験が認められ，第 1 相臨床試験が始まっている．彼らは予備的検討で脊髄損傷ラットの運動機能の回復があり，テラトーマ形成等の副作用がないことを示し，さらに分化誘導した細胞は免疫拒絶反応が少ないことを報告している[3,4]．この臨床試験はヒト ES 細胞由来細胞を用いた初めてのケースであり，その経過を多くの幹細胞研究者が注目している[5,6]．

2.2 iPS 細胞とは

iPS 細胞（induced plulipotent stem cell／人工多能性幹細胞）は，2006 年に山中らのグループが，マウス繊維芽細胞にレトロウィルスで Oct4，Sox2，Klf4，c-Myc の 4 つの遺伝子を導入することにより，世界で初めて樹立した細胞である[7]。2007 年には，同グループによりマウスと同じ遺伝子でヒト iPS 細胞が樹立され[8]，アメリカの研究グループは Oct4，Sox2，Nanog，Lin28 の 4 因子でヒト iPS 細胞を樹立したと報告した[9]。ES 細胞の項でマウスとヒトにおける性質の違いを述べたが，iPS 細胞においても同様の相違がある（図 1）。ヒト ES 細胞は，受精卵に由来するため倫理的な観点から多くの細胞株を集めることが難しい（後述参照）。それに比べ，iPS 細胞は，体細胞から誘導して作製でき，患者由来の細胞株も比較的に簡単に樹立できると期待される。このため，ヒト iPS 細胞は再生医療の材料として非常に注目されている。

2006 年のマウス iPS 細胞樹立の報告以後，国内外で精力的に研究がなされ，iPS 樹立技術は目覚ましい発展を遂げている。当初，腫瘍化の大きな原因と考えられた c-Myc に関しては，その使用を回避できる方法が報告された[10, 11]。また，レトロウィルスの使用には外来遺伝子のゲノムへの挿入という問題点があったが，現在ではプラスミド発現ベクターの利用[12, 13]や染色体への遺伝子挿入がないセンダイウィルスを用いた iPS 細胞方法が報告されている[14]。問題となっていた低い樹立効率に関しても，Oct4，Sox2，Klf4 に加えて新規初期化因子 Glis1 を用いることで iPS 細胞の樹立効率が顕著に改善したとの報告がある[15]。最新の iPS 細胞研究については，文部科学省のホームページ iPS Trend（http://www.ips-network.mext.go.jp/）に，様々な情報が集約されるようになっており，発表論文のみならず特許情報なども入手可能であり，iPS 細胞関連の情報収集には非常に有用である。現在，ヒト iPS 細胞は，京都大学で樹立された 2 株（201B7，253G1）は理化学研究所バイオリソースセンターに，国立成育医療研究センターで樹立された 5 株（Tic, dotcom, Squeaky, Toe, Lollipop）は医薬基盤研究所 JCRB 細胞バンクにそれぞれ寄託されており，入手が可能である。

3 ES/iPS 細胞の標準化

ヒト ES および iPS 細胞は，どちらもまだ新しい細胞であるため，その特性など不明な点も多いのも事実である。そこでヒト ES/iPS 細胞の性質を調べるために，世界中から細胞株を集めて比較検討し，「標準化」を行う試みが国際的に進められている。「標準化」とは，ヒト ES/iPS 細胞が，どのような特性を共通して持っているかを明らかにすることを意味する。2003 年に，第一回国際幹細胞フォーラム（The International Stem Cell Forum）がパリで開催され，2005 年には国際幹細胞イニシャティブ（The International Stem Cell Initiative：ISCI）がヒト ES 細胞の標準化について検討を始めた。ISCI では，これまで ISCI-1（2005-2006），ISCI-2（2007-2009）が行われ，現在は，ISCI-3 が 2010 年から行われている。ISCI-1 では，様々なヒト ES 細胞における未分化マーカー，分化時の分化マーカーの発現が調べられた[16]。ISCI-2 では，ヒト ES 細胞

第1章　細胞（ES細胞・iPS細胞）

の無血清培養が試みられ[17]，長期培養における染色体異常についても検討された[18]。ISCI-3では，ヒトES/iPS細胞の分化誘導方法の比較が行われている。

　国内においても，iPS細胞の標準化については検討が行われており，文部科学省が作成した「iPS細胞研究ロードマップ」においても"喫急に対応すべき重要な課題"とされている。きちんとした分化誘導能を有し，がん化などのリスクが少ないヒトiPS細胞を得るために，作製方法，培養方法，保存方法および評価方法の確立などを含めた標準化プロジェクトが進められている。

4　細胞バンク

　ヒトiPS細胞は，自分自身の細胞から作ることができ，移植時に免疫拒絶が起きないというメリットはあるが，iPS細胞の樹立にはある程度の時間がかかり，いざ必要な時に間に合わないという危険性がある。そこで，あらかじめiPS細胞をストックして必要なときに利用するためのヒトiPS細胞バンクの設立が進められている。

　京都大学の中辻らのグループからHLA-A，-B，-DRの3遺伝子座がホモ（HLA3座ホモ）の異なった組み合わせのiPS細胞を50株作成すれば，約90％の日本人にとって3遺伝子がマッチし，免疫拒絶を受けないiPS細胞を樹立できるという試算が報告された[19]。既存の骨髄・臍帯血バンクに登録されているドナーのうち，24000人のデータベースを調べれば，この50種類のHLAタイプのドナーを発見できるとの試算も同論文上で報告されている。実際に，京都大学の沖田らはHLA3座ホモの歯髄細胞2株に染色体挿入が起こらないエピソーマル・プラスミドを用いて初期化因子を導入し，ヒトiPS細胞を樹立したことを報告しており，細胞移植医療に利用可能なiPS細胞の作製が現実のものとなってきている[13]。

　また，患者由来のiPS細胞は，移植治療の材料としての利用のみならず，病変部位の細胞へ分化することが可能であるという点で，疾患の発症メカニズムあるいは病態の解明のために強力なツールになると考えられている。そのため，研究用および治療用のiPS細胞バンクが切望されている。文部科学省では，研究用iPS細胞バンクの設立を2012年の予定で進めており，患者由来のiPS細胞も取り扱うことが計画されている。また，厚生労働省は，2010年5月に難病患者の細胞やDNAなどの生体試料を保管する「難病研究資源バンク」を設立した。バンクは，医薬基盤研究所・熊本大学・理化学研究所が中心となって事業を行っており，患者由来のiPS細胞の作成およびバンク化を計画している。海外においても，米国ハーバード大学幹細胞研究所において，若年性糖尿病をはじめ20種類の疾患の患者からのiPS細胞が作成されている[20]。

　これらの細胞バンク事業に関しても，上述したiPS細胞の標準化が重要となってくる。実際に臨床応用するためのiPS細胞として，どの細胞から，どのような方法で樹立したものが最も安全か，ということを常に評価しながら進める必要がある。一方，最近，未分化な状態のマウスiPS細胞を元のマウスに移植すると自己由来の細胞であるにもかかわらず，免疫拒絶が起こったという報告がなされ，注目されている[21]。実際の移植医療の場合には，分化した細胞を移植するため，

今回の未分化な iPS 細胞を用いた実験結果がそのまま当てはまることはないと考えられるが，患者から作った iPS 細胞を移植すれば拒絶反応は起きないというこれまでの常識が覆される可能性があり，この免疫拒絶問題については今後更なる検討が必要である。

5 ES/iPS 細胞を用いた再生医療に向けた展望

ヒト ES/iPS 細胞が再生医療の材料として有用であることは上述の通りであるが，糖尿病の再生医療に関しては，細胞レベルで機能を有している膵臓 β 細胞を補充する細胞移植であることから早期の臨床応用が期待されている。本項では，ES/iPS 細胞から膵 β 細胞への分化誘導を例にとり，分化誘導研究の現状を紹介し，それらの細胞を実際に再生医療の材料として利用する場合に直面するであろう問題点についても解説したい。

2005 年に D'Amour らによってヒト ES 細胞から内胚葉細胞を効率的に分化誘導する方法[22]が報告されて以降は，この方法を元に様々な分化誘導方法が開発されてきた。2006 年には米国のノボセル社がヒト ES 細胞から胚性内胚葉を介して正常発生に沿った形でインスリンを産生する膵 β 細胞を分化誘導することに成功したと報告した[23]。一方，成熟化に関しては，得られたインスリン産生細胞はグルコース値に応じてインスリン生成量を変えることがあまりできず，課題も残っていた。そこで，彼らはより成熟した細胞を得るために膵 β 細胞へ分化途中の細胞をマウスへ移植し，in vivo で成熟化させるという戦略をとり，ヒト ES 細胞由来の膵臓細胞がマウス体内で成熟し，正常に機能することを示した[24]。我々の研究グループでは主にマウス ES 細胞を用いて研究を進めてきた。我々が最初に着目したのは ES 細胞を培養・分化させるための環境であった。数種の支持細株を検討した結果，M15 細胞株に高い内胚葉誘導効果があることを明らかにした[25]。さらに M15 細胞の膵前駆細胞誘導効果について調べたところ基底膜構造が重要であるとの知見を得た。国立環境研の持立博士との共同研究により基底膜成分のラミニン 10 を強制発現した細胞から作成した擬似基底膜を用いることで，ES 細胞から膵臓 β 細胞の分化誘導に成功した。このことから，擬似基底膜は支持細胞の機能を代替することが示され，更にマウス腎皮膜下への移植実験により，生体内への移植によって β 細胞の成熟化が起きることがわかった[26]。今後は，膵 β 細胞の誘導効率の上昇はもちろんのこと膵 β 細胞の成熟化機構の解明を目指していきたい。

in vitro 分化誘導技術に関しては，年々向上しているが，現状としてはヒト ES/iPS 細胞から糖尿病治療に使用できる成熟度の膵 β 細胞の作成には成功していない。糖尿病の再生医療を現実のものとするためには，成熟した膵 β 細胞を効率的に分化誘導する方法の開発は最重要課題である。一方，再生医療の実現化にあたっては，以下に挙げるような問題点に関しても克服する必要がある。

第1章　細胞（ES細胞・iPS細胞）

5.1　細胞株の選択

　ヒトES細胞の細胞株間には，大きな差が存在することがこれまでの研究で明らかとなっている[27]。そのためにヒトES/iPS細胞を使用した研究を行う場合は，まず簡便な分化誘導方法である胚様体形成法などを利用して，目的の細胞系譜への分化誘導が行える株であることを確認すべきである。また，マウスiPS細胞に関しては，起源となる体細胞の種類や樹立に用いた手法の差異により分化抵抗性や腫瘍原性に違いがでることが分かっている[28]。このような結果は，マウスのみに当てはまるものではなくヒトiPS細胞を用いた分化についても例外ではないと予想され，ヒトiPS細胞を用いて研究をすすめる以上，由来細胞による性質の違いにも留意が必要となる。

5.2　異種成分不含（Xenogenic Free）培養システム

　臨床応用を見据えた研究では，Xenogeneic Freeの培養システムの構築が必要である。従来の分化研究では，支持細胞としてのマウス線維芽細胞や栄養成分としてのウシ血清などを利用してきたため，このままでは，動物由来の病原体や患者の免疫拒絶反応のリスクを背負うことになる。消化器系細胞への分化誘導研究においては，培地に添加する成長増殖因子の代わりに，同様もしくはそれ以上の効果のある低分子化合物を探索する研究がすでに始まっている。大規模な化合物スクリーニングの結果，ヒトES細胞由来の内胚葉から膵臓前駆細胞を効率よく分化誘導できる化合物が見出されている[29]。さらに，同グループはES細胞から内胚葉への分化を促進する化合物も明らかにしている[30]。今後は，成体の成熟した膵β細胞と同程度にインスリンを産生する細胞への分化を促進する化合物の探索がなされていくであろう。

5.3　量の確保

　仮に，治療に使用できるレベルの細胞が分化誘導できたとすると次に問題となるのは，治療に必要な細胞数の確保である。膵島移植による糖尿病治療を考えた場合，病態改善効果を認めるためにはマウスにおいておよそ100から400個，ヒトの成人男性（体重60kgと想定）ではおよそ60万個の膵島を移植する必要がある[31,32]。これに相当するだけの膵β細胞を現行の分化方法で得るには非常に大きな培養系が必要である。実際に，将来の移植治療を見据えて未分化ES/iPS細胞をバイオリアクター等を用いて大量に培養するという試みはすでに始まっている。幹細胞を用いた細胞移植治療を考える上で，機能的な分化細胞を高効率で，大量に分化誘導できる系を確立することは今後の大きな課題である。

5.4　細胞の純化

　ヒトES/iPS細胞は各種細胞に分化させることが可能だが，分化効率は100％ではなく未分化な細胞がサンプル中に残ることとなる。そのため，癌化のリスクがある未分化な細胞を除去し，目的の細胞を選別するためにフローサイトメトリーが利用されている。しかしながら，膵臓に関して膵β細胞のみを識別できる細胞表面マーカー遺伝子が未だ同定されていないため，ポジティ

ものづくり技術からみる再生医療

ブセレクションはできない。一方，未分化細胞の表面抗原は広く知られているため，未分化細胞を取り除くネガティブセレクションが利用可能である。一方，同じ消化器官である肝臓については，ポジティブセレクションについての検討が既になされている[33]。彼らは肝臓細胞特異的に発現するアシアロ糖蛋白受容体（ASGPR）の発現を指標として，ヒト ES 細胞から分化誘導した肝臓細胞を濃縮可能であることを示した。再生医療の実現化に関しては，このように目的の細胞特異的に発現するマーカー遺伝子は非常に有益なツールとなりうる。

6　その他の利用方法（ヒトの臓器を動物体内で再生する）

東京大学の中内らは，再生医療における iPS 細胞を利用について，項目 5 で紹介したような *in vitro* で目的の細胞を分化誘導するという手法とは全く異なった方法を発表した[34]。膵臓が形成されない Pdx1 遺伝子ノックアウトマウスの胚盤胞（ブラストシスト）に正常ラット由来のiPS 細胞を注入すると，産まれてきたマウスの膵臓はすべてラット iPS 細胞由来の膵臓に置き換わり，このマウスは成体にも生育し，正常にインスリンを分泌したと報告した。実際にヒトの膵臓を作成するためにはブタなどの大型動物にこの「胚盤胞補完法」を応用することが考えられている。しかし，この手法で膵臓を作成した場合には，ブタ由来の間葉系細胞が混入することという問題点がある。また，文部科学省が 2001 年に施行した「特定胚の指針」では，動物の胚にヒトの細胞を移植する「動物性集合胚」の作成は認められているが，ヒトや動物の胎内に移植することは禁止されている。いずれも難しい課題ではあるが，これらの問題を解決していくことで，臓器を丸ごと作り出し，それを移植するという非常に画期的な治療法ができると期待されている。

本章では，主に糖尿病における ES/iPS 細胞を利用した再生医療に焦点を絞り，再生医療の材料としての期待される ES/iPS 細胞について解説した。ES/iPS 細胞から膵臓以外の臓器への分化誘導についても，問題点の項で指摘した Xenogenic Free な培養系の構築や治療に必要な細胞数の確保については同様に問題であり，目的細胞の純化も必要であろう。しかし，これまでもES/iPS 細胞研究において様々な問題点を世界中の多くの研究者の努力により解決してきた経緯がある。今後，上記問題が解決され，ES/iPS 細胞由来細胞が臨床応用されることを期待したい。

文　　　献

1)　M. J. Evans *et al., Nature* **292**, 154 (1981).

2)　J. A. Thomson *et al., Science* **282**, 1145 (1998).

3)　R. M. Okamura *et al., J Neuroimmunol* **192**, 134 (2007).

第1章　細胞（ES細胞・iPS細胞）

4) H. S. Keirstead *et al.*, *J Neurosci* **25**, 4694 (2005).

5) F. Bretzner *et al.*, *Cell Stem Cell* **8**, 468 (2011).

6) E. Wirth, 3rd *et al.*, *Cell Stem Cell* **8**, 476 (2011).

7) K. Takahashi *et al.*, *Cell* **126**, 663 (2006).

8) K. Takahashi *et al.*, *Cell* **131**, 861 (2007).

9) J. Yu *et al.*, *Science* **318**, 1917 (2007).

10) M. Nakagawa *et al.*, *Nat Biotechnol* **26**, 101 (2008).

11) M. Nakagawa *et al.*, *Proc Natl Acad Sci U S A* **107**, 14152 (2010).

12) K. Okita *et al.*, *Science* **322**, 949 (2008).

13) K. Okita *et al.*, *Nat Methods* **8**, 409 (2011).

14) N. Fusaki *et al.*, *Proc Jpn Acad Ser B Phys Biol Sci* **85**, 348 (2009).

15) M. Maekawa *et al.*, *Nature* **474**, 225 (2011).

16) O. Adewumi *et al.*, *Nat Biotechnol* **25**, 803 (2007).

17) V. Akopian *et al.*, *In Vitro Cell Dev Biol Anim* **46**, 247 (2010).

18) E. Narva *et al.*, *Nat Biotechnol* **28**, 371 (2010).

19) N. Nakatsuji *et al.*, *Nat Biotechnol* **26**, 739 (2008).

20) I. H. Park *et al.*, *Cell* **134**, 877 (2008).

21) T. Zhao *et al.*, *Nature* **474**, 212 (2011).

22) K. A. D'Amour *et al.*, *Nat Biotechnol* **23**, 1534 (2005).

23) K. A. D'Amour *et al.*, *Nat Biotechnol* **24**, 1392 (2006).

24) E. Kroon *et al.*, *Nat Biotechnol* **26**, 443 (2008).

25) N. Shiraki *et al.*, *Stem Cells,* (2008).

26) Y. Higuchi *et al.*, *J Cell Sci* **123**, 2733 (2010).

27) K. Osafune *et al.*, *Nat Biotechnol* **26**, 313 (2008).

28) K. Miura *et al.*, *Nat Biotechnol* **27**, 743 (2009).

29) S. Chen *et al.*, *Nat Chem Biol* **5**, 258 (2009).

30) M. Borowiak *et al.*, *Cell Stem Cell* **4**, 348 (2009).

31) Y. Yasunami *et al.*, *J Exp Med* **202**, 913 (2005).

32) A. M. Shapiro *et al.*, *N Engl J Med* **355**, 1318 (2006).

33) H. Basma *et al.*, *Gastroenterology* **136**, 990 (2009).

34) T. Kobayashi *et al.*, *Cell* **142**, 787 (2010).

第2章　細胞（その他の幹細胞など）

―ものづくりから考察する幹細胞の居心地―

田賀哲也[*1]，楠　康一[*2]，備前典久[*3]

1　はじめに

再生医療に必要な"材料"として捉えた場合の幹細胞は，機能を失った組織の代替としての細胞集団を生み出す出発点であり，治療薬を創り出すにあたって利用される細胞の元であるほか，病気の原因や病態を明らかにするターゲットであったりする点で，大変魅力的である。幹細胞から分化した細胞群が，それら期待される出来上がり製品である場合もあれば，幹細胞そのものがそれである場合もある。さて，「ものづくり」という観点で身近なものを考察してみると，出来上がったものに対して連想する形容語句は何であろう。質感・馴染み・据わりの良さ・居心地など，たなごころから空間までモノの在る場所が大小さまざまで形容する語句は違っても，何か共通する感覚的なものがあるのではないだろうか。この章では，幹細胞が時に維持され時に分化して行くために本能的に求める「居心地」としての環境要因の観点を取り入れながら，幹細胞をものづくりの視点で考察したい。

2　幹細胞の特性

私たちの体で機能しているそれぞれの組織に存在している「幹細胞」は，組織幹細胞あるいは体性幹細胞とも呼ばれ，その組織の構築に必要な細胞の供給を行うための「多分化能」を持つ一方で，分化しないままで多分化能を維持した増殖をする能力すなわち「自己複製能」をも併せ持っている。この観点でひらたく言えば，幹細胞は担当する組織を構築する元になる細胞であり，構築後のターンオーバーや損傷の際の再構築をも担う細胞である（図1A）。多分化能と自己複製能のふたつの能力がバランス良く発揮されることで「組織の構築・再構築」が達成される。

このような正常組織だけではなく，近年，癌組織中に存在する「癌幹細胞」の概念が注目されている。癌組織は必ずしも遺伝子に変異を来し増殖制御の破綻した単一細胞集団ではなくて不均質な細胞の集合であり，その一部に，癌組織を再構築させる能力に特に長けた特殊な性質の細胞が存在する，という概念である。つまり，図1Aをあてはめて考察すると癌幹細胞の概念は簡単

- [*1]　Tetsuya Taga　東京医科歯科大学　難治疾患研究所　幹細胞制御分野　教授
- [*2]　Kouichi Tabu　東京医科歯科大学　難治疾患研究所　幹細胞制御分野；日本学術振興会特別研究員
- [*3]　Norihisa Bizen　東京医科歯科大学　難治疾患研究所　幹細胞制御分野

第2章 細胞（その他の幹細胞など）

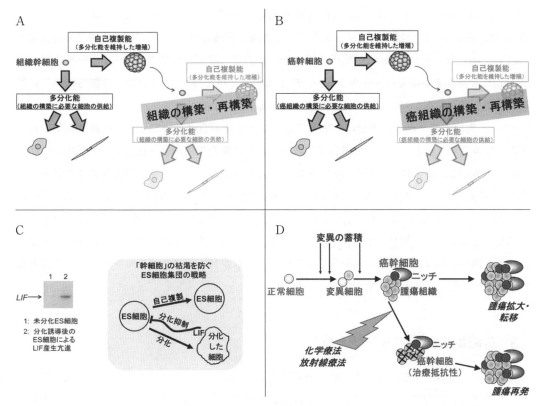

図1 幹細胞システム
A. 組織幹細胞あるいは体性幹細胞といわれる幹細胞は，自己複製能と多分化能を有することで担当する組織を構築あるいは再構築する元になる細胞である．
B. 癌組織において，自己複製能を持ちながらその癌組織を構成する様々な分化系統の癌細胞を生み出す能力を併せ持つ癌幹細胞が存在する．
C. ES細胞は未分化細胞集団を維持するために一部が分化してLIFを産生することで分化抑制をさせる仕組みを持っている．
D. 治療抵抗性を示す癌幹細胞は，その生存戦略としてニッチを巧みに利用しており，癌幹細胞自身が一部ニッチ細胞に分化して幹細胞集団を維持する仕組みの存在が示唆されている．

に表現すると図1Bのようになる．誤解される向きもあるが，この図でいう多分化能は，不均質な細胞群からなる腫瘍組織をつくり出す能力ということであって，例えば，脳腫瘍幹細胞がニューロン，アストロサイト，オリゴデンドロサイトの性質をもつ細胞を生み出すという意味ではない．正確性を期するために，米国癌学会2006年の癌幹細胞ワークショップにおける「癌幹細胞」の定義を記すと，「腫瘍内において，自己複製能と腫瘍を構成する様々な分化系統の癌細胞を生み出す能力を併せ持つ細胞」というものである[1]．

はじめに述べた「据わりの良さ・居心地」という見方をすると，興味深い知見がある．このような正常組織あるいは癌組織（腫瘍組織）の構築・再構築に重要な役割を担う体性幹細胞あるいは癌幹細胞は，その生存戦略として本能的に求める居心地としての微小環境（ニッチ）要因を巧みに利用していることを示唆する知見である．マウス胚性幹細胞（ES細胞）は，leukemia inhibitory factor（LIF）により in vitro での自己複製が可能である。筆者らは，エジンバラ大学の Austin Smith 教授（現ケンブリッジ大学）と共同で実施した研究により，ES 細胞の培養液から LIF を除去した場合，ES 細胞集団の環境が分化条件に陥ると集団の中に ES 細胞維持因子である LIF を産生する細胞に分化するものが出るという知見を得た[2]。これは，幹細胞が自らの幹細胞集団を維持するために一部が分化して「居心地」のよい微小環境をつくるというものである（図 1C）。類似のことが癌幹細胞にも生じていることを筆者らは見いだした。癌幹細胞集団の一部が，ヒエラルキーとしては下位階層に位置するニッチ細胞集団へと分化して，癌幹細胞の維持に寄与すること，および，これらの細胞集団が両方存在することが腫瘍再構築を亢進させるという発見であり，癌の利己的な生存戦略の存在を明らかにした点で興味深い（Tabu et al., unpublished）。図 1D のモデルに示す化学療法や放射線療法抵抗性の癌幹細胞が腫瘍の再発に深く関与することが癌幹細胞を治療標的とすることの重要性の理由であるが，この癌幹細胞を支えるニッチ細胞は実は癌幹細胞から分化して形成されそれが腫瘍組織ヒエラルキー頂点の癌幹細胞に至適環境を提供するという概念である。

3　幹細胞を制御するシグナル

　幹細胞はそのニッチを構成する増殖・分化因子あるいは細胞外マトリクスなどから様々なシグナルを受けて自己複製あるいは分化の運命決定が行われる。神経幹細胞を例にとると，図 2A のように，神経幹細胞は自己複製しつつ，ある局面ではニューロン，アストロサイト，あるいはオリゴデンドロサイトへの運命付けがなされて分化経路をたどる。自己複製過程では多分化能を有したまま細胞が増えるにあたって，ニッチからの増殖促進性シグナルと同時に分化抑制性シグナルも必要でありこれらの連携が重要である。このような細胞外来性のシグナル群とは別に，それら個々のシグナルの標的遺伝子のクロマチンの状態あるいは核内転写因子群の存在状況なども，神経幹細胞の運命付け制御に重要な仕組みとなっている。この仕組みを，図 2A においては細胞外来性シグナルと対比させて細胞内在性プログラムとした。

　神経幹細胞を in vitro で未分化状態を維持した増殖をさせるために一般的に fibroblast growth factor 2（FGF2）が用いられ，その自己複製は細胞密度がある程度高いことでよりよく進むことが知られている。in vivo における神経幹細胞の自己複製には FGF2 のほか Wnt の寄与が報告され，神経幹細胞からニューロンへの分化を抑制することによる未分化性維持に Notch シグナルが重要であることも明らかになっている。筆者らの研究により，Wnt シグナルの下流で重要なイベントつまり GSK3β が不活性化されることによって生じる β-catenin の安定化の結果誘導される cyclin D1 の発現上昇が，FGF2 によっても生じることがわかり，このふたつの異なるサイトカインシグナルが協働して神経幹細胞の増殖を促進することがわかった[3,4]。さらに GSK3β の不活性化に伴い安定化して蓄積する核内 β-catenin が Notch の細胞内ドメイン（Notch IC）と結合し，Notch シグナルのニューロン分化制御作用を増強することを見いだした[4]。図 2B には

第2章 細胞（その他の幹細胞など）

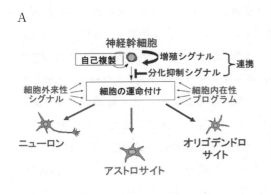
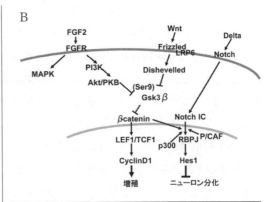
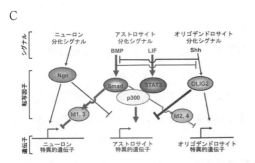
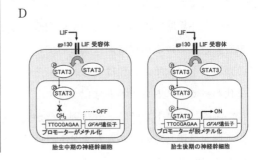

図2 幹細胞を制御するシグナル

A. 神経幹細胞の自己複製過程は，増殖シグナルと分化抑制シグナルの連携によって保たれている．また，分化の運命付けにおいては，細胞外来性の分化誘導シグナルが作用するが，幹細胞自身が有するクロマチンの状態あるいは転写因子の存在状況など細胞内在性のプログラムも分化過程の重要な制御要因である．
B. 神経幹細胞の自己複製における，FGF2 と Wnt の協働による細胞増殖誘導シグナル伝達経路の構成要素のひとつ β-catenin は，Notch によるニューロン分化抑制シグナルを増強させることで，神経幹細胞の自己複製に寄与する．
C. 神経幹細胞からニューロン，アストロサイト，オリゴデンドロサイトへの分化を誘導するシグナルを担う転写因子は，一方で，他の分化誘導経路を阻害する働きを持っている．このような分化誘導シグナル経路群の相互抑制の仕組みが，中枢神経系の細胞系譜が機能的に特化した分化を遂げる上で重要と考えられる．
D. 神経幹細胞の分化は，細胞外来性の分化誘導シグナルだけでなく，例えば分化系譜特異的な遺伝子プロモーターのメチル化・脱メチル化といったエピジェネティック修飾を例とする細胞内在性の仕組みによっても制御されている．

GSK3β を扇の要とし β-catenin を重要なプレイヤーとした Wnt/FGF/Notch シグナルの連携による神経幹細胞の自己複製機構のモデルを示す．この図にはないが，神経幹細胞が自己複製する際には，グリア細胞の分化抑制も必要であり，筆者らは神経幹細胞の増殖シグナル経路のコンポーネントのひとつがグリア分化を抑制する知見も得ており，これらを総合することで神経幹細胞の自己複製機構を少なくとも部分的には説明し得ると考えている（Bizen et al., unpublished）．

神経幹細胞から派生する，ニューロン，アストロサイト，オリゴデンドロサイトの分化についてそれぞれ分化の促進を担当するシグナル経路が存在する（図2C）．例えばニューロン分化は Neurogenin（Ngn）のような nuerogenic basic-helix-loop-helix 型転写因子により促進される．

アストロサイト分化は，2種類の異なるタイプの転写因子，STAT3とSmad群が転写共役因子p300と複合体を形成することで相乗的に促進される。オリゴデンドロサイトの分化にはOLIG2が重要であることが知られている。重要なポイントは，それらのシグナル経路は各々の役割を果たす一方で，他のシグナル経路に対しては抑制的に相互作用するというネットワークを形成していることである。ニューロン分化シグナルはアストロサイト分化シグナル経路の一つであるSmad群の活性化で誘導されるId1やId3で阻害される[4]。アストロサイト分化はNgnやOLIG2によって抑制される[6,7]。さらに，オリゴデンドロサイトの分化はSmad群の活性化に伴うId2,Id4によって阻害されることが報告されている[8]。図2Cに模式的に示したこのような相互抑制の経路が存在することで，中枢神経系の細胞群はそれぞれ形態的・機能的に特化した細胞系譜に厳密に分化して行くと考えられる。

　共通の前駆細胞である神経幹細胞に由来しながらも，ニューロンとアストロサイトの胎生期の中枢神経系における出現時期は異なっている。胎生中期までの脳ではニューロン分化は盛んに生じるがアストロサイト分化は見られず，その一方，胎生後期では新たなニューロン分化は下火となり代わってアストロサイト分化が優位となるという現象は，古くから知られていた。胎生中期までの脳内にアストロサイト分化因子群が発現し，神経幹細胞画分にそれらの受容体や下流の転写因子群が発現していながらもアストロサイト分化に至らない仕組みは長い間不明であったが，これが神経幹細胞のエピジェネティックな遺伝子修飾に依るものであることが明らかになった。図2Cで述べたように成熟したアストロサイトの分化には，少なくとも転写因子STAT3が重要である。詳しくは図2Dの左パネルに描いたようにアストロサイト特異的遺伝子である*GFAP*遺伝子のプロモーター上には同遺伝子の発現に必須なSTAT3認識配列が1カ所存在する。STAT3認識配列中のシトシン残基は胎生中期までの神経幹細胞において高頻度にメチル化されていることがわかった（図2D左パネル）。ところが，胎生の進行に伴ってその箇所のメチル化頻度が減少することがわかった[9]。このシトシン残基のメチル化がSTAT3の結合を阻害することから，発生の進行に伴うシトシンの脱メチル化がアストロサイト特異的遺伝子の発現を既定することが示された（図2D右パネル）[9]。

4　幹細胞の「居心地」を探り，人工的につくる

　正常組織幹細胞あるいは癌幹細胞は，それらが存在するニッチからのシグナルを自己複製あるいは集団拡大などといった言わば利己的な生存戦略に組み入れているように見える。正常組織幹細胞の応用開発においても，癌幹細胞を標的とした治療法開発においても，正常幹細胞あるいは，癌幹細胞の至適生存環境解明と標的化の重要性は認識されているが，その実体つまりニッチの分子的説明が不明確であることが，現状における大きな問題点であるといえる。国内外においてこのニッチを規定する分子の探索は精力的に行われているが，これまでのところ全容が解明されたとは言い難い状況にあり，従来の遺伝子発現プロファイリング等がカバーできない新たなアプロ

第2章　細胞（その他の幹細胞など）

ーチが必要とされる。筆者らは，エジンバラ大学の Mark Bradley 教授らとの共同研究により，ニッチをミミックする擬態分子としての合成ポリマーを用いた幹細胞ニッチの探索を行っている。これは，多種類の化学合成モノマーを，組み合わせを変化させたり重合比率を変えたりすることで，人工ポリマーを数百種類作成し，それらをスライドグラス上にスポットしたマイクロアレイを用いるもので[10]，そのスライドグラス上で正常神経幹細胞あるいは癌幹細胞を培養して，それらの維持あるいは集団拡大を評価することで，高効率かつ網羅的な人工ニッチ探索を可能とした（図3A）（Bizen et al., unpublished; Tabu et al., unpublished）。この探索によるアプローチは，ニッチを規定する構造が，糖鎖付加，リン酸化，切断など種々の修飾や複数分子の組み合わせの産物である場合にもニッチの特質をカバー可能であると考える。

ヒットポリマーの探索ののちは，ポリマー側鎖の改変や重合比率の変更などを施して幹細胞ニッチとしての特性改良を行い，得られたリードポリマーについて，人工ニッチをつくるための応用開発研究が開始されることになる。たとえば，図3Bに示したような，正常神経幹細胞あるいは癌幹細胞分離技術の開発や，ニッチの分子基盤解明へと進められる。

5　おわりに

幹細胞の再生医療応用を考察する際に，自己複製過程におけるニッチの構築と，ニッチシグナルを外れた分化の運命付け環境の構築は重要な意義を持つ。また，癌幹細胞ニッチの解明研究は緒についたところといえるが，その分子基盤の理解は新たな癌治療戦略を開発する上で重要な武器になると思われる。現状で感覚的にあるいは直感的に形容した場合に表現できる「居心地」というニュアンスが，今後のニッチシグナルの解明と人工ニッチの構築により，分子的に説明し得る実体として理解されることで応用開発へとつながることを期待したい。

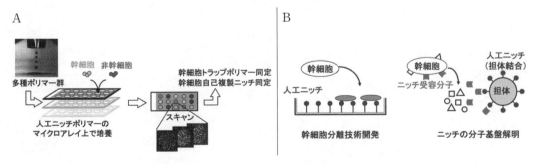

図3　幹細胞ニッチの探索と人工幹細胞ニッチの構築
A. 化学合成したポリマー群をスポットしたマイクロアレイを用いた幹細胞ニッチの探索が行われている。
B. その探索により，幹細胞の分離技術やニッチの分子基盤解明と応用に関する研究への発展が期待される。

ものづくり技術からみる再生医療

文　　献

1) Clarke *et al., Cancer Research* **66**, 9339–9344, 2006.

2) Dani *et al., Dev. Biol.* **203**, 149–162, 1998.

3) Yoshinaga *et al., Cell. Mol. Neurobiol.* **30**, 1049–1058, 2010.

4) Shimizu *et al., Mol. Cell. Biol.*, 2008.

5) Nakashima *et al., Proc. Natl. Acad. Sci. USA* **98**, 5868–5876, 2001.

6) Sun *et al., Cell* **104**, 365–376, 2001.

7) Fukuda *et al., Cell Death Differ.* **11**, 196–202, 2004.

8) Samanta *et al., Development* **131**, 4131–4132, 2004.

9) Takizawa *et al., Dev. Cell* **1**, 749–758, 2001.

10) Hansen *et al., Biomaterials* **32**, 7034–7041, 2011.

第3章　再生医療のための培養器材

佐倉武司[*1]，塚田亮平[*2]

1　ライフサイエンスにおける当社のあゆみ

住友ベークライトは，SUMILON® ブランドで親しまれているプラスチック理化学製品をお客様に提供し始めて 30 年あまりとなる。また新たに 2009 年に S-バイオ事業部を設立し，幅広くライフサイエンスの分野に力を注ぎ，お客様のニーズに則した様々な製品を提供している。

当社はプラスチックのパイオニアとして，長年，高度な高分子合成技術やプラスチック成型・切削加工技術を培ってきた。S-バイオ事業部では，これらに生体材料工学や細胞工学などの技術を融合させ，より付加価値が高く，当社の技術特長を活かした特色ある製品を市場に提供すべく，日々研究開発に邁進している。これらの製品は，製造，品質管理，および基礎・応用研究開発までの広範囲の用途で使用されるものである。

S-バイオ事業部の事業は，『再生医療研究分野』，『検査・診断薬分野』，『創薬研究分野』の 3 分野である。

本稿では，"ものづくりからみる再生医療のための培養器材" について当社の新技術・新製品を概説し，本分野におけるニーズと課題，そして民間企業としての取り組みの一端を述べたい。

当社では，前述の高分子合成およびこれを用いた表面処理技術を活用して，細胞回収，胚様体形成用培養容器，動物由来成分不含の人工細胞外マトリックスコートプレート，糖鎖精製ビーズ，高い品質基準を満たした細胞培養関連製品など特長ある製品ラインナップで再生医療研究における一連の研究開発をマテリアルからサポートしている（図 1 参照）。

ほんの数年前まで夢の治療法と思われていた再生医療が，様々な基礎科学技術の融合と向上に伴い，既に私たちが享受できる治療法・材料の一つとなってきている[1]。

再生医療は，「官」・「学」の基礎研究と「産」の応用開発・事業化がうまく融合して生まれた新しい医療産業と言っても過言ではない。勃興期にはベンチャー企業主導であったが，近年大手企業の参画も増えており，再生医療は成長が期待される分野である。海外競合メーカーが多い中，当社も，再生医療に携わる国内メーカーとしての責務を果たすべく，また医療社会への貢献のため，「産・官・学」の連携のもと積極的に製品開発を進めている。

以下，当社の代表的な技術について概説する。

[*1]　Takeshi Sakura　住友ベークライト㈱　S-バイオ事業部　研究部　部長
[*2]　Ryohei Tsukada　住友ベークライト㈱　S-バイオ事業部　研究部　研究員

ものづくり技術からみる再生医療

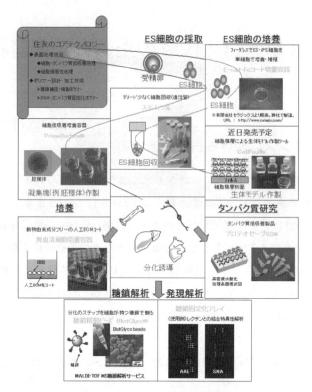

図1 住友ベークライトの再生医療研究支援製品

2 細胞接着タンパク質の活性部位配列ペプチドを修飾した培養器

細胞外マトリックスタンパク質の細胞接着や伸展にかかわる活性部位配列ペプチドを化学合成し，培養基材表面に固定化することによって，安定な細胞接着性を付与した。

本製品（無血清培養容器）は再生医療における XenoFree 培養系や創薬スクリーニングにおける低血清培養系として使用される。生体由来の未知成分を一切含まず，由来の明確な物質（化学合成物）で構成されており，従って動物由来の感染性物質が存在しない。また，培養面に接着因子が固定化されているので，低血清もしくは血清を使用せずとも細胞を接着させることができる（図2）。再生医療における Xeno-Free 培養系や創薬スクリーニングにおける低血清培養系として使用が期待される。創薬研究の実験においては，薬剤のタンパク質吸着など，血清成分から受ける影響を低減でき，実験効率の向上が期待される。

3 タンパク質吸着抑制表面処理を施した培養器

細胞の器材への接着には，先ずその足場となるタンパク質が必要である。器材表面への細胞接着の最初の段階は，器材表面へのタンパク質の吸着過程である[2,3]。その後，細胞膜表面の受容

第3章 再生医療のための培養器材

体が吸着したフィブロネクチンやラミニンなどの細胞接着タンパク質と相互作用し，接着することになる。そして，接着した細胞自身が細胞外マトリックスを分泌しながら，周辺環境を整えていく。従って，細胞の足場となる接着タンパク質が器材に吸着しなければ，細胞は器材に接着できない。

タンパク質の器材表面への吸着過程において，器材表面は適度な疎水性・親水性領域内にある必要がある。親水性器材表面では，その表面に吸着した水分子によってタンパク質の吸着が阻害される。一方，疎水性器材表面ではタンパク質の疎水部分と器材表面が強い相互作用を示す。この疎水性相互作用によってタンパク質の高次構造が損なわれたり，細胞に必要な接着タンパク質よりも他のタンパク質が優先的に吸着・表面を被覆してしまい，細胞が接着できなくなってしまう。

従って，親水性・疎水性が上記の範囲から外れた表面を構築してやれば，タンパク質吸着を抑制し，延いては細胞吸着も抑制された表面とすることができる。当社は，この基本原理に基づいて超親水性-タンパク質抑制吸着表面処理-高分子材料を用いた器材を開発した。この高分子材料の側鎖にはヒドロキシル基と光官能基が具えられており，当該水溶液を分注し，紫外線を照射すると光架橋反応が起こり，器材表面が親水性ゲルで被覆される（図3）。

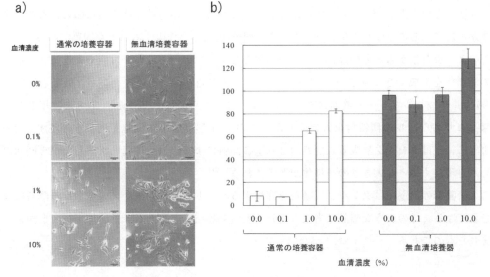

図2 骨髄由来ヒト間葉系幹細胞の接着
a) 細胞播種後24時間後の写真。器材表面に予め接着リガンドが修飾されているので，低血清下でも安定な細胞接着が得られる。
b) 細胞播種24時間後の細胞接着率。通常の培養容器では低血清条件下では殆ど細胞が接着していないのに対して，本製品では低血清下においても高い細胞接着を得ることができる。縦軸は播種細胞数に対する播種24時間後の接着細胞数の割合を示す。
細胞：Lonza社製ヒト間葉系幹細胞
培地：Lonza社製専用培地キット。MSCGM BulletKit（製品コード PT-3001）
 MSCBM（製品コード PT-3238）440ml＋L-Glutamine 10ml＋GA-1000 0.5mlに血清成分Mesenchymal Cell Growth Supplement（MCGS）を0，0.1，1.0もしくは10vol/vol%となるように添加。

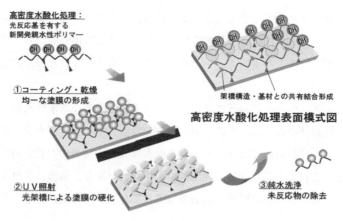

図3　タンパク質低吸着表面の構築

　この高分子材料をチューブの内壁にコートすると壁面への細胞吸着が抑制され，培養（遠心など）作業時に吸着ロスを低減でき，細胞回収率が高くなる。ES細胞やiPS細胞は得られる細胞数が少なく貴重であるので，このような器材は有効であろう。

　また，ES細胞やiPS細胞を心筋や神経など目的の細胞に効率よく分化させる過程で細胞凝集塊（胚様体）を形成する手段がある。このような胚様体形成方法として，従来は「ハンギングドロップ法」という方法が用いられていた。しかしながら，この方法は手作業に頼らざるを得ず，作業が煩雑であることから大量に均一な大きさ[注1]の胚様体を作製することが困難である。

　このような背景からヒトの操作の熟練を必要とせず，ロボット操作が可能で大量に均一な大きさの胚様体を形成できる96マルチウェルプレートを開発した（上述のタンパク低吸着表面処理を96マルチウェルプレート壁面に施したのである）。さらにヒトES細胞・iPS細胞用として，従来品よりもウェルの傾斜角を大きくした。このU字形ウェルに細胞懸濁液を分注すると図4のように細胞はタンパク無吸着表面処理と側壁の傾斜により，自然沈降・滑落しながら底面に集積し，再現良く均一な大きさの胚様体が形成される[5~7]。

　この培養器の内壁にはタンパク質吸着を抑制するハイドロゲルが数ナノメートルの薄層にコートされてなる。このような製品は当社の高分子表面処理技術とプラスチック加工技術を融合して生まれたものである。

4　高水準の品質管理がなされた培養器具

　再生医療の臨床研究には，無菌操作が行えるCPC（Cell Processing Center）と呼ばれる細胞調製施設が必要である。当然，その操作工程で用いられる各種培養器具もこれに応じた品質水準

注1）胚様体の大きさはその後の分化に影響することが報告されている[4]。そのため，胚様体の
　　大きさを均一に制御して作ることは重要である。

第3章 再生医療のための培養器材

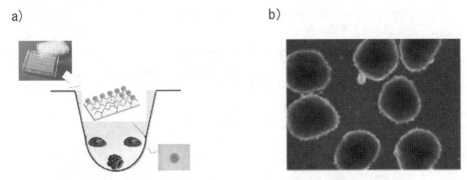

図4 96ウェルプレートを用いた胚様体形成
a) PrimeSurface® 96M プレート：傾斜のついた側壁形状が，狭い底面に細胞を誘導する。その結果，従来の培養容器よりも狭い範囲に細胞が集まり，細胞同士の凝集力が最大化される。
b) ヒトES細胞の胚様体の写真（理化学研究所　発生・再生科学総合研究センター　幹細胞研究支援・開発室　提供）

が求められる。当社ではこのような背景のもと，培養器材や細胞凍結保存用チューブ等，高い品質基準を満たした製品をラインナップしている。

5 糖鎖を指標とした細胞の品質管理の可能性

本稿では培養器材を主題に論じたが，培養した細胞の「品質」の評価も非常に重要となる。そこで，細胞の品質管理の指標としての糖鎖の可能性を紹介したい。

翻訳後修飾の一つである糖鎖修飾はタンパク質の機能や立体構造に影響を与えることが知られており，糖タンパク医薬品の薬効や安定性を糖鎖で制御する数々の取り組みが報告されている。

細胞についても糖鎖の果たす役割は大きい。細胞表面にはタンパク質や脂質に結合した糖鎖が大量に存在し，細胞どうしの情報伝達を担っている。またホルモン，毒素，ウイルスなど外部物質と細胞の相互作用に糖鎖が関与していることが既に知られている。そして最近では幹細胞の機能と糖鎖の関係が注目を集めている。

幹細胞の医療応用を実現するには，医薬品と同じように細胞の品質管理が必要になると考えられる。しかし品質評価のための標準化された評価指標がまだ無いのが現状であり，遺伝子やタンパク質，そして糖鎖を切り口とした評価指標の探索研究が始まっている。また幹細胞の品質評価といっても，多分化能の評価，分化状態の評価，また抗原性が議論の的になっている動物型シアル酸混入の評価など[8]，評価の観点そのものが議論の途上である。

このような状況の中，糖鎖に着目した幹細胞の評価指標の探索を行う上で，細胞の持つ糖鎖を正確に分析する技術の必要性は明らかである。当社は，これまで生体試料の糖鎖分析のボトルネックであったサンプル前処理（糖鎖の精製とラベル化）を誰でも簡便に約5時間で実施可能にする糖鎖精製ビーズの開発に成功した[9]。本ビーズはヒドラジド基が高密度に導入された架橋ポリ

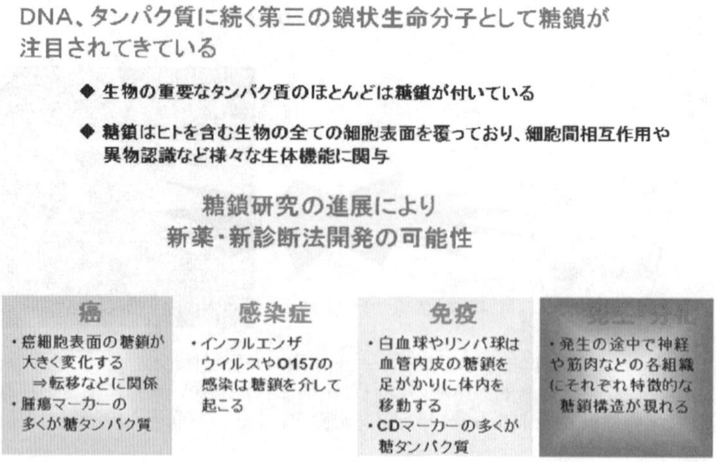

ものづくり技術からみる再生医療

DNA、タンパク質に続く第三の鎖状生命分子として糖鎖が
注目されてきている

◆ 生物の重要なタンパク質のほとんどは糖鎖が付いている

◆ 糖鎖はヒトを含む生物の全ての細胞表面を覆っており、細胞間相互作用や
　異物認識など様々な生体機能に関与

糖鎖研究の進展により
新薬・新診断法開発の可能性

癌	感染症	免疫	分化
・癌細胞表面の糖鎖が大きく変化する⇒転移などに関係 ・腫瘍マーカーの多くが糖タンパク質	・インフルエンザウイルスやO157の感染は糖鎖を介して起こる	・白血球やリンパ球は血管内皮の糖鎖を足がかりに体内を移動する ・CDマーカーの多くが糖タンパク質	・発生の途中で神経や筋肉などの各組織にそれぞれ特徴的な糖鎖構造が現れる

図5　糖鎖解析研究の用途

マーから成る。糖タンパク質から切り出された糖鎖の還元末端に存在するアルデヒド基とビーズ上のヒドラジド基が共有結合を形成する化学反応を利用し，クルードなサンプル中から糖鎖だけを網羅的にビーズ上に捕捉することができる（図6）。ビーズと糖鎖の間に安定な共有結合が形成されるため，糖鎖がビーズに固相化された状態で徹底的に洗浄可能であり，界面活性剤・ペプチド・イオン性成分など，従来の方法では糖鎖との分離が難しい夾雑物を容易に除去できる。洗浄の後は糖鎖をビーズから再遊離し HPLC，LC-MS や MALDI-TOF-MS など各々の測定機器に応じてラベル化された状態で精製された糖鎖を回収することができる。

　例として HeLa 細胞 1×10^6 個の N 型糖鎖を糖鎖精製ビーズによりサンプル前処理し，MALDI-TOF-MS で測定した結果を示す（図7）。細胞に発現する複雑かつ多様な構造の糖鎖を特別なテクニックを必要とせずに検出することができた。

　本糖鎖精製ビーズを用いることで，細胞間の糖鎖プロファイルを容易に比較することが可能となり[10]，糖鎖による幹細胞の品質評価指標の探索が促進されると考える。また評価指標を使って実際に品質管理を行う段階においても，その簡便さゆえに，サンプル前処理の標準方法となり，幹細胞実用化の基盤技術として貢献できる可能性がある。

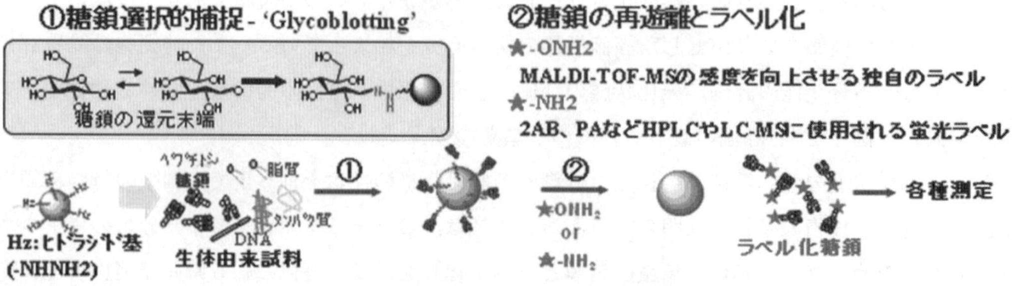

図6　ヒドラジド基修飾ビーズを用いた糖鎖の捕捉

第3章　再生医療のための培養器材

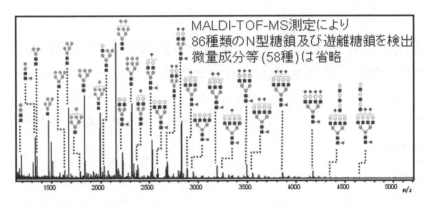

図7　HeLa細胞のN型糖鎖のMALDI-TOF-MS測定結果

6　おわりに

　21世紀の医療は，どのような国や地域においても遍く享受されるべきであると考える。再生医療もそのような治療法となって欲しいと願う。

　再生医療技術・製品は，患者の安全が十分確保できる水準に高めていく必要がある。それ故，産・学・官が連携し，オールジャパン一体となってこのハードルを一つずつ越えていかなければならない。一日でも早く一人でも多くの患者様に安全・安心な製品，高度な医療を提供していきたい。我々は技術・製品・顧客サポートを通して，医療に貢献できることを誇りに思う。

　住友ベークライトS-バイオ事業部の製品ならびにサービスについての詳細については，下記URLを参照されたい（http://www.sumibe.co.jp/product/s-bio/index.html）。

　奇しくも今年，プラスチックが生誕して，日本では100周年を迎える。この記念すべき年にこのような執筆の機会を頂けたことに感謝する。

文　献

1) Chris Mason, Elisa Manzotti, *Regenerative Med.*, Vol. 5, No. 3, p307（2010）
2) 荒木浩二，明石満　他，有機機能材料，東京化学同人（2006）
3) 岩田博夫，高分子先端材料 One Point 3　バイオマテリアル　高分子学会編，共立出版（2005）
4) Yu-Shik Hwang, *et al.*, *PNAS*, Vol. 106, No. 40, p16978-16983（2009）
5) Aoki T, *et al.*, *Tissue Eng. Part A*, Vol.16, No.7, p2197（2010）
6) Oda Y, *et al.*, *J. Biol. Chem.*, Vol. 285, p29270（2010）
7) Satoshi Y, *et al.*, *Biochem. J.* Vol. 437, p345（2011）
8) Martin MJ, *et al.*, *Nat. Med.* Vol. 11, p228（2005）
9) 天野麻穂，三浦嘉晃，西村伸一郎，生化学，第83巻1号，p5-12（2011）
10) Amano M., *et al.*, *Mol. Cell. Proteomics.*, Vo. 9, p523（2010）

第4章 ものづくりに役立つ細胞外マトリックス
（コラーゲン，エラスチン，ラミニン，グリコサミノグリカン）

森 奈津希[*1], 安達栄治郎[*2]

1 はじめに

細胞外マトリックス（ECM）は多様な分子の集合体で構成されているが，大まかにコラーゲン細線維，弾性線維，基底膜および礎質に分けることができる．図1にマウス背部皮膚の細胞外空間を構成するコラーゲン細線維と基底膜の走査電子顕微鏡像を示す．この試料は固定したマウス皮膚を1％SDS溶液に浸漬することにより細胞を融解して作成した．その結果，シート状の基底膜と間質のコラーゲン細線維が観察される．このような脱細胞化ECMに再び細胞を播種することにより組織や臓器を再生することができる[1~4]．このことからコラーゲン細線維の密度と形状を保つだけでも組織再生の有効な足場材料である．さらに基底膜にある多様な細胞活性をもつラミニンや成長因子と結合しその活性を調節しているパールカン，陰性荷電による抱水性をもつグリコサミノグリカンなど組織再生に有用な高次構造について概説する．

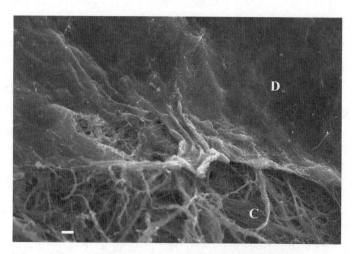

図1 脱細胞化したマウス皮膚の走査電子顕微鏡像
基底板（D）の直下には間質のコラーゲン細線維（C）が走行している．基底板にはラミニン，Ⅳ型コラーゲン，パールカンによるメッシュワーク構造がその基本である．組織特異性にラミニン，Ⅳ型コラーゲンの分子種やその他の分子が局在する．スケールは1μm．（安達原図）

[*1] Natsuki Mori　北里大学　大学院医療系研究科　細胞組織再生医学
[*2] Eijiro Adachi　北里大学　大学院医療系研究科　細胞組織再生医学　教授

第 4 章　ものづくりに役立つ細胞外マトリックス

2　コラーゲン

　コラーゲンはα鎖と呼ばれる 3 本のサブユニットが三本鎖ラセン[5]を作り，糸状に伸びた分子形態をしている。コラーゲンは多数の分子が会合して線維やシート状会合体を形成している[6,7]。今日まで 29 の分子種が報告されている（表 1）。しかしながら 29 番目のコラーゲンはⅥ型コラーゲンα5 鎖（α5（Ⅵ）と表記する）の遺伝子と同一ではないかとの報告がなされている[9]。コラーゲン分子種には会合して細線維を形成する線維性コラーゲン[10~12]，ネットワークを形成して基底板などを形成する基底膜コラーゲン[10,13,14,15]とコラーゲン細線維の表面に結合する FACIT（Fibril-Associated Collagen with Interrupted Triple-helix）コラーゲン[16]の三つの大きなグループがある。

　細線維の形成過程は次のように考えられている。ひも状のコラーゲン細線維が側方に数分子会合して細線維形成の核となる。次いで核を中心として分子がその先端あるいは側方に次々と重合して細線維を形成する。線維形成の初期においては鋭く尖った端（鋭端）と丸い端（鈍端）が認められる。線維は鋭端側から急速に伸長するが，鈍端はまったく伸長しない。ある時期になると鈍端から小さな鋭端が出現し急速に伸長する。こうなるとコラーゲン細線維は両方向に伸長し，両端が尖った細線維を形成する[17~19]（図 2）。この過程に異なるコラーゲン分子種やプロテオグリカンが共存すると細線維径が小さくなるなどの影響がある。

　コラーゲン細線維は線維性コラーゲンサブファミリーから形成され，特徴的な 67nm の周期性横紋を持ち 25-150nm 程度の直径を持っている。一般結合組織ではⅠ型Ⅲ型Ⅴ型コラーゲンが一緒になってコラーゲン細線維を形成する。軟骨ではⅡ型 XI 型コラーゲンが中心となってコラーゲン細線維を形成している。すなわち異なった分子種が会合して細線維を形成し，その分子種の割合により細線維の直径を制御している（図 3）[10]。FACIT コラーゲンは細線維表面のコラーゲンと側方会合している。会合した FACIT コラーゲンはグリコサミノグリカン鎖を伴って，プロテオグリカン集合体とコラーゲン細線維の橋渡し的な役割を担っている（図 4）[22]。

　コラーゲン細線維は約 67nm の周期性横紋を持った細線維が観察され，幅約 40nm 暗帯と30nm の明帯に大別される（図 3）。さらにこまかい 12-13 本の横紋には a から e までのアルファベットにアラビア数字を組み合わせて a1，a2 などの名称がつけられている[23,24]。スモールロイシンリッチプロテオグリカン（SLRPs）ファミリーに属するデコリンとフィブロモジュリンはⅠ型，Ⅱ型コラーゲンを含む細線維に結合してその線維径を抑制する[25]。デコリンと親和性のあるデルマトポンチン欠損マウスの皮膚はエーラスダンロス症候群患者の皮膚のように脆弱であった。同マウスの真皮コラーゲン線維を透過型電子顕微鏡にて観察したところ，線維の横断像は不規則でコラーゲン細線維同士が融合する傾向がみられた。その直径も約 50nm から 300nm と正常皮膚に比べて大小不同で，細線維同士の間隔もほとんど接するほどに近い間隙から 500nm 程度までさまざまであった。（図 5）[26]。このことからプロテオグリカンはコラーゲン細線維表面の性状を変え線維間を橋渡しして間隔を保ち真皮の強度を維持している[27,28]。

33

ものづくり技術からみる再生医療

表1　コラーゲンスーパーファミリーのα鎖組成および組織分布（文献8，9より）

型	分　類	α鎖	主たるα鎖組成	組　織　分　布	特　徴
I	線維性コラーゲン	1（I） 2（I）	112	軟骨を除く結合組織に広く分布	
II	線維性コラーゲン	1（II）	111	軟骨，硝子体，髄核	
III	線維性コラーゲン	1（III）	111	I型コラーゲンとともに広く分布（皮膚，管腔臓器など）骨，腱にはほとんどない	
IV	基底膜コラーゲン	1（IV） 2（IV） 3（IV） 4（IV） 5（IV） 6（IV）	112, 345, 556	基底板，類洞（肝臓，脾臓など）	
V	線維性コラーゲン	1（V） 2（V） 3（V）	112, 123	微量だがI型コラーゲンとともに広く分布（角膜，線維細網板）	
VI	ビーズ状線維コラーゲン	1（VI） 2（VI） 3（VI） 4（VI） 5（VI） 6（VI）	123	広範に分布し，単独でマイクロフィブリルを形成	
VII	長鎖コラーゲン	1（VII）	111	表皮と真皮の境界部にあって係留線維を形成	
VIII	短鎖コラーゲン	1（VIII） 2（VIII）	111, 222, 112?	デスメ膜，血管内皮	六角格子構造
IX	FACIT コラーゲン	1（IX） 2（IX） 3（IX）	123	II型コラーゲン細線維と共存，軟骨，硝子体	
X	短鎖コラーゲン	1（X）	111	軟骨性化骨の肥大層	
XI	線維性コラーゲン	1（XI） 2（XI） 3（XI）	123	II型コラーゲン細線維と共存，軟骨	
XII	FACIT コラーゲン	1（XII）	111	I型コラーゲンとともに分布	
XIII	膜貫通型コラーゲン	1（XIII）		神経筋接合部，皮膚	
XIV	FACIT コラーゲン	1（XIV）	111	I型コラーゲンとともに分布	
XV	マルチプレキシンコラーゲン	1（XV）	111	基底板の近傍にあるコラーゲン細線維間に分布　目，筋，血管などに多い	C末端は血管形成の阻害作用がある（restin）
XVI	FACIT コラーゲン	1（XVI）	111	皮膚，血管などのコラーゲン細線維あるいはフィブリリン細線維と共存	
XVII	膜貫通型コラーゲン	1（XVII）	111	表皮基底膜の係留細線維	
XVIII	マルチプレキシンコラーゲン	1（XVIII）	111	基底膜，C末端はエンドスタチン	
XIX	FACIT コラーゲン	1（XIX）	111	基底膜の微量成分，骨格筋，脳，食道	
XX	FACIT コラーゲン	1（XX）		角膜上皮に発現，XII，XIV型に類似	
XXI	FACIT コラーゲン	1（XXI）		胎生期に高発現，血管の平滑筋	
XXII	FACIT コラーゲン	1（XXII）		筋腱接合部や毛胞の基底膜	
XXIII	膜貫通型コラーゲン	1（XXIII）		皮膚，舌，小腸などの基底膜	
XXIV	線維性コラーゲン	1（XXIV）		胎生期の膜性化骨部，角膜，耳胞	
XXV	膜貫通型コラーゲン	1（XXV）	111	アルツハイマー・プラークの構成成分，大脳皮質，海馬	
XXVI	ビーズ状線維コラーゲン	1（XXVI）		精細管固有膜の筋様細胞，卵胞膜細胞	
XXVII	線維性コラーゲン	1（XXVII）		軟骨内骨化の増殖層と肥大層，網膜の内境界膜，真皮，大動脈　歯芽	
XXVIII	ビーズ状線維コラーゲン	1（XXVIII）		脊髄神経節細胞周囲，末梢神経の基底膜	
XXIX	表皮コラーゲン	1（XXIX）		アトピー性皮膚炎，VI型α5鎖に同じとする報告あり	

第4章 ものづくりに役立つ細胞外マトリックス

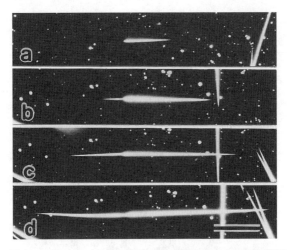

図2 Ⅰ型コラーゲン細線維の成長過程を示す暗視野顕微鏡像

　コラーゲン分子は会合して細線維形成の核を作る。暗視野顕微鏡では細線維形成の核は観察できないが細線維が形成されていく過程を観察できる。Ⅰ型コラーゲン溶液（70μg/ml）を37度でインキュベーション開始後2.5時間（a），3.5時間（b），4.0時間（c），5.5時間（d）の暗視野顕微鏡像を示す。細線維は始め鋭端の方向に伸長する。後に反対側にも鋭端が出現し急速に伸張する。スケールは100μm。（文献10, 20より）

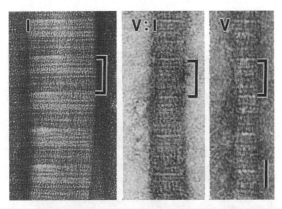

図3 Ⅴ型コラーゲンによるⅠ型コラーゲン細線維径の抑制

　Ⅰ型コラーゲンはおよそ150nm径の細線維（Ⅰ）を形成し，Ⅴ型コラーゲンは約38nm径の細い細線維（Ⅴ）を形成する。両細線維の周期性横紋は一致することからその基本構造は同じと考えられる。そこでⅤ型とⅠ型コラーゲンの等量混合液から細線維を再構成したところ，およそ40nmの細線維（Ⅴ：Ⅰ）が観察された。したがってⅤ型コラーゲンはⅠ型と混合細線維を作り，その直径を抑制する。スケールは100nm。（文献10, 20より）

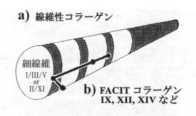
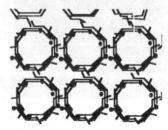

図4 コラーゲン細線維と基底板を構成するメッシュワークの模式図
a：結合組織ではコラーゲン細線維はⅠ型／Ⅲ型／Ⅴ型コラーゲンが軟骨ではⅡ型Ⅸ型コラーゲンが一本の細線維を形成する。
b：FACITコラーゲンは形成された細線維に結合してコラーゲン細線維表面の性状を修飾し，周辺のプロテオグリカンとの相互作用に役立っている。
c：一辺が約20nmのメッシュワークから構成されている。（文献7, 16, 21より改変）

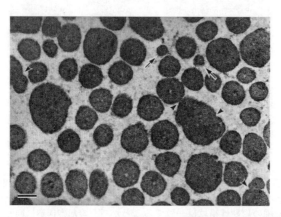

図5 デルマトポンチン遺伝子ノックアウトマウス真皮コラーゲン細線維の横断像
コラーゲン細線維の直径は大小不同（矢印）であり，その横断面においては辺縁が不規則である。隣接するコラーゲン細線維が近接し，融合しているような像も観察される（矢尻）。コラーゲン細線維間の間隙も広狭不揃いである。スケールは100nm。（安達原図）

第4章　ものづくりに役立つ細胞外マトリックス

　基底膜は筋細胞，シュワン細胞，脂肪細胞の周囲及び上皮細胞が細胞外マトリックスとの境界に形成されたシート状構造である。形態的には細胞膜に近い部分から順に透明版（15-65nm），基底板（15-125nm），線維細網板（2-15μm）に分けられ，線維細網板は直径50nm以下の細いコラーゲン細線維が分布し間質のコラーゲン細線維層へ連続的に移行する[29]。狭義の基底膜は基底板を指し，ラミニンはこの層に多く分布し，IV型コラーゲンとともに網状会合体を作り基底板の骨格を形成する[30]。

3　弾性線維

　弾性線維はエラスチンと呼ばれるタンパクからなる無構造な線維成分（均質部）と主にフィブリリンから構成される直径10-16nmのミクロフィブリルの複合体（細糸部）から構成され，エラウニン線維と呼ばれている（図6a）[31〜33]。弾性線維には周期性横紋のような形態的特徴がない。その直径もさまざまでありコラーゲン細線維より太い線維を構成したり，大動脈などの血管壁においてはベニヤ板状の構造をとる。エラスチン遺伝子は拍動する血圧に耐えるだけの弾性を持った血管系を必要とする脊索動物から出現したと言う[33]。

　弾性線維の弾性は分子量72kDaのコイル状のトロポエラスチンがデスモシンおよびイソデスモシンと呼ばれる架橋によってクロスリンクして会合体を形成している。トロポエラスチンはグリシン，プロリンを多量に含み疎水性アミノ酸が約40％を占める。大動脈や肺などの繰り返し容積変化をする臓器ではエラスチンの弾性が臓器の機能発現に重要である。大動脈では蛋白量の40-60％がエラスチンである[33]。エラスチン遺伝子ノックアウトマウスでは大動脈だけでなく肺動脈，鎖骨下動脈や細動脈においても内膜層に平滑筋型アクチンを持つが平滑筋とは異なる細胞が集積していた。内皮細胞下で増殖した細胞により血管内腔は閉塞されてしまう[34,35]。したがってエラスチンは平滑筋細胞の増殖分化を制御している可能性がある。

　ミクロフィブリルは分子量約350kDaのフィブリリン-1,-2が会合して形成されている。フィブリリンの遺伝子異常はマルファン症候群の原因であり，同遺伝子ノックアウトマウスでも同様な症状が再現されている[34]。トロポエラスチンはDANCEまたはフィブリン-5によってフィブリリン周囲に沈着する。DANCE／フィブリン-5遺伝子ノックアウトマウスでは魚類のそれのようにミクロフィブリルのないところに沈着していた[32,36,37]。フィブリリン-1はLTBP-2（latent transforming growth factor beta-1 binding protein-2）と結合することから[38,39]，ミクロフィブリルはLTBP-2を介して間接的にTGF-βと結合しECMにおける貯蔵サイトとして機能している。

　皮膚において弾性線維を伴わないミクロフィブリル（オキシタラン線維）は表皮基底板直下に観察される[33]（図6b）。事実フィブリリン-1はパールカンと相互作用し，基底板の直下に局在している[40]。これらの観察からミクロフィブリルによる基底板と弾性線維の結合は基底板と間質を係留する第3のシステムと考えられる。私どもが提唱したコラーゲン細線維による表皮組織の係

37

ものづくり技術からみる再生医療

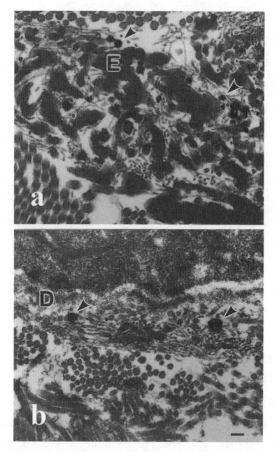

図6　日本サル食道粘膜下組織の弾性線維とミクロフィブリルを示す免疫電子顕微鏡像
a：エラウニン線維の黒染された均質部は弾性線維（E）である。その周辺には抗フィブリリン抗体によって免疫標識された約10nm直径のミクロフィブリルが観察される（矢尻）。
b：表皮基底板（D）直下にコラーゲン細線維と混在してミクロフィブリルから構成されたオキシタラン線維が観察される。免疫染色後1％タンニン酸で後固定した。スケールは100nm。（文献8より改変）

留機構及びⅦ型コラーゲンからなる係留線維と併せて皮膚には3系統の表皮係留システムが存在することになる（図7）。コラーゲンゲルと表皮細胞から人工皮膚を再構成する場合，オキシタラン線維が基底表皮細胞下に多数出現し，その線維群内には基底板が観察されることが多い。また再構成人工皮膚においてⅦ型コラーゲンからなる係留線維はなかなか出現しないことから[41]，オキシタラン線維は最初に出現する表皮真皮接合システムと考えられる。

　弾性線維のエラスチンやフィブリリンは構造体としてECMを構成するだけでなく，それ自身があるいはLTBP-2を介してTGF-bの貯蔵サイトとして働くなど細胞成長因子の作用を修飾する機能を持っており，組織形成に重要な役割を担っている。

第4章　ものづくりに役立つ細胞外マトリックス

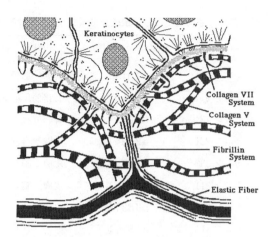

図7　皮膚における基底板と間質の係留システム

　Ⅶ型コラーゲンから構成される係留線維は基底板から始まり基底板に終わる。そのループ内にコラーゲン細線維をトラップすることにより基底板と間質を係留している。間質のコラーゲン細線維はⅠ型Ⅲ型Ⅴ型コラーゲンの混成会合体である。基底板近傍ではコラーゲン細線維のⅤ型コラーゲン含量が増加して細い細線維となる。細くなったコラーゲン細線維はⅣ型コラーゲンから構成される基底板のメッシュワークに係留している。フィブリリンから構成されるミクロフィブリルは間質深部においてはエラウニン線維として弾性線維周辺に分布し，基底板近傍ではオキシタラン線維となって基底板に係留する。（安達原図）

4　基底板

　50種類以上のECM分子が基底板を構成している。そのうちⅥ型コラーゲン，ラミニン，パールカン，ナイドジェン（エンタクチン）はほとんどすべての組織においてその基底板に存在する。組織特異的に存在する基底板の構成ECM分子数は300を超える可能性がある。組織特異的ECM分子の局在はERATO関口細胞外環境プロジェクトによってまとめられ，データベースとして提供されている[42]。

　ラミニンはその細胞活性が明瞭で分析しやすく多彩なことから多くの研究がなされてきた。α鎖β鎖γ鎖の3サブユニットが会合して一分子のラミニンを構成する。α鎖はα1-α5までの5種類，β鎖はβ1-β3までの3種類，γ鎖はγ1とγ2の2種類が知られている。それぞれのサブユニット群から1本ずつ寄り集まって会合し，生体内においては15種類のラミニン分子種を形成している。それぞれのラミニン分子種は組織によってその分布が異なり（表2），その機能発現に関わっている。ラミニンは発見された順に1, 2, 3と番号が振られていたが，2005年に新しい命名法が提唱され受け入れられている。新命名法によるとラミニン1はラミニン111となる。すなわちα鎖β鎖γ鎖の順にそのサブユニットに振られた番号を算用数字で表記する[44,45]。

　α鎖β鎖γ鎖のC末端側は3本鎖らせん構造をとりラミニン111では長さ約77nmである。N末端側は分離した1本の43nm長の短腕と36nm長の2本の短腕となり全体として十字架型の形態をとる。基底板の幅は約20nmであることから，ラミニンがC末端側の球状部分（Gドメインと呼ばれる）を細胞膜上に置くと基底板を通過してしまうことになる（図8）。ラミニンは基底板外には存在しないことから，基底板内に折りたたまれていると考えられる。

ものづくり技術からみる再生医療

表2 ラミニンの鎖構成とおもな組織分布（文献43より改変）

旧名称	新名称	サブユニット構成	代表的組織分布
ラミニン1	ラミニン111	$\alpha1\beta1\gamma1$	腎臓，胎盤，平滑筋
ラミニン2	ラミニン211	$\alpha2\beta1\gamma1$	骨格筋，心筋，末梢神経
ラミニン3	ラミニン121	$\alpha1\beta2\gamma1$	神経筋接合部，腎糸球体
ラミニン4	ラミニン221	$\alpha2\beta2\gamma1$	筋腱接合部，胎盤
ラミニン5	ラミニン332	$\alpha3\beta3\gamma2$	皮膚，肺
ラミニン6	ラミニン311	$\alpha3\beta1\gamma1$	皮膚，肺
ラミニン7	ラミニン321	$\alpha3\beta2\gamma1$	皮膚，肺
ラミニン8	ラミニン411	$\alpha4\beta1\gamma1$	血管
ラミニン9	ラミニン421	$\alpha4\beta2\gamma1$	血管
ラミニン10	ラミニン511	$\alpha5\beta1\gamma1$	腎臓，肺，膵臓，血管
ラミニン11	ラミニン521	$\alpha5\beta2\gamma1$	腎臓，肺，膵臓，血管
ラミニン12	ラミニン213	$\alpha2\beta1\gamma3$	筋肉，神経
ラミニン13	ラミニン423	$\alpha4\beta2\gamma3$	—
ラミニン14	ラミニン523	$\alpha5\beta2\gamma3$	—
ラミニン15	ラミニン333	$\alpha3\beta3\gamma3$	—

　細胞増殖などの細胞活性をもつことからラミニン511のリコンビナントタンパク質をヒト胎児幹細胞の培養基質として用いると，活発に細胞分裂をして多分化能の指標となるNanog，Sox2，Oct4の発現を維持できるという[46]。またiPS細胞の培養基質としても有効で20継代後においてもその多分化能の指標であるOct4の発現が維持された[47]。これらのことからリコンビナントラミニン511は多能性幹細胞の維持増殖基質としての利用が期待されている。

　私たちは牛のレンズ包とヒト胎盤から精製したIV型コラーゲン（$[\alpha1(IV)]_2\alpha2(IV)$の鎖組成を持つ）から平均長21nmのメッシュワーク構造を再現することができた[14]。基底板のメッシュワーク構造はIV型コラーゲン単独でも再構成できることを示したが（図9），Yurchencoらの IV型コラーゲンとラミニンがそれぞれ独立して作るメッシュワークがナイドジェン（エンタクチン）によって3次元的に重畳して基底板を構成するモデルが広く受け入れられている[49]。IV型コラーゲン単独で作るメッシュワークにも細胞活性が認められる。例えば継代を繰り返して脱分化した培養平滑筋細胞をIV型コラーゲン会合体上で培養すると平滑筋型のミオシンが発現する[50]。

　基底板は細胞に最も近いECMであるため細胞と間質を境するだけでなく両者の相互作用を仲介する機能を併せ持っている。そのためコラーゲン，ラミニン，プロテオグリカンなどの異種ECM分子がさまざまに会合し，時には分子組成を変化することにより時空間を超えて細胞機能の維持・増殖などの制御をおこなっている。そのため組織再生には基底板の再構成が重要なターゲットとなっている。

第4章　ものづくりに役立つ細胞外マトリックス

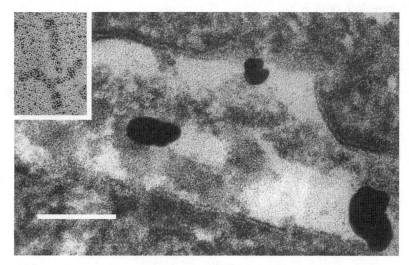

図8　日本サル胃粘膜の基底板とラミニン分子の比較
胃粘膜基底板の免疫電子顕微鏡像と EHS 腫瘍由来ラミニン 111 のロータリーシャドウイング像（枠内）を同一倍率で示す。基底板は約 40nm の厚さであるが，ラミニンは約 130nm ある。ラミニンは基底板の厚さより長い分子長を持っている。スケールは 100nm。（文献 43 より改変）

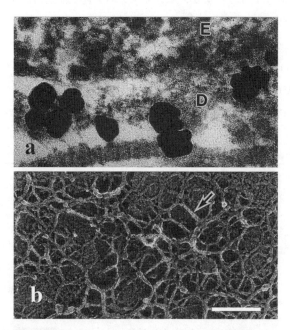

図9　日本サル胃粘膜の基底板とヒトⅣ型コラーゲンから再構成したメッシュワーク
胃粘膜基底板の免疫電子顕微鏡像（a）と再構成したヒト胎盤由来Ⅳ型コラーゲンのメッシュワーク（矢印）（b）を同一倍率で示す。基底板（D）は約 40nm の厚さである。E：粘膜上皮細胞スケールは 100nm。（文献 48 より改変）

5　グリコサミノグリカン

　グリコサミノグリカンの生化学に関しては詳細な総説や成書[51,52]が発表されているのでそちらを参照していただきたい。ここではものづくり材料としてグリコサミノグリカンの構造的側面について概観してみたい。いままで述べてきたコラーゲン，エラスチン及び基底膜は細胞外マトリックス（ECM）において線維やシートなどの構造体として捉える事が出来た。礎質の ECM は通常の方法では直接観察することはできず，グリコサミノグリカンの陰性荷電と反応するクプロリニック青やルテニウム赤などによって初めてその存在がわかる[53]。それらは ECM を満たす粒子とフィラメント様網状構造として観察される。生化学的にはグルコサミンまたはガラクトサミンとグルクロン酸，イズロン酸あるいはガラクトースからなる２糖類の繰り返し構造が連なった多糖類である（表3）。グリコサミノグリカンはコアタンパク質に結合しランプブラシ型のプロテオグリカンを形成する[52,54,55]。プロテオグリカンを構成するコンドロイチン硫酸，ケラタン硫酸，デルマタン硫酸，ヘパラン硫酸はその陰性荷電により Na^+ などの陽イオンを貯留して中性化するので多量の水を貯留することができる。Na^+ を過剰に与えると皮膚ではプロテオグリカンが増加してさらに Na^+ を貯蔵するという[56]。再生医療に関わってくると思われるプロテオグリカンにはヒアルロン酸と結合してさらに大きな凝集体を作るグループ（アグリカン，バーシカンなど），基底板の形成に関与するパールカン，コアタンパク質の細胞膜貫通ドメインによって細胞表面に分布するシンデカンなどがその候補と考えられる。ヒアルロン酸は D-グルクロン酸と D-グルコサミンからなる２糖単位の繰り返しによって構成される非硫酸化グリコサミノグリカンで，分子量は 100-10,000,000Da その直径は 0.5nm と推定されている[57,58]。原子間力顕微鏡（AFM）で直接観察した結果ではその高さは 0.580 ± 0.17nm と報告されている[59]。ロータリーシャドウイングでは非常に細い糸状の構造物として観察されるが[60]，２％タンニン酸を含有するパラフォル

表3　グリコサミノグリカンの構造と分布（文献 51，52 より改変）

グリコサミノグリカン	基本構造	分布
ヒアルロン酸	GlcUAβ1-3GlcNAc	硝子体，関節液，臍帯
コンドロイチン	GlcUAβ1-3GalNAc	角膜
コンドロイチン硫酸	GlcUAβ1-3GalNAc	骨，象牙質，硝子様軟骨
ケラタン硫酸	Galβ1-4GlcNAc	成熟した軟骨，椎間板，角膜
デルマタン硫酸	GlcUAβ1-3GalNAc	皮膚，動脈壁，腱，骨，象牙質
	IdoAβ1-3GalNAc	
ヘパラン硫酸	GlcUAα1-4GlcNAc	細胞表面，基底膜，肝，腎，肺
	IdoAα1-4GlcNAc	
ヘパリン	GlcUAα1-4GlcNAc	小腸，筋肉，肺，脾，腱，肝，
	IdoAα1-4GlcNAc	肥満細胞（好塩基球）

第4章 ものづくりに役立つ細胞外マトリックス

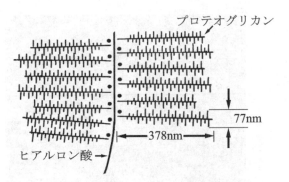

図10 プロテオグリカン―ヒアルロン酸複合体の模式図
ヒアルロン酸に結合したプロテオグリカンは長さ約378nm，幅77nm程度のブラシ状構造を示す。（文献59,64より改変）

ムアルデヒド液で固定した組織ではECM内に幅3±0.5nmのハチの巣状構造をしていると言う[61]。これはヒアルロン酸が組織においては側方に会合して上記のような構造として観察されると考えられている[62]。筆者らもヒアルロン酸の可視化を試みてはいるが，幅0.5nmでは通常の電子顕微鏡では背景像と区別することは困難であった。

鼻軟骨から0.5Mグアニジン処理により抽出したプロテオグリカン溶液にその1％程度のヒアルロン酸を加えると溶液の粘度が上昇することからプロテオグリカンはヒアルロン酸と集合体を形成していると推測された[63]。AFM観察によれば鼻軟骨由来プロテオグリカンは長さ378±41nm，幅77±7nm，高さ0.33±0.12nmであり，ヒアルロン酸1分子に35±12分子のプロテオグリカンが20-30nm間隔で結合している（図10）[59,65]。ヒアルロン酸・プロテオグリカン集合体はその強い陰性荷電による反発作用と抱水性などから軟骨などの荷重に対抗している。

またウサギの培養滑膜細胞に伸長刺激を加えると3時間でヒアルロン酸の産生量が上昇する[66]。これらのことから軟骨組織の再構成においては培養軟骨細胞に機械的な刺激を加えながらグリコサミノグリカンの産生を促すか，プロテオグリカンを加えたコラーゲンゲル内培養法が有効と思われる。筆者らもコラーゲン高密度培養装置を用いてコラーゲンゲル内に培養軟骨細胞を包埋した。線維芽細胞をグリコサミンを加えた高密度コラーゲンゲル内に包埋するとコラーゲン細線維は伸長した線維芽細胞周囲に集まるが，軟骨細胞は球形を保ちその周辺にはコラーゲン細線維の少ない空間が出現した（図11）。高密度コラーゲンゲル内に軟骨細胞を包埋すると，軟骨細胞は球状になりプロテオグリカンマトリックスをその周囲にもつ軟骨組織を再構成できる可能性がある。

線維芽細胞成長因子（FGF2）はヘパリンと結合することから生体内においてはヘパラン硫酸グリコサミノグリカン（HSPG）と会合体を作っていると考えられる[67,68]。HSPGが存在することでFGF2の細胞膜レセプターへの結合は促進される[67,69]。特異抗体を用いた免疫染色によりFGF2は基底膜に局在し[70]，培養内皮細胞のECM層からはFGF2活性が回収されたことから[71]，FGF2はパールカンと結合していると考えられる。またLTBP-2はCa^{2+}存在するとヘパリンに

ものづくり技術からみる再生医療

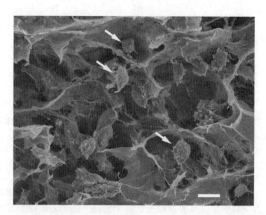

図11　高密度培養装置を用いて再構成した軟骨組織の走査電子顕微鏡像
Ⅰ型コラーゲン細線維とグリコサミノグリカンから再構成した細胞外マトリックス中にほぼ円形の軟骨細胞が包埋されている。軟骨細胞（矢印）の周囲にはコラーゲン細線維がほとんどない空間が広がっている。スケールは10μm（安達原図）

結合することから生体ではHSPG-LTBP-2複合体を形成する。LTBP-2はフィブリリン-1と結合することからFGF2も基底膜外に局在すると考えられる[70]。HSPGはFGF2はじめマクロファージにより分泌される血管平滑筋細胞増殖因子であるHeparin-Binding Epidermal Growth Factor-Like Growth Factor（HB-EGF），Wingless，TGF-β，BMPs，PDGF，HGFなど様々な成長因子と相互作用し，その活性を調節していると考えられる[72〜75]。

　細胞膜結合型プロテオグリカンにはシンデカン，CD44，ベータグリカン，トロンボモデュリン，グリピカン，NG2プロテオグリカンなどがある[52]。シンデカンはフィブロネクチン，ラミニン，テネイシン，コラーゲンなどと相互作用し，細胞内にあるC1領域ではcortactinを介してアクチン線維と結合している[76]。シンデカン-4はインテグリンと協働してアクチン細線維と接着斑を形成する[77,78]。フィブロネクチンとゼラチンの混成ゲルと平滑筋細胞層を重ね合わせて三次元平滑筋組織モデルを作成することができる[79]。このような組織モデルにおいて平滑筋細胞はフィブロネクチンとゼラチンからなる細胞外マトリックスと接着斑を形成する。

6　おわりに

　筆者らは高密度培養装置[80]を用いて合成ポリマー（ePTFE：expanded polytetrafluoroethylene）製の人工血管の内面に平滑筋層と内膜を再構成することを試みている。アテロコラーゲン（0.5mg/ml）を含む培養液を人工血管内に還流することにより内壁にコラーゲン細線維の層を作成することができた。このコラーゲン細線維層に平滑筋細胞を播種し，ついで基底膜分子と培養内皮細胞を還流する。この操作によって結合組織からなる外膜，平滑筋細胞層（中膜），結合組織と内皮細胞からなる内膜の3層構造が再構成できるものと期待している（図12）。

第4章　ものづくりに役立つ細胞外マトリックス

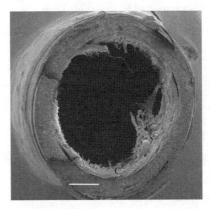

図12　ePTFE製人工血管の内面に再構成したコラーゲン細線維層の走査電子顕微鏡像
Ⅰ型コラーゲン細線維が人工血管内壁に厚さ 200μm のコラーゲン細線維層（C）を形成している。コラーゲン細線維層に線維芽細胞や平滑筋層を包埋し，内皮細胞で被覆することにより血管を再構成することができる。スケール 1mm（安達原図）

文　献

1) H. C. Ott *et al.*, *Nat. Med.*, **16**（8），927（2010）
2) H. C. Ott *et al.*, *Nat. Med.*, **14**（2），213（2008）
3) T. H. Petersen *et al.*, *Science*, **329**（5991），538（2010）
4) B. E. Uygun *et al.*, *Nat. Med.*, **16**（7），814（2010）
5) B. Brodsky *et al.*, *Adv. Protein Chem.*, **70**, 301（2005）
6) 安達栄治郎ほか，細胞外マトリックス―基礎と臨床―，p. 1，愛智出版（2000）
7) 林利彦ほか，細胞外マトリックス―基礎と臨床―，p. 94，愛智出版（2000）
8) 安達栄治郎ほか，ティッシュエンジニアリング，p. 3，日本医学館（2006）
9) S. K. Gara *et al.*, *J. Biol. Chem.*, **283**（16），10658（2008）
10) E. Adachi *et al.*, *Int. Rev. Cytol.*, **173**, 73（1997）
11) D. R. Eyre *et al.*, *Biochem. Soc. Trans.*, **30**（Pt 6），893（2002）
12) T. J. Wess *et al.*, *J. Mol. Biol.*, **248**（2），487（1995）
13) C. Knupp *et al.*, *Adv. Protein Chem*, **70**, 375（2005）
14) E. Adachi *et al.*, *J. Electron Microsc.*, **46**（3），233（1997）
15) Y. Ninomiya *et al.*, *J. Cell Biol.*, **130**（5），1219（1995）
16) B. R. Olsen, *Connect. Tissue Res.*, **23**（2-3），115（1989）
17) K. E. Kadler *et al.*, *J. Biol. Chem.*, **262**（32），15696（1987）
18) M. Miyahara *et al.*, *J. Biol. Chem.*, **257**（14），8442（1982）
19) D. J. Prockop *et al.*, "Extracellular matrix assembly and structure" p. 47, Academic Press（1994）
20) 安達栄治郎ほか，生体材料，**18**（1），24（2000）

ものづくり技術からみる再生医療

21) 伊藤周平ほか，遺伝子医学 MOOK 別冊，P. 186，メディカルドゥ（2009）

22) C. M. Kielty *et al.*, "Connective tissue and its heritable disorders", p. 103, Willey-Liss (1993)

23) J. A. Chapman, *Biopolymers,* **28** (8), 1367 (1989)

24) 星野洸ほか，電子顕微鏡，**26**，2 (1991)

25) D. Heinegard *et al.*, "Connective tissue and its heritable disorders", p. 189, Willey-Liss (1993)

26) U. Takeda *et al.*, *J. Invest. Dermatol.,* **119** (3), 678 (2002)

27) G. J. Parfitt *et al.*, *J. Struct. Biol.,* **170** (2), 392 (2010)

28) A. J. Quantock *et al.*, *Dev. Dyn.,* **237** (10), 2607 (2008)

29) S. Inoue *et al.*, *Int. Rev. Cytol.* **117**, 57 (1989)

30) P. D. Yurchenco, "Extracellular matrix assembly and structure" p. 351, Academic Press (1994)

31) R. P. Mechem *et al.*, "Extracellular matrix assembly and structure", p. 281, Academic Press (1994)

32) 中邨智之，細胞工学，**26**(1)，1127 (2007)

33) J. Rosenbloom, "Connective tissue and its heritable disorders" p. 103, Willey-Liss (1993)

34) C. M. Kielty *et al.*, *J. Cell Sci.,* **115** (Pt 14), 2817 (2002)

35) D. Y. Li *et al.*, *Nature.* **393** (**6682**), 276 (1998)

36) R. Choudhury *et al.*, *J. Biol. Chem.,* **284** (36), 24553 (2009)

37) T. Nakamura *et al.*, *Nature,* **415**, 171 (2002)

38) T. Massam-Wu *et al.*, *J. Cell Sci.,* **123** (Pt 17), 3006 (2010)

39) P. Vehvilainen *et al.*, *J. Cell Physiol.,* **221** (3), 586 (2009)

40) K. Tiedemann *et al.*, *J. Biol. Chem.,* **280** (12), 11404 (2005)

41) M. Tsunenaga *et al.*, *Matrix Biol.,* **17** (8-9), 603 (1998)

42) Laboratory of Extracellular Matrix Biochemistry, Institute for Protein Research, Osaka University Mouse Basement Memebrane Bodymap (http://www.matriome.com/bm/) 2011/9/8 取得

43) 安達栄治郎ほか，*J. Gastrointest. Res.* **5**(2)，162 (1997)

44) M. Aumailley *et al.*, *Matrix Biol.,* **24** (5), 326 (2005)

45) N. M. Nguyen NM *et al.*, *Dev. Biol.,* **294** (2), 271 (2006)

46) T. Miyazaki *et al.*, *Biochem. Biophys. Res. Commun.,* **375** (1), 27 (2008)

47) S. Rodin *et al.*, *Nat. Biotechnol.,* **28**(6), 611 (2010)

48) 安達栄治郎ほか，遺伝子 MOOK1，P. 75，メディカルドゥ（2004）

49) P. D. Yurchenco *et al.*, *Curr. Opin. Cell Biol.,* **6** (5), 674 (1994)

50) M. Hirose *et al.*, *J. Biochem.,* **25**(6), 991 (1999)

51) 早川太郎ほか，口腔生化学（3版），p50，医歯薬出版株式会社（2000）

52) 木全弘治，細胞外マトリックス―基礎と臨床―，p. 162，愛智出版（2000）

53) M. Rothenburger *et al.*, *Tissue Eng.,* **8** (6), 1049 (2002)

54) S. Fujiwara *et al.*, *Eur. J. Biochem.,* **143** (1), 145 (1984)

55) H. Wiedemann *et al.*, *Biochem. J.,* **224** (1), 331 (1984)

56) J. Titze *et al.*, *Am. J. Physiol.,* **287** (1), H203 (2004)

第 4 章　ものづくりに役立つ細胞外マトリックス

57)　M. K. Cowman *et al.*, *Carbohydr. Res.*, **340** (5), 791 (2005)

58)　J. Kim *et al.*, *Biopolymers*, **89** (12), 1144 (2008)

59)　M. L. Yeh *et al.*, *Scanning*, **26** (6), 273 (2004)

60)　M. Morgelin *et al.*, *Biochem. J.*, **253** (1), 175 (1988)

61)　C. T. Singley *et al.*, *Histochemistry*,. **65** (2), 93 (1980)

62)　J. E. Scott *et al.*, *Biochem. J.*, **274** (Pt 3), 699 (1991)

63)　T. E. Hardingham *et al.*, *Biochim. Biophys. Acta.*, **279** (2), 401 (1972)

64)　梶川欽一郎，人体組織学第 2 巻結合組織・皮膚とその付属器，p. 45 朝倉書店（1984）

65)　L. Rosenberg *et al.*, *J. Biol. Chem.* **250** (5), 1877 (1975)

66)　T. S. Momberger *et al.*, *Matrix Biol.*, **24** (8), 510 (2005)

67)　K. Forsten-Williams *et al.*, *Ann. Biomed. Eng.*, **36** (12), 2134 (2008)

68)　M. A. Nugent *et al.*, *Biochemistry*, **31** (37), 8876 (1992)

69)　A. Yayon *et al.*, *Cell*, **64** (4), 841 (1991)

70)　A. M. Gonzalez *et al.*, *J. Cell Biol.*, **110** (3), 753 (1990)

71)　I. Vlodavsky *et al.*, *Proc. Natl. Acad. Sci. USA.*, **84** (8), 2292 (1987)

72)　A. D. Lander, *Matrix Biol.*, **17** (7), 465 (1998)

73)　M. Lyon *et al.*, *Matrix Biol.*, **17** (7), 485 (1998)

74)　M. Lyon *et al.*, *J. Biol. Chem.*, **272** (29), 18000 (1997)

75)　M. K. Parsi *et al.*, *Matrix Biol.*, **29** (5), 393 (2010)

76)　A. Woods *et al.*, *Matrix Biol.*, **17** (7), 477 (1998)

77)　D. K. Greene DK *et al.*, *J. Biol. Chem.*, **278** (9), 7617 (2003)

78)　S. A. Wilcox-Adelman *et al.*, *J. Biol. Chem.*, **277** (36), 32970 (2002)

79)　M. Matsusaki *et al.*, *J. Biomater. Sci. Polymer Edn.*, in press, (2011)

80)　H. Iwashiro *et al.*, *Connect. Tissue Res.*, **52** (4), 340 (2011)

第5章　細胞増殖因子・成長因子

酒井克也[*1]，松本邦夫[*2]

1　はじめに

　生理活性タンパク質が医薬として応用された先駆例は，1920年代当時，死の病であった糖尿病を救ったインスリンである。当初，インスリンはウシ膵臓抽出液からの精製品が使用され，その後，人工合成，次いで遺伝子組換えタンパク質に置き換わりながら進化を遂げてきた。一方，組織・臓器の形成や再生を担う生理活性物質が細胞増殖（成長）因子（growth factor）である。細胞増殖因子の発見は，1952年のリタ・レビ＝モンタルチーニによるNGF（nerve growth factor：神経成長因子），1962年のスタンレー・コーエンによるEGF（epidermal growth factor：表皮増殖因子）の発見にさかのぼる。その後，1970～1980年代に，今では代表的といえる新しい増殖因子が相次いで発見・単離された。新たな増殖因子発見の決め手となったのは，増殖因子の生理活性を高感度に検出できるユニークなアッセイ系の確立と，増殖因子の単離に注がれた研究者の情熱であった。増殖因子はpgあるいはngといった極微量で強力な生物活性を発揮するタンパク質であり，一般に生体における増殖因子の含量は極微量である。一方，1990年代に入ると，新たな高効率の遺伝子クローニング法なども利用され，増殖因子の新規ファミリー分子が相次いで発見された。インスリン低下を補うべくインスリンを医薬品として投与・補充することによって糖尿病を治療するように，細胞増殖因子を投与・補充することによって生体のもつ再生能力を高めることが再生医療につながる。現在，いくつかの細胞増殖因子が難治性疾患に対する再生医療医薬となることが明らかにされている[1,2]。

2　細胞増殖因子のプロフィール

　細胞増殖因子（growth factor）は細胞の増殖・分化，遊走，形態形成，細胞死などを含む様々な細胞機能を調節する一群の生理活性タンパク質である。細胞増殖因子は発生過程における各種組織・器官の形態形成や成長を担う一方，成体においては傷害や病態に対する組織の再生・修復や保護を担っている[1,2]。各種細胞増殖因子のプロフィールを表1に示す。増殖因子の種類は100種を越えるが，1次構造の相同性に基づいていくつかのファミリーに分類されている。また，現在までにいくつかの細胞増殖因子やその受容体タンパク質の結晶構造が明らかにされ，増殖因子

---

*1　Katsuya Sakai　金沢大学　がん進展制御研究所　助教
*2　Kunio Matsumoto　金沢大学　がん進展制御研究所　教授

第5章 細胞増殖因子・成長因子

表1 細胞増殖因子の構造と生理機能の概略

増殖因子	構造，生物機能，生理活性などの特徴	ファミリー分子，受容体，その他の特記事項
Angiopoietin（アンジオポイエチン）	・497個のアミノ酸からなるタンパク質で，糖鎖付加により分子量は約70kDa。 ・Ang-1はTIE-2受容体活性化を介して血管内皮細胞の成熟・組織化を担う一方，Ang-2はAng-1に対するアンタゴニスト（競合阻害分子）として作用する。	・Angファミリーとして，Ang-1，Ang-2，Ang-3，Ang-4が知られている。 ・受容体型チロシンキナーゼTIE-1ならびにTIE-2を受容体とする。
BMP（bone morphogenetic protein：骨形成因子）	・異所的（本来骨が形成されない皮下や筋肉内）に骨形成を誘導するタンパク質として見いだされた。 ・骨，軟骨，靱帯，腱などを誘導し，これら組織の形成・再生に役割を担っている他，発生過程において神経誘導，分化誘導にも役割を担っている。	・ファミリー分子として，BMP-1～BMP-15が知られている。 ・TGF-βと構造的類似性を有し，BMP-1を除きTGF-βスーパーファミリーに属する。 ・BMP受容体はTGF-β受容体に相同性を有し，細胞質領域にセリン／スレオニンキナーゼをもっている。
EGF（epidermal growth factor：表皮増殖因子）	・53個のアミノ酸からなり，分子量は約6,000。分子内に3個のSS結合を介したトリプルループ構造をもつ。 ・約1,200個のアミノ酸からなる細胞膜貫通型前駆体（proEGF）として生合成され，タンパク質分解酵素によって切断され分泌型成熟EGFとなる。 ・皮膚，肺，消化管などを含む広範囲の細胞／組織に生物活性を示す。	・ファミリー分子として，TGF-α（transforming growth factor-α），HB-EGF（heparin-binding EGF-like growth factor），amphiregulin，epiregulin，schwanoma-derived growth factor，betacellulin，neuregulin-1～4が存在。 ・EGF受容体（EGFR）はチロシンキナーゼ型受容体で，Erb-B1あるいはHER1とも呼ばれ，ErbB1（=EGFR），ErbB2（=HER2），ErbB3（=HER3），ErbB4（=HER4）の4つが知られている。 ・HB-EGFは東山（現愛媛大）らによって発見された。
FGF（fibroblast growth factor：線維芽細胞増殖因子）	・FGF-1（acidic FGF）は140個，FGF-2（basic FGF）は146個のアミノ酸からなるタンパク質。 ・線維芽細胞のみならず，血管内皮細胞や上皮系細胞をターゲットにしている。	・ヒトでは22種（FGF-1～FGF-22）のファミリー分子。 ・FGF受容体（FGFR）としてFGFR-1，FGFR-2，FGFR-3，FGFR-4の4つのサブタイプがある。 ・FGF-4は寺田（元国立がんセンター）らによって発見されたhst-1がん遺伝子産物で，FGF-8はAIGF（androgen-induced growth factor）として松本ら（元大阪大）によって発見された。
HGF（hepatocyte growth factor：肝細胞増殖因子）	・HGFは分子量69kDのα鎖と34kDのβ鎖からなり，糖鎖をもつヘテロダイマータンパク質。 ・線溶系プロテアーゼであるプラスミノーゲンと構造的類似性をもっている。 ・上皮系細胞，血管内皮細胞を含む広範囲の細胞をターゲットにしている。	・HGFファミリーの増殖因子として，HLP（HGF-like protein）が知られているが，HGFに対する受容体はMet，HLPに対する受容体はRonであり，両者の受容体は異なる。 ・HGFは初代培養肝細胞に対する増殖促進因子として中村ら（元大阪大）によって発見され，1989年に中村らならびに喜多村ら（現東工大）によって独立にクローニングされた。
IGF（insulin-like growth factor：インスリン様増殖因子）	・インスリンと相同性があり，分子内に3個のジスルフィド結合をもつ70アミノ酸からなるタンパク質。 ・細胞増殖促進や細胞死抑制活性をもつ。 ・成長ホルモン（growth hormone）刺激によって主に肝臓で産生される。	・IGFファミリーとして，IGF-1，IGF-2がある。 ・IGF受容体はチロシンキナーゼドメインを有するIGF-RとIGF2Rがある。 ・IGF2RはIGF-2と結合するものの，シグナル伝達系の活性化に至らず，IGFの生理機能の抑制に関与する。
PDGF（platelet-derived growth factor：血小板由来増殖因子）	・A鎖とB鎖のホモダイマーあるいはヘテロダイマーからなる分子量約30,000のタンパク質。 ・A鎖とB鎖は約60％の相同性を有し，PDGF-AA，PDGF-AB，PDGF-BBの3種が存在する。 ・線維芽細胞や平滑筋細胞など間葉系細胞に生物活性を示す。	・PDGF受容体（PDGFR）にはPDGFRαとPDGFRβの2つのサブタイプがあり，シグナル伝達を担う2量体形成時においてはPDGFR-αα，PDGFR-αβ，PDGF-ββの3種類の組み合わせがある。
NGF（nerve growth factor：神経成長因子）	・118個のアミノ酸からなるサブユニットで構成される2量体タンパク質。 ・各種神経細胞の増殖・分化・生存を担い，神経系の発生，増殖・分化，再生，生存に関与する。	・ファミリー分子としてBDNF（brain-derived neurotrophic factor），NT-3（neurotrophin-3）～NT-7がある。 ・NGFはp75低親和性NGF-R（p75 neurotrophin受容体）とチロシンキナーゼ型受容体Trkに結合する。 ・Trk受容体はファミリーを形成し，NGFはTrkA，BDNF，NT-4，NT-5はTrkB，NT-3はTrkCを活性化する。
TGF-β（transforming growth factor-β：腫瘍化増殖因子-βあるいは形質転換増殖因子-β）	・12.5kDaのサブユニットがSS結合で結ばれたタンパク質で，TGF-β1は390アミノ酸からなる。 ・TGF-βはTGF-αとともに正常線維芽細胞の足場非依存的増殖を促す因子として発見され，上皮系細胞や血管内皮細胞に対して増殖抑制活性を示す。コラーゲン，フィブロネクチン，ラミニンなど細胞外マトリックスの発現・産生を促す。	・ファミリー分子としてTGF-β1～β5が知られている。 ・BMPはTGF-βと構造的な類似性を有しており，TGF-βスーパーファミリーに属する。 ・TGF-β受容体は，細胞質領域にセリン／スレオニンキナーゼを有するI型ならびにII型TGF-β受容体からなる。 ・TGF-βがII型受容体に結合することで，II型受容体がI型受容体のセリンリン酸化を誘導する。
VEGF（vascular endothelial cell growth factor：血管内皮細胞増殖因子）	・分子量が約20kDaのサブユニットからなる2量体タンパク質。 ・mRNAのスプライシングの違いによって，4種のサブタイプ（VEGF121，VEGF165，VEGF189，VEGF206）が存在する。 ・血管系やリンパ菅の発生に主要な役割を担う。	・ファミリーとして，VEGF-B，VEGF-C，VEGF-D，ならびにPGF（placental growth factor：胎盤成長因子）がある。 ・VEGF-CならびにVEGF-Dはリンパ管の形成を担っている。 ・VEGF受容体はチロシンキナーゼドメインを有する，VEGFR-1（Flt-1），VEGFR-2（Flk-1/KDR），VEGFR-3（Flt-4）がある。

ものづくり技術からみる再生医療

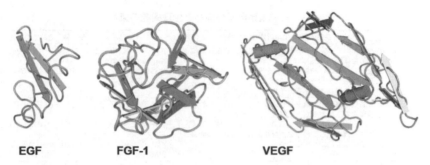

図1 EGF，FGF-1，VEGF の構造。EGF, PDB ID 2KV4；FGF-1, PDBID 1DZD；VEGF, PDB ID 1VPF

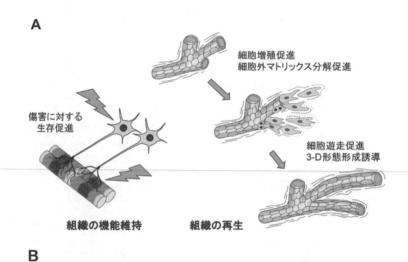

図2 組織の再生・形態形成，組織の保護・機能維持を支える細胞増殖因子の生物活性（A）ならびに HGF の生物活性（B）。HGF は肝細胞の増殖や生存を促す（B 左）とともにコラーゲンゲル内で上皮細胞（腎尿細管）の 3-D 形態形成を誘導する。

第 5 章　細胞増殖因子・成長因子

と受容体の相互作用の分子機作についての深い理解が進んでいる。図1にいくつかの増殖因子の構造を示す。

　多くの増殖因子は細胞増殖の促進に限らず，多才な生物活性を有している。増殖因子の代表的な生物活性としては，細胞増殖の促進あるいは抑制，細胞の遊走（運動性）促進，上皮細胞や血管内皮細胞における管腔形成といった 3-D 形態形成の誘導，細胞死の抑制（生存促進），細胞外マトリックスの産生促進あるいは分解促進などがあげられる（図2A）。これらの生物活性はいずれも機能的な細胞社会の再構築や傷害や病態に対する組織の保護・機能維持を担う上で必須の生物活性であり，細胞増殖因子が組織再生・保護に強力な生理活性を発揮する理由である。増殖因子が多才な生物活性を示す例として，HGF の典型的な生物活性を図2B に示す。HGF は初代培養肝細胞の増殖（DNA 合成）を強く促進するとともに細胞死を阻止することで生存を促す。また，コラーゲンゲル内での上皮管腔構造（3-D 形態形成），すなわち機能的な組織化を誘導する。

3　細胞増殖因子受容体とシグナル伝達

　細胞増殖因子はいずれも特異的な受容体を介して標的となる細胞に働きかける。増殖因子受容体のほとんどは，細胞外領域，膜貫通領域，細胞質領域から構成されている（図3A）。細胞外領域は高い特異性と親和性で細胞に近づいた増殖因子をキャッチすることができる。その特異性は “鍵” と “鍵穴” の関係のごとく厳密であり，EGF があやまって NGF 受容体に結合するといったことはない。一方，細胞質領域は増殖因子の刺激を細胞内に伝えるためのシグナル発信機能を担っている。増殖因子受容体の多くはシグナル発信機としてチロシンキナーゼ活性をもっているが，TGF-β スーパーファミリーに属する増殖因子に対する受容体はセリン／スレオニンキナーゼをシグナル発信機としている。チロシンキナーゼならびにセリン／スレオニンキナーゼはそれぞれ基質となるタンパク質中のチロシン残基ならびに，セリン／スレオニン残基をリン酸化する酵素活性である。

　増殖因子が受容体に結合すると，細胞内のチロシンキナーゼ活性あるいはセリン／スレオニンキナーゼ活性が上昇するとともに単量体のチロシンキナーゼ型受容体は二量体あるいは多量体を形成する。受容体が二量体あるいは多量体を形成すると，受容体同士が隣の受容体をリン酸化する（図3B）。増殖因子刺激による受容体自身のリン酸化は自己リン酸化と呼ばれる。増殖因子受容体のチロシンリン酸化に引き続く反応が，各種の細胞応答につながるシグナル伝達系の活性化である。リン酸化されたチロシン残基には SH2（src homology 2）領域を有する各種シグナル伝達分子（例えば，Grb2，PLC-γ，PI3 キナーゼ，Src など）が結合するとともに，これらは増殖因子受容体の基質としてチロシンリン酸化／活性化され，下流のシグナル伝達分子の活性化がバケツリレー式に起こる。増殖因子受容体によって活性化される代表的なシグナル伝達系としては，Grb2-Ras-MAP キナーゼ経路，PLC-γ-PKC 経路，PI3 キナーゼ-Akt 経路，Src 経路などが挙

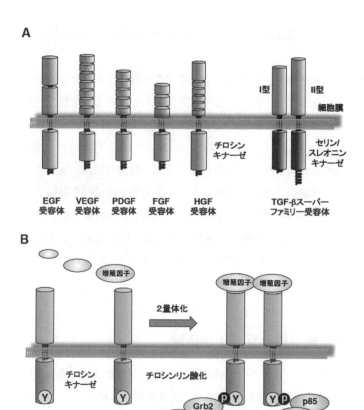

図3 細胞増殖因子受容体の模式的構造（A）ならびに細胞増殖因子によるチロシンキナーゼ型受容体の活性化とシグナル伝達分子

げられる。これら経路は独立な経路ではなく、シグナル伝達分子の"相互乗り入れ"を介して協調的に制御されている。

4 再生医療医薬のための細胞増殖因子の応用

細胞増殖因子は組織再生において最も重要な役割を担う液性因子であり、組織の種類によって利用される増殖因子の種類は異なるものの、組織・臓器の再生は増殖因子の生理作用に依存している。再生医療において、細胞増殖因子を以下のように応用することが可能である。

① 組換えタンパク質そのものを医薬品として投与・塗布する
② 組換えタンパク質を生体分解性材料と混合し、Drug Delivery 製剤として利用する
③ 発現ベクター（非ウイルス性またはウイルス性ベクター）を遺伝子医薬として利用する
④ 幹細胞など再生治療用細胞の増殖・維持・分化に組換えタンパク質を利用する

増殖因子は物質であるがゆえに製薬企業によって医薬品として製造・供給される。したがって、

第5章　細胞増殖因子・成長因子

細胞を利用した再生医療に比べると，多くの医療機関や診療所で医薬として多数の患者に投与されるため，利便性，汎用性，医療費の点で優位である。細胞増殖因子の組換えタンパク質や発現ベクターを用いた疾患治療の研究として，これまでに動物モデルでの検討が多数に及び，各種組織・臓器の様々な傷害や疾患に対して増殖因子タンパク質の全身あるいは局所投与，増殖因子の

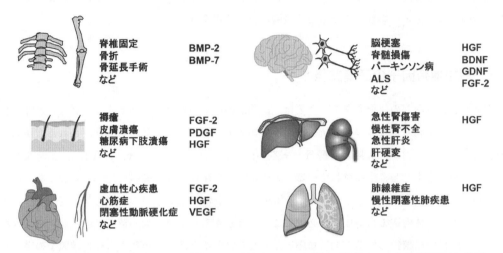

図4　各種組織・臓器の傷害や疾患に対する再生治療として有効性が期待される細胞増殖因子（組換えタンパク質治療あるいは遺伝子治療）

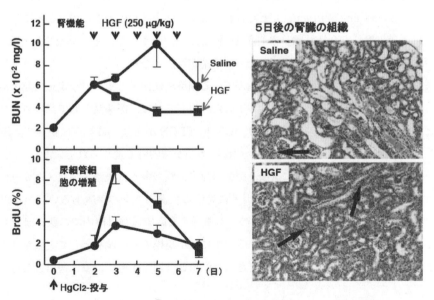

図5　マウス急性腎不全に対するヒト組換えHGFタンパク質の薬効

マウスに腎毒性のある塩化水銀を投与すると急性腎不全を発症し，腎機能を示すBUN（blood urea nitrogen：血中尿素窒素値）が上昇する（左上）。コントロールのマウスでは，5日目までBUN値が上昇し，このとき腎組織では尿細管の脱落が見られる（右）。一方，腎不全を示す2日後から，HGFを静脈内に投与するとBUN値は翌日から低下し，尿細管細胞の増殖・再生が促され（左下），5日後には腎組織の再生が見られた（右）(4)。

ものづくり技術からみる再生医療

局所遺伝子発現が治療効果を示すことが報告されている[2,3]。図4に各種組織・臓器の傷害・疾患に対して治療効果が期待される増殖因子を示す。これらの中で，以下に述べるように，いくつかの増殖因子は臨床治験を経て医薬品として利用されている。細胞増殖因子の再生治療の例として，図5に急性腎不全モデルでの組換えHGFタンパク質の薬効を示す。HGFは腎傷害にともなう細胞死を防ぐと同時に，尿細管など，腎臓の機能を担う細胞の増殖・再生を促すことによって腎機能のスピーディーな回復をともなう腎臓の再生治療を促す[3,4]。

5　細胞増殖因子の医薬開発

　細胞増殖因子などの組換えタンパク質は，医薬品の中で生物製剤（バイオロジクス）と呼ばれる。現在，広く利用されつつある抗体医薬も生物製剤である。医薬品として利用される増殖因子の組換えタンパク質は，大腸菌，酵母，あるいはChinese Hamster Ovary（CHO）細胞などの哺乳類細胞を宿主として生産されている。大腸菌での発現は哺乳類細胞に比べて安価であるが，真核細胞でないことによってSS結合や立体構造が本来の構造でないことがあり，変性→リフォルディング（立体構造の再構成）が必要になることがある。また，大腸菌では糖鎖が付加されないこと，酵母では糖鎖の構造が哺乳類細胞と異なることなどから，糖鎖をもつ増殖因子の場合哺乳類細胞を宿主とすることが多い。医薬品はGMP（Good Manufacturing Practice）と呼ばれる厳密な製造基準を満たして製造され，生物製剤もGMPに準拠して製造されている。一方，臨床開発はGCP（Good Clinical Practice）と呼ばれる厳密な臨床試験の基準にのっとって進められる。臨床治験には第I相（安全性試験）から第IV相までの段階があり，悪性腫瘍を除くと第III相の臨床治験を経て医薬品としての認可のための申請が可能となる。

　再生医療用医薬品としての臨床開発が進んでいる細胞増殖因子とその対象疾患，臨床治験のステージ，原薬・製剤組成などを表2にリストした。現在までに，医薬品として認可されている増殖因子として，BMP-2，BMP-7，FGF-2，IGF-1，PDGFがあり，これらに続いて，HGF（組換えタンパク質医薬ならびに遺伝子医薬）の臨床治験が国内外で進められている[3]。これら細胞増殖因子組換えタンパク質ならびに遺伝子医薬の臨床治験の多くは医薬・創薬メーカーによって主導されたものである。一方，細胞増殖因子に対する組換えタンパク質あるいは発現用遺伝子（非ウイルス性，ウイルス性）を使用しての，さまざまな臨床試験（国内での臨床研究を含む）についての報告は表2以外に多数に及ぶ。その中には小規模の臨床試験として実施されたもの，医薬品として認可された増殖因子を，認可された疾患とは別の疾患の治療に適用したものなどが多くみられる。

6　おわりに

　再生医療は，大きくは治療用の細胞を用いて再生を助ける医療と，生理活性分子や生体適合性

第 5 章　細胞増殖因子・成長因子

表 2　再生医療用医薬品として利用される細胞増殖因子

因子	対象疾患	臨床試験の種類・開発など	原薬・製剤組成・開発 / 商品名など	関連文献など
BDNF	糖尿病性多発神経障害	・第 I/II 相臨床試験（無作為二重盲検） ・BDNF による有効性確認されず	・ヒト組換え BDNF タンパク質 ・皮下注射	Wellmer et al. J Peripher Nerv Syst. 2001; 6: 204.
BMP-2	脊椎固定 （spinal fusion）	・多施設での臨床治療が終了 ・医薬品として認可・販売	・ヒト組換え BMP-2 タンパク質 ・コラーゲンスポンジと BMP-2 の混合物 ・INFUSE Ⓡ Bone Graft（Medtronic）	Burkus et al. Orthopedics. 2004; 27: 723.
BMP-7	骨折, 脊椎固定	・医薬品として認可・販売。	・ヒト組換え BMP-7（OP-1）タンパク質	Friedlaender et al. J Bone Joint Surg Am. 2001; 83-A: S151.
FGF-2	褥瘡, 皮膚潰瘍 （熱傷潰瘍, 下肢潰瘍）	・多施設での臨床治療が終了 ・日本国内で 2001 年に医薬品として認可・販売	・ヒト組換え FGF-2（basic FGF）タンパク質 ・フィブラストⓇスプレー（科研製薬） ・宿主：大腸菌 ・患部塗布（スプレー）	http://fiblast.jp/
FGF-2	非虚血性糖尿病性潰瘍	・臨床研究（無作為二重盲検）	・ヒト組換え FGF-2 タンパク質 ・フィブラストスプレー（科研製薬） ・患部塗布（スプレー）	Uchi et al. Eur J Dermatol. 2009; 19: 461.
FGF-2	心筋梗塞	・第 II 相臨床試験（無作為二重盲検） ・運動付加試験・心血流量に改善なし ・90 日後で症状の改善傾向あり	・ヒト組換え FGF-2 タンパク質（Chiron） ・宿主：酵母 ・冠動脈内注入（20 分）	Simons et al. Circulation. 2002; 105: 788.
FGF-2	骨折	・臨床研究（無作為二重盲検） ・プラセボに比較し FGF-2 治療群で有意に骨癒合が促進	・ヒト組換え FGF-2 タンパク質 ・ゼラチンハイドロゲルによる徐放製剤 ・骨折部への局所投与	Kawaguchi et al. J Bone Miner Res. 2010; 25: 2735.
FGF-1	重症下肢虚血	・第 III 相臨床治療（無作為二重盲検） ・安全性は確認されたが有効性が確認されず開発中止	・非ウイルス性 human FGF-1 発現ベクター（プラスミド DNA）（Sanofy-Aventis） ・局所筋肉内注射	
GDNF	パーキンソン病	・第 II 相臨床治療（無作為二重盲検） ・有効性が確認されず	・ヒト組換え GDNF タンパク質（Amgen） ・宿主：大腸菌 ・カテーテルを用いた脳質内持続注入	Nutt et al. Neurology. 2003; 60: 69.
GDNF	パーキンソン病	・第 II 相臨床治療（無作為二重盲検） ・有効性が確認されず	・ヒト組換え GDNF タンパク質（Amgen） ・カテーテルを用いた大脳被殻内持続注入	Lang et al. Ann Neurol. 2006; 59: 459.
HGF	重症下肢虚血	・第 III 相臨床治療（無作為二重盲検） ・安全性と有効性が確認	・非ウイルス性 human HGF 発現ベクター（プラスミド DNA）（Anges MG） ・局所筋肉内注射	Shigematsu et al. Gene Ther. 2010; 17: 1152.
HGF	急性腎不全	・第 Ia 相臨床治療（無作為二重盲検） ・安全性と薬物動態が確認	・ヒト組換え HGF タンパク質（Kringle Pharma） ・宿主：哺乳類細胞 ・単回投与	http://www.kringle-pharma.com/en/
HGF	難治性神経疾患 （ALS：筋萎縮性側索硬化症）	・第 I 相臨床治療 ・進行中	・ヒト組換え HGF タンパク質（Kringle Pharma） ・発現宿主：哺乳類細胞 ・単回または反復投与	http://www.kringle-pharma.com/en/
HGF	劇症肝炎	・第 I/II 相臨床試験（非盲検） ・安全性と薬物動態が確認。	・ヒト組換え HGF タンパク質 ・宿主：哺乳類細胞 ・静脈内投与	Ido et al. J Transl Med. 2011; 9: 55.
IGF-1	原発性 IGF-1 欠損症の小児成長障害	・多施設での臨床治験が終了 ・医薬品として認可・販売	・ヒト組換え IGF-1 タンパク質 ・Mecasermin/Increlex（Tercia） ・宿主：大腸菌 ・皮下注射	http://www.increlex.com/
IGF-1	ALS：筋萎縮性側索硬化症	・第 III 相臨床治療（無作為二重盲検） ・皮下投与での有効性が確認されず	・ヒト組換え IGF-1 タンパク質 ・1 日 2 回皮下注射（2 年間）	Sorenson et al. Neurology. 2008; 71: 1770.
PDGF	糖尿病神経障害性下肢潰瘍	・多施設での臨床治療が終了 ・医薬品として認可・販売	・ヒト組換え PDGF タンパク質 ・カルボキシメチルセルロース基剤のゲル ・Becaplermin/RegranexⓇ（Johnson & Johnson） ・宿主：酵母 ・局所塗布	Wieman et al. Diabetes Care. 1998; 21: 822. Margolis et al. Wound Repair Regen. 2005; 13: 531.
VEGF	心筋梗塞	・第 II 相臨床試験（無作為二重盲検） ・安全性と認容性が確認 ・60 日目で有効性認められず, 120 日目で血流, 運動付加試験で改善傾向あり	・ヒト組換え VEGF165 ・冠動脈内注入（20 分）+ 静脈内持続注入（4hr, 3, 6, 9 日目）	Henry et al. Circulation. 2003; 107: 1359.

55

ものづくり技術からみる再生医療

材料などの物質を用いて再生を助ける医療とに分けられ，両アプローチの進展によりそれぞれの技術を組み合わせてより汎用性と有効性に優れた医療技術が生まれると考えられる。細胞増殖因子は再生医療に必須であり，同時に生物製剤としての汎用性と強力な生物活性に基づく有効性を備えている。一方，細胞増殖因子は生物活性が強いゆえに，異常な細胞増殖や腫瘍形成についての注意深い解析調査をともなって開発が進められている。細胞増殖因子をより安全でしかも有効性を高める技術として，生体適合性材料と組み合わせたドラッグデリバリー製剤が考えられる。医薬品としての細胞増殖因子の可能性は今後ますます増大すると予想される。

文　　　献

1)　宮園浩平編：細胞増殖因子の作用と疾患．東京，羊土社（1998）．
2)　松本邦夫，田端泰彦：細胞増殖因子と再生医療．大阪，メディカルレビュー社（2006）．
3)　Nakamura T, *et al. J. Gastroenterol. Hepatol.,* **26**: 188-202（2011）．
4)　Kawaida K, *et al. Proc. Natl. Acad. Sci. USA,* **91**: 4357-4361（1994）．

第6章　生理活性物質ケモカイン

長澤丘司*

要旨

　ケモカインとは，4つのシステイン残基の位置が保存された構造の類似性から定義された比較的低分子のサイトカインの総称で，受容体は，7回膜貫通G蛋白質結合型（GPCR）である。近年の研究で，ケモカインのメンバーは，造血幹細胞や骨髄球系細胞のホーミングや維持，免疫担当細胞の産生，心形成，血管形成，神経形成，リンパ節の形成，成熟リンパ球の監視のための巡回，炎症巣の形成，動脈硬化症など，生体の様々な生理的，病理的プロセスに必須の役割を担うことが明らかになってきた。組織再生における幹細胞や前駆細胞の局所への移動・定着への関与も報告され，更に近い将来，ケモカインの機能制御が臨床応用される可能性がある。

1　はじめに

　ケモカインとは，4つのシステイン残基の位置が保存された構造の類似性から定義された比較的低分子（約70〜90アミノ酸，分子量8000〜16000）のサイトカインの総称で，現在ヒトで約45種類同定されている。ケモカインの特徴である保存された4つのシステイン残基のうち，最初の2つの間にアミノ酸が1つ入っているものは，CXCケモカイン，最初の2つが並んでいるものは，CCケモカインと呼ばれ，大部分のケモカインは，このいずれかのサブファミリーに属し，それぞれCXC chemokine ligand（CXCL），CC chemokine ligand（CCL）のあとに番号がつけられた統一名称を与えられている。また，それぞれのサブファミリーの受容体は，CXC chemokine receptor（CXCR），CC chemokine receptor（CCR）のあとに同定順に番号がつけられた名称を与えられている。ケモカインは，細胞の接着や遊走を促進する活性が強いという特徴を持ち，研究の初期には，炎症の際，炎症局所に好中球を誘導する炎症性メディエーターと考えられていたが，近年，その研究は大きく発展し，造血幹細胞，免疫担当細胞の産生，リンパ組織形成，心血管形成，神経形成などの発生現象，免疫監視，免疫反応，後天性免疫不全（エイズ）に必須であることが明らかになった。更に，がん転移への関与が示され，ケモカイン受容体の特徴的な構造より小分子化合物，薬物による制御が期待できることから，現在では，免疫学はもとより，生命科学・医学領域における代表的なサイトカインファミリーの一つとして位置づけられるに至っている。本稿では，ケモカインの生理的，病理的機能とその制御による再生医療を中心

---

*　Takashi Nagasawa　京都大学　再生医科学研究所　生体システム制御学　教授

ものづくり技術からみる再生医療

とした臨床応用について概説する。

2　ケモカインとその受容体の同定

1977年，血小板に存在するタンパク質としてCXCケモカインPF4（CXCL4）のアミノ酸配列が4つのグループより報告された[1,2]。これが，ケモカインファミリーのメンバーのアミノ酸配列のはじめての報告である。これらの分子は，産生細胞に多量に存在したため，機能が判明する前に構造が明らかになった。最初に報告されたケモカインの細胞生物学的な機能は，1987年に見出されたCXCケモカインIL-8（CXCL8）の好中球に対する走化性誘導作用である[3]。この機能は，細胞がかろうじて通過できる大きさの穴の空いたフィルターで仕切られた2つの領域の上層に細胞，下層にケモカインを入れておくと，数時間後に細胞が下層に移動するという実験系（ケモタキシスアッセイ）で確認された。ついで，1990年，ケモカインの刺激により，好中球のインテグリンが活性化され，その接着能が亢進するという，ケモカインの細胞生物学的機能の分子機構の一つが報告された[4]。一方，1991年，IL-8（CXCL8）の受容体（CXCR1）が同定され，ケモカインの受容体が，7回膜貫通G蛋白質結合型受容体（GPCR）であることが明らかとなった[5,6]。GPCRは，ペプチドホルモン，脂質，神経伝達物質，プロスタグランディンなどのオータコイドをはじめ生体の細胞間情報伝達でもっとも多く用いられる受容体型である。しかし，サイトカインの受容体としてはあまり同定されておらず，その大部分がケモカイン受容体で，他には，軟骨・骨形成に関与するPTHrPの受容体（PTH受容体）などが知られている。

表　ケモカインとその受容体

統一名称	別名	染色体座（ヒト）	受容体
CXC ケモカイン			
CXCL1	Gro/MGSA-α	4q12-13	CXCR2
CXCL2	Gro/MGSA-β	4q12-13	CXCR2
CXCL3	Gro/MGSA-γ	4q12-13	CXCR2
CXCL4	PF-4	4q12-13	未同定
CXCL5	ENA-78	4q12-13	CXCR2
CXCL6	GCP-2	4q12-13	CXCR1, CXCR2
CXCL7	NAP-2	4q12-13	CXCR2
CXCL8	IL-8	4q12-13	CXCR1, CXCR2
CXCL9	Mig	4q21.21	CXCR3
CXCL10	IP-10	4q21.21	CXCR3
CXCL11	I-TAC	4q21.21	CXCR3
CXCL12	SDF-1/PBSF	10q11.1	CXCR4

第6章　生理活性物質ケモカイン

CXCL13	BLC/BCA-1	4q21	CXCR5
CXCL16	CXCL16	17p13	CXCR6
CC ケモカイン			
CCL1	I-309	17q11.2	CCR8
CCL2	MCP-1/MCAF	17q11.2	CCR2, CCR11
CCL3	MIP-1α	17q11.2	CCR1, CCR5
CCL4	MIP-1β	17q11.2	CCR5
CCL5	RANTES	17q11.2	CCR1, CCR3, CCR5
CCL7	MCP-3	17q11.2	CCR1, CCR2, CCR3
CCL8	MCP-2	17q11.2	CCR2, CCR3, CCR11
CCL11	eotaxin	17q11.2	CCR3
CCL13	MCP-4	17q11.2	CCR2, CCR3, CCR11
CCL14	HCC-1	17q11.2	CCR1
CCL15	HCC-2/leukotactin-1	17q11.2	CCR1, CCR3
CCL16	HCC-4/LEC	17q11.2	CCR1, CCR2
CCL17	TARC	16q13	CCR4
CCL18	PARC/DC-CK1/AMAC-1	17q11.2	未同定
CCL19	ELC/MIP-3β	9q13	CCR7
CCL20	LARC/MIP-3α/exodus	2q33-37	CCR6
CCL21	SLC/6Ckine/exodus-2	9q13	CCR7
CCL22	MDC/STCP-1	16q13	CCR4
CCL23	MPIF-1	17q11.2	CCR1
CCL24	MPIF-2/eotaxin-2	7q11.23	CCR3
CCL25	TECK	19q13.2	CCR9
CCL26	eotaxin-3	7q11.23	CCR3
CCL27	ILC/CTACK/ESkine	9q13	CCR10
CCL28	CCL28	5q	CCR10
CX$_3$C ケモカイン			
CX$_3$CL1	fractalkine	16q13	CX$_3$CL1
C ケモカイン			
XCL1, 2	lymphotactin/SCM-1α, β	1q23	XCR1

59

3 炎症・炎症性疾患とケモカイン

ケモカインの研究は，炎症性メディエイターとしての研究から始まった。炎症巣の形成には，感染や侵襲のあった局所に，病原体の排除や傷害された組織の再生のため好中球や単球が直ちに動員されることが重要であるが，これを制御するサイトカインは明らかではなかった。1993年，松島らは，ウサギに抗IL-8（CXCL8）抗体を投与することにより，グラム陰性細菌の菌体成分であるLPSにより誘導される皮膚炎や急性関節炎，肺虚血後再灌流障害，血清複合体による急性腎炎などの病態形成にIL-8（CXCL8）が必須の役割を担うことを明らかにした[7]。これらの疾患において，IL-8（CXCL8）は，好中球の局所への浸潤を誘導し，炎症巣の形成に関与すると考えられる。

1980年代後半に遺伝子欠損マウス作製技術が樹立され，特定の遺伝子の生体での生理的機能の解析が可能となった。1994年，ヒトIL-8受容体（CXCR2）のマウスホモログの欠損マウスが作製され，CXCR2が化学刺激による腹膜炎での腹腔への好中球の浸出に必須であることが示された[8]。更に，CXCR2欠損マウスでは，骨髄，脾臓，リンパ節や末梢血中の好中球数が著明に増加しており，常在細菌も存在しない無菌状態では，この表現型が消失したことから，CXCR2は常在細菌の侵襲により誘導される好中球の産生や末梢血への動員を負に制御していることが示唆された[8,9]。1995年には，ケモカインMIP-1α（CCL3）欠損マウスの解析より，CCL3がコクサッキーウイルス感染症やインフルエンザウイルス感染症において，Tリンパ球の浸潤の誘導を介して，それぞれ心筋炎や肺炎の病態形成に必須の役割を果たすこと，インフルエンザウイルス感染症においては，ウイルスの排除にも必須であることが示された[10]。また，CCR2は炎症における骨髄からの単球の動員に重要である。

一方，1998年，遺伝子欠損マウスを用いた研究で，それぞれCCL2とその受容体CCR2が，マクロファージの血管壁への侵潤を誘導することにより，動脈硬化モデルマウスの動脈硬化巣の形成に必須の役割を果たすことが明らかになった[11,12]。

以上より，いくつかの炎症性疾患や細菌・ウイルス感染症において，ケモカインシステムは，ウイルスの排除の他，炎症巣や感染巣に好中球，単球，Tリンパ球を浸潤させることにより種々の病態の形成に必須の役割を果たすことが明らかになった。

4 免疫担当細胞の産生とケモカイン

リンパ球を含むすべての生体防御担当細胞は，他の血液細胞と同様に，胎児では肝臓，成体では骨髄で，造血幹細胞から造血前駆細胞を経て恒常的に産生されている。その産生は造血臓器の微小環境によって制御され，その分子機構の研究は，エリスロポイエチンやG-CSFなどJak-Stat系を用いるサイトカインやSCFなど受容体チロシンキナーゼを用いる細胞増殖を誘導するサイトカインを中心に進んできた。しかしながら，骨髄や胎児肝などの造血臓器は複雑な3次元

第6章　生理活性物質ケモカイン

構造を持ち，それらの機能を試験管内で再現できないことから，血液細胞の運動や局在，細胞間相互作用などの細胞動態も含めた理解が重要であると考えられている。近年，GPCR を用いるケモカインが造血，特に造血幹細胞やリンパ球の産生において必須の役割を担っていることが明らかになり，造血における微小環境による細胞動態の制御機構が解明され始めている。

4.1　造血幹細胞

　造血幹細胞や一部の造血前駆細胞は，胎児期に大動脈壁およびその周囲（AGM 領域）で発生し，AGM 領域から，胎児肝を経て，成体の造血の場である骨髄に至るまで，ダイナミックに移動すると考えられている。これらの細胞動態の制御機構は不明であったが，遺伝子欠損マウスを用いた解析より，その最後のプロセスである末梢血を介する胎児骨髄への造血幹細胞，造血前駆細胞，骨髄球系細胞のホーミング*（移動，定着）にケモカイン CXCL12（SDF-1/PBSF）とその生理的受容体 CXCR4 が必須の役割をはたすことが明らかとなった[13~16]。また，生後の骨髄では，おそらく外界よりの血液細胞に傷害を与えるストレスに対応するため，成体では大部分が静止期（G_0 期）で維持され，その一部が分化して血球を産生していると考えられている。最近，コンディショナル CXCR4 遺伝子欠損マウスを用いた解析より，CXCL12-CXCR4 シグナルが，成体骨髄の造血幹細胞数の維持に必須であることが示された[17]。一方，造血幹細胞の骨髄における局在部位は長らく不明で，血液学の大きな問題のひとつであり，近年の研究では，骨表面または血管周囲であろうと考えられている。最近，骨髄腔内で，一部が血管内皮細胞を取り囲む CXCL12 を高発現する突起を持った細網細胞（CAR 細胞）が同定され，CAR 細胞が脂肪・骨前駆細胞であり，造血幹細胞のニッシェ（臓器内で特定の細胞の生存や機能を維持する特別な微小環境）を構成する細胞である可能性が示された[17~19]。

4.2　B リンパ球

　B リンパ球の分化増殖の主たる場は，胎児期では肝，生後は骨髄であり，遺伝子欠損マウスを用いた解析より，胎児肝，成体の骨髄いずれにおいても CXCL12-CXCR4 シグナルが，B リンパ球の産生に必須であることが明らかとなった[13~16,20]。B リンパ球の産生に必須のサイトカインとしては，前駆細胞の増殖を強く誘導する IL-7 が知られているが，CXCL12 は，造血幹細胞または多能性前駆細胞から B リンパ球に系列決定した直後の IL-7 より早期の分化段階で作用することが示されている[20]。

　骨髄で産生された B リンパ球は血流に入り，脾臓やリンパ節などの二次リンパ器官に移動し，そこで抗原と反応すると，より成熟し，一部は抗体産生に特化した形質細胞に最終分化する。更に，形質細胞の一部は骨髄に戻り（ホーミング）長期にわたり生存すると考えられている。

　＊　ホーミング：造血幹細胞・前駆細胞，リンパ球，骨髄球系細胞など，細胞が骨髄やリンパ節などの臓器に移動して定着すること

CXCR4 欠損胎児肝細胞によるキメラマウスを用いた研究で，脾臓から骨髄への形質細胞のホーミングにも CXCL12-CXCR4 シグナルが必須であることが明らかになった[21]。

4.3　T リンパ球

　T リンパ球の産生においては，B リンパ球と異なり，造血幹細胞から分化した前駆細胞が，ごく早期の分化段階で，胎児肝や骨髄を離れ，末梢血管を通って胎児胸腺原基や成体の胸腺の皮質にホーミングし，胸腺が主たる分化増殖の場となる。胸腺皮質で T リンパ球の前駆細胞は DN 前駆細胞，DP 前駆細胞の順に分化が進み，成体では DP 前駆細胞から SP 成熟 T リンパ球へ分化すると胸腺髄質に移動し，そこで免疫寛容が形成される。ケモカイン受容体 CCR7 と CCR9 を両方欠損したマウスの解析より，CCR7 と CCR9 は，胎生期の胸腺原基への前駆細胞のホーミングと，胎児胸腺で産生され成体の皮膚に常在する Vγ3$^+\gamma\delta$サブセットの T リンパ球の産生には必須であること[22]，成体では，SP 成熟 T リンパ球の皮質から髄質への移動・定着に必須であることが明らかになった[23, 24]。

5　器官形成とケモカイン

5.1　リンパ節の形成とケモカイン

　胎児肝，骨髄などの一次リンパ器官で産生されたリンパ球が外来抗原と反応するのは主として脾臓やリンパ節などの二次リンパ器官である。1996 年，ケモカイン受容体 CXCR5 の欠損マウスで鼠径リンパ節が欠損し，パイエル板の数が欠損または著減していること[25]，CXCR5 と CCR7 の二重欠損マウスでは，腸間膜リンパ節以外のすべてのリンパ節が欠損していることが示された[26, 27]。CXCR5 およびそのリガンドである CXCL13（BLC/BCA-1）のリンパ節形成における役割は，リンパ節原基に CXCR5 陽性のリンパ節誘導細胞をホーミングさせることであると推測されている[28]。

5.2　心血管形成，神経形成とケモカイン

　遺伝子欠損マウスの解析より，CXCL12 と CXCR4 は胎生期での心臓の膜性心室中隔の形成，胃腸管を栄養する動脈の形成に必須であることが明らかとなった[13, 15, 16]。最近，長らくオーファン受容体であった CXCR7 が in vitro で CXCL12 と結合するがシグナルを入れないこと，CXCR7 欠損マウスが，大部分生後すぐ死亡し，50 ％が心臓の膜性心室中隔欠損約 70 ％が弁膜障害を呈することが示された[29]。しかし，CXCR7 欠損マウスは B リンパ球産生，胃腸管の血管形成の異常を認めないなどその表現型が CXCL12 欠損マウスと異なることから，CXCR7 の生理的リガンドに関しては，更なる検討が必要である。CXCL12-CXCR4 シグナルは神経形成において，抑制性介在ニューロン，小脳の顆粒細胞，海馬の顆粒細胞前駆細胞の移動や，運動ニューロンの腹側への方向特異的な軸索伸長に必須であることが明らかとなっている[16, 30]。

第6章　生理活性物質ケモカイン

5.3　生殖細胞幹細胞とケモカイン

　幹細胞や前駆細胞がダイナミックに移動する細胞種として血液細胞の他に生殖細胞が知られている。脊椎動物では，生殖細胞幹細胞を生み出すより未分化な始原生殖細胞が，発生過程で発生した部位から生殖腺まで移動する。CXCR4欠損ゼブラフィッシュの解析により，始原生殖細胞の生殖腺への移動にCXCR4が必須であることが報告され[31]，CXCL12欠損マウスでは，始原生殖細胞の尿膜基部での出現，腸間膜内の移動において著差は認められなかったが，生殖腺へホーミングした細胞数が正常マウスの約三分の一に減少していた[32]。CXCL12-CXCR4シグナルは，魚類，哺乳類において，発生過程における始原生殖細胞の移動に関与するが，哺乳類では，作用点がより限局されている。

6　免疫監視とケモカイン

　成熟したリンパ球は，通常，外来抗原の監視のため血管系を利用し全身を巡回している。この巡回でリンパ球は二次リンパ器官を基地としており，特殊な血管内皮細胞を有する高内皮性小静脈の血管壁をくぐり抜けリンパ節へ帰る（リンパ球のホーミング）。pltマウスと遺伝子欠損マウスの解析より，リンパ節へのTリンパ球のホーミングには，CCL19，CCL21-CCR7シグナルとCXCL12-CXCR4シグナルの両方が必須であることが明らかとなった[33, 34]。一方，成熟Bリンパ球のホーミングについては，リンパ節へのホーミングにはCCL19，CCL21-CCR7シグナルとCXCL12-CXCR4シグナルが，パイエル板へのホーミングにはCCL19，CCL21-CCR7，CXCL12-CXCR4，CXCL13-CXCR5の3つのケモカインシグナルが必須であることが示された[35]。

7　GVHDとケモカイン

　近年，白血病・悪性リンパ腫の治療において造血幹細胞移植療法が用いられるようになり，移植片に含まれるTリンパ球が，宿主の細胞・組織を攻撃するGVHDが問題となっている。近年，パイエル板のキラーTリンパ球がGVHDを引き起こすこと，そのキラーTリンパ球のパイエル板への集積に，ケモカイン受容体CCR5が必須であることが報告されている[36]。

8　エイズとケモカイン

　エイズは最も深刻な感染症のひとつであり，HIV-1ウイルスの感染後，長期の無症状期を経て後天性免疫不全症候群（エイズ）となり，致死となる。1984年，エイズの原因ウイルスとしてHIV-1が同定されてから程なく，HIV-1は，主としてマクロファージ指向型とTリンパ球指向型の2種類の株からなり，いずれも宿主細胞のCD4分子を受容体として侵入することが明らかにされた。しかし，1986年には，宿主細胞のウイルス受容体の構成分子は，CD4のみでは十

分でなく，ウイルス株特異的な未知の受容体成分（コレセプター）が存在することが予測された。NIH の Burger らは宿主細胞受容体としての機能をもとにした発現クローニング法を用いて，コレセプターを検索し，1996 年，T リンパ球指向型 HIV-1 の宿主側コレセプターがケモカイン受容体 CXCR4 であるという報告を行った[37]。その後数ヵ月の間に，マクロファージ指向型 HIV-1 の宿主側コレセプターがケモカイン受容体 CCR5 であることが，報告された。これらの知見より，ケモカインがエイズの病態に重要であることが明らかになったばかりでなく，受容体のリガンドであるケモカインが，HIV-1 の感染を抑制することが示され，CCR5 と CXCR4 は，エイズの治療薬の標的分子として注目されている。

9　癌のリンパ器官への転移とケモカイン

　癌においては，発生した原発巣から血管やリンパ管を経てリンパ器官を含む多くの遠隔臓器に転移し，その予後を決定的に悪化させる。2001 年，ケモカイン受容体 CXCR4 と CCR7 が乳癌細胞に高発現しており，それらのリガンドである CXCL12 と CCL21 が乳がん細胞の走化性を誘導すること，免疫不全マウスに静注した株化ヒト乳がん細胞の肺やリンパ節などへの転移巣形成が抗 CXCR4 抗体投与により抑制されることが報告された[38]。その後，CXCL12–CXCR4 シグナルは，悪性黒色腫，肺がん，前立腺がんなど様々な癌の転移に関与している可能性が報告され，リンパ器官や組織の CXCL12 産生細胞は，がん細胞のニッシェとして働いている可能性が示されている。

10　組織再生とケモカイン

　損傷後の組織再生では，組織の細胞成分は，残存する局所の細胞が増殖し補われると考えられ，血管においては損傷を免れた局所の血管内皮細胞が増殖し，新生血管を形成すると考えられていた。しかし，1997 年，骨髄にある血管内皮前駆細胞が末梢血を経由して局所に動員され，新生血管成分となるという報告が出された[39]。その後，動員され血管再生に関与するのはマクロファージの一種の血液系細胞ではないかという報告が複数出され，その細胞系列については議論となっている他，各種疾患や損傷後の血管形成において骨髄由来の細胞の寄与の程度も今後の問題である。しかし，新たな再生医療の標的細胞候補が見出されたことにより，臨床応用に向けた研究の発展が期待される。この中で，CXCL12 などケモカインは血管再生における骨髄由来の細胞の動員と再生を促進することが報告されている[40]。

11　おわりに～ケモカイン制御の臨床応用～

　ケモカイン受容体が属する GPCR は，機能を調節する薬物の開発や臨床応用の実績と可能性

第6章　生理活性物質ケモカイン

が最も高い分子種のひとつであると考えられているため，薬物により機能を修飾することによる
臨床応用が期待される。近い将来の臨床応用が期待される一例として，再生医療のプロトタイプ
である骨髄幹細胞移植療法における新しい方法として注目されている末梢血造血幹細胞移植が挙
げられる。骨髄幹細胞移植は，現在，血液系・免疫系細胞のがんである白血病・悪性リンパ腫な
ど悪性腫瘍を薬物で完治させるための有力な治療手段として成功している唯一の幹細胞移植であ
る。その際，全身麻酔下で骨を穿刺することにより提供者（ドナー）から造血幹細胞が採取され
てきたが，近年，G-CSF の投与（注射）により造血幹細胞を末梢血に漏出させ，献血と同様に
ベッド上で採取できるようになった（末梢血造血幹細胞移植）が，G-CSF が有効でないドナー
（poor mobilizer）が少なくない。ケモカイン受容体 CXCR4 のアンタゴニストである小分子化合
物 AMD3100 は，poor mobilizer にも有効であることが確認され，北米で臨床での使用が開始さ
れている[41]。これらは，先に述べた CXCL12-CXCR4 シグナルが造血幹細胞や前駆細胞のホーミ
ングやニッチでの維持に重要であるという基礎的な知見と整合する[13,14,17]。この他，感染初期の
HIV-1 の受容体 CCR5 に関しては，経口吸収性が高いアンタゴニストを中心に研究が進んでおり，
エイズの治療薬として早期の上市が期待されている。また，再生医療に関しては，ケモカインの
局所投与や発現誘導により，組織再生を促進する幹細胞や前駆細胞を局所に誘導し，再生を促進
できる可能性がある。例えば，CXCL12 を虚血部位への投与すると，その治癒が促進されること
が報告されている[42]。但し，CXCL12 は，血管系の発生にも重要であることから[15]，血管系の再
生においては，血管内皮前駆細胞または補助細胞のホーミングと局所での再生の促進の両方に機
能している可能性がある。このように，重要な生理的，病理的機能を持つサイトカイン，中でも
GPCR を用いるケモカインの機能を修飾するアプローチは，再生医療を含む新しい難治疾患治療
法の開発に有望な手法のひとつである。今後，ケモカインの機能や作用機構をより十分理解する
ことは，基礎医学の発展のみならず，その制御薬の有効な利用法や副作用の対応法を含む臨床応
用の実現においても重要である。

文　　献

1)　Deuel T, *et al.*：*PNAS,* **74** 2256-2258（1977）

2)　Hermodson M, *et al.*：*J. Biol. Chem.* **252**, 6276-6279（1977）

3)　Yoshimura T, *et al.*：*PNAS,* **84**, 9233-9237（1987）

4)　Larson R, *et al.*：*Immunol. Rev.* **114**, 181-217（1990）

5)　Holmes, W. E. *et al.*：*Science,* **253**：1278-1280（1991）

6)　Murphy, P. M. *et al.*：*Science,* **253**：1280-1283（1991）

7)　Sekido, N. *et al.*：*Nature,* **365**：654-657（1993）

8)　Cacalano, G. *et al.*：*Science,* **265**：682-684（1994）

9) Broxmeyer HE, *et al.* : *J Exp Med.,* **184** : 1825–1832 （1996）

10) Cook DN, *et al.* : *Science,* **269** : 1583–1585 （1995）

11) Gu L, *et al.* : *Mol Cell,* **2** : 275-281 （1998）

12) Boring L, *et al.* : *Nature,* **394** : 894–897 （1998）

13) Nagasawa T, *et al.* : *Nature,* **382** : 635–638 （1996）

14) Ara T, *et al.* : *Immunity,* **19** : 257–267 （2003）

15) Tachibana, K. *et al.* : *Nature,* **393** : 591–594 （1998）

16) Zou, Y. R. *et al.* : *Nature,* **393** : 595–599 （1998）

17) Sugiyama T, *et al.* : *Immunity,* **25** : 977–988 （2006）

18) Tokoyoda K, *et al.* : *Immunity,* **20** : 707–718 （2004）

19) Omatsu Y, *et al.* : *.Immunity.* Sep 24 ; **33** （**3**） : 387–399 （2010）

20) Egawa T, *et al.* : *Immunity,* **15** : 323–334 （2001）

21) Hargreaves DC, *et al.* : *J Exp Med.* **194** : 45–56 （2001）

22) Liu C, *et al.* : *Blood,* **108** : 2531–2539 （2006）

23) Ueno T, *et al.* : *J Exp Med.* **200** : 493–505 （2004）

24) Kurobe H, *et al.* : *Immunity.* **24** : 165–177 （2006）

25) Forster, R. *et al.* : *Cell,* **87** : 1037–1047 （1996）

26) Ohl L, *et al.* : *J Exp Med.* May 5 ; **197** （**9**） : 1199–204 （2003）

27) Okada T, *et al.* : *J Exp Med.* Jul 1 ; **196** （**1**） : 65–75 （2002）

28) Honda, K., *et al.* : *J. Exp. Med.* **193** : 621–630 （2001）

29) Sierro, F., *et al.* : *Proc Natl Acad Sci U S A.* Sep 11 ; **104** （**37**） : 14759–64 （2007）

30) Lieberam I, *et al.* : *Neuron,* **47** ; 667–679 （2005）

31) Doitsidou, M., *et al.* : *Cell,* **111** : 647–659 （2002）

32) Ara, T., *et al. PNAS,* **100** : 5319–5323 （2003）

33) Gunn MD *et al.* : *J. Exp. Med.* **189** : 451–460 （1999）

34) Vassileva, G., *et al.* : *J. Exp. Med.* **190** : 1183–1188 （1999）

35) Okada T, *et al.* : *J Exp Med.* **196** : 65–75 （2002）

36) Murai, M *et al.* : *Nat. Immunol.* **4** : 154–160 （2003）

37) Feng, Y. *et al.* : *Science,* **272** : 872–877 （1996）

38) Muller, A *et al.* : *Nature,* **410** : 50–56 （2001）

39) Asahara , T., *et al.* : *Science,* **275** : 964–967 （1997）

40) Yamaguchi, J. *et al.* : *Circulation,* **107** : 1322–1328 （2003）

41) Devine, S. M., *et al.* : *Blood,* **112** : 990–998 （2008）

42) Askari, A. T., *et al.* : *Lancet,* **362** : 697–703 （2003）

第7章　生体吸収性および非吸収性高分子

大矢裕一*

1　はじめに

　高分子（ポリマー）はモノマーを構成単位として，それらが共有結合でつながった巨大分子である。金属やセラミックスと比較して，ポリマーは，軽く，柔軟で，水に溶けるものや水を含んでゲル状となるもの，分解吸収されるものもあり，医療用材料として極めて重要な位置を占めている。高分子をその由来から分類すると，天然高分子（生体高分子）と合成高分子に分けられる。また，用途を考える際の重要な要素として生理的条件で分解・吸収されるかどうかによって，生分解性と非生分解性（生体吸収性と非吸収性）に分けることができる。特に再生医療に際しては，生体内で分解・吸収され，組織再生用の足場となる材料が盛んに研究されており，本章でも生体吸収性の合成高分子を中心に概説する。

2　生体吸収性高分子

2.1　生体吸収性高分子の分類

　一般に，「生分解性高分子」と呼ばれているものを分解環境・用途の面から大別すると2種類に分けられる。一方は，環境下（土壌など）で微生物などによって分解される生分解性プラスチックであり，「グリーンプラ」などと呼ばれている。素材としては，ポリ乳酸，ポリヒドロキシブチレート（PHB）などがよく使用されている。もう一方は，主として医療用途を目的としたもので，生体内でその生物（通常はヒト）の寿命よりも十分に短い期間で分解される生体内分解吸収性高分子である[1,2]。生体内分解吸収性高分子は体内に埋入されても，やがて消滅し残留・蓄積を生じないので，組織工学（再生医療）において生体が自己修復を行う間の一時的な足場材料としてや，スローリリースを目的とした薬剤の徐放担体として理想的である。

　高分子が生体内で分解・吸収されるためには，第一段階として分解による低分子量化・可溶化，第二段階として分解によって遊離される分解物の代謝・排泄すなわち吸収過程の二つの過程を経なければならない。第一段階の分解過程では，代謝に用いられる酵素系の作用により進行する特異的分解機構と，酵素が無くても体液（水）との接触によって自然分解する非特異的分解機構とがある[3]。前者の機構により分解する高分子を酵素分解型高分子，後者の方を自然分解型高分子とも呼ぶ。第二段階の分解物の吸収過程においては，生体の代謝機構に順応する必要があり，そ

＊　Yuichi Ohya　関西大学　化学生命工学部　教授

のためには，分解物が代謝サイクルに取り込まれて吸収されるか，あるいは腎臓や汗腺から透析・排泄されるのに十分に低い分子量の物質でなければならない。これらの必要条件を備えるためには，生体内分解吸収性高分子は代謝生成物もしくは無害な水溶性モノマーを構造単位とし，それらが加水分解可能な結合でつながった構造をとることが必要である。従って，炭素—炭素結合により形成されるビニルポリマーなどは，特殊な例を除き，生分解性とはなりえない。

　医療用の生体内分解吸収性材料の設計においては，上記の構造要件の他に，次のような生体適合性，材料物性，機能上の条件もあわせて考慮されなければならない。①素材自体が免疫原性，毒性を持たないこと，②使用用途にあわせた適度な分解速度を有すること，③分解で生じるオリゴマーや低分子物質が毒性を示さずに代謝・排泄されること，④用途に応じた適度な力学特性を保持すること，などである。

2.2　酵素分解型生体内分解吸収性高分子

　酵素分解型の生体内分解吸収性高分子は主としてペプチド（タンパク質），多糖，核酸などの天然高分子およびその誘導体である。表1にその例と分解酵素および分解・代謝生成物を示す。もともと生体によって合成される高分子に対しては，生体自身が分解酵素や代謝系を備えており，生体高分子の多くは酵素分解型吸収性を示すと考えてよい。例外は，ケラチン，フィブロイン（絹）などの硬タンパク質や高結晶性多糖のセルロース類であり，人体にはこれらに対する分解酵素が存在しない。

　生体系により合成された高分子は生体内分解吸収性高分子として理想的であるように思われるが，これらの材料は逆に，①微妙な個体差がある，②生理作用を有し，抗原性を示したり，拒否反応を示したりする可能性がある，③基質特異性を有する酵素の存在確率が生体部位によって異なるために分解時間が場所によって著しく異なる，④高純度のものを精製することは容易ではなく，病原体などの混入の恐れがある，⑤水溶性もしくは親水性が強いため体液との接触下において材料強度が保持されにくい，などの欠点がある[4]。

2.2.1　ペプチド，タンパク質

　ペプチド，タンパク質は代表的な酵素分解型生体内分解吸収性高分子であるが，医療への応用例は意外にそれほど多くない。これはペプチドが免疫原性を持ち生体適合性が低いこと，高強度材料となり難いことが主な原因である。その中にあって，羊や牛の腸からとれるコラーゲン（カットガット）は比較的強度が高く生体適合性も比較的良好なので，手術用の吸収性縫合糸として古くから用いられており[5]，人工皮膚や組織工学用材料としても検討されてきた[6,7]。また，コラーゲンの変性体であるゼラチンも人工臓器材料の表面被覆や DDS 素材などに使用されている[8]。この他，フィブリンから作成したフィブリン糊は手術中の体内接着剤，止血剤として使用されている[9]。しかしながら，近年では，ウィルスや BSE などの感染症の問題があり，生物（特に動物）由来材料の安全性が危惧されている。

　一方，L-アミノ酸の重合によって得られる合成ポリペプチド（ポリアミノ酸）も酵素により

第7章　生体吸収性および非吸収性高分子

表1　酵素分解型生体吸収性高分子

構造	例	分解酵素	分解・代謝生成物
ペプチド タンパク質	アルブミン （R=20種のアミノ酸） フィブリノーゲン（〃） コラーゲン （カットガット） ゼラチン $\left(+\text{Gly}-\text{Pro}-\text{X}+_{n}\right.$ Xは他のアミノ酸）	ペプチターゼ $\left(\begin{array}{l}\text{キモトリプシン}\\\text{ペプシン}\\\text{パパイン}\\\text{etc.}\end{array}\right)$	アミノ酸
ポリアミノ酸	ポリグルタミン酸 （R=(CH$_2$)$_2$COOH） ポリロイシン （R=CH$_2$CH(CH$_3$)$_2$） ポリリジン （R=(CH$_2$)$_4$NH$_2$）		〃
多糖	アミロース	アミラーゼ	グルコース
	デキストラン	デキストラナーゼ アミラーゼ	〃
	アルギン酸		D-マンヌロン酸 L-グルロン酸
	キチン （R=COCH$_3$）	リゾチーム	N-アセチルグルコサミン
核酸	サケ白子DNA （B：4種の核酸塩基） 合成DNA （B：チミン, etc）	ヌクレアーゼ	ヌクレオシドリン酸

分解されるが[10]，生体由来のポリペプチドと同様に免疫原性を持つ可能性があり，特殊なDDS以外の用途にはあまり用いられていない[11]。

2.2.2 多糖

　生体内分解吸収性高分子として最もよく使用されている多糖はグルコースを骨格とするものであり，その代表例はアミロース（でんぷん）である。アミロースはグルコースがα-1,4-結合で連なった構造をしており，親水性で分子量や分岐度にもよるが水には溶解せず熱水には溶解してゲル化する。このためアミロースは生体中で強度を保てないのでエピクロルヒドリンなどで架橋したり，水酸基を部分エーテル化して疎水性を高めたりして使用される。また，アミロースの異性体であり，グルコースが1,6-結合したデキストランは水溶性が高く，水溶性高分子材料や人工血漿の増粘剤やDDS用途に使用された実績がある[12]。これに対して，同じグルコースを構成単位としていてもβ-1,4-結合を有するセルロースは，人体内にセルラーゼのような加水分解酵素が存在しないので吸収性を示さない。

　一方，セルロースと同じβ-1,4-結合を持ち構成単位がN-アセチルグルコサミンとなったキチンは，結晶性高分子ではあるが，リゾチームなど人体内の酵素により分解される。このキチンの分解は部分脱アセチル化やカルボキシメチル化など結晶構造を壊すことで促進されるが，完全脱アセチル化物であるキトサンはリゾチームではほとんど分解されない。キチンは窒素を含む高分子の中では抗原性も低く，かつ材料強度が高いので繊維化されて吸収性縫合糸や創傷被覆剤（人工皮膚）などとして利用されている[13]。

　アルギン酸は昆布などの主成分で，D-マンヌロン酸とL-グルロン酸からなり，食品にはよく利用されており，体内分解性も有している。Ca^{2+}などの2価イオンによって架橋されゲルを生じるので，マイクロカプセル皮膜などの薬剤用途に用いられる[14]。

2.2.3 核酸

　サケの白子などから大量に取れる天然DNAおよび合成DNAもヌクレアーゼなどにより酵素的に分解を受ける高分子であるが，分解吸収性材料としての用途は開発途上である。近年では，天然DNAを脂質と混合し有機溶媒に可溶化しフィルムにする手法が開発されており[15]，今後，分解吸収性材料として利用される可能性は残っている。

2.3　自然分解型生体内分解吸収性高分子

　天然高分子の多くが酵素分解型であるのに対し，微生物などで作られる特殊なポリエステル類を除いて，自然加水分解型の生体内分解吸収性高分子のほとんどが合成高分子である。自然加水分解型の生体内分解吸収性高分子の例を表2に示した。合成高分子が生体内吸収性医用材料として利用された例は，ポリグリコール酸繊維が吸収性縫合糸として利用されたことに端を発する[16, 17]。天然素材の高分子の利用においては，異物反応などに加えて，その供給源である動物に由来する感染症の可能性が危惧されており，厳密な品質管理が可能で生体刺激性が無く，物性の制御が容易な合成の生体内分解吸収性高分子に対する期待は高い。

2.3.1　ポリエステル類

　ポリエステルは，脂肪族および芳香族ポリエステルに分けられるが，生体内分解吸収性材料と

第7章　生体吸収性および非吸収性高分子

表2　自然分解型生体吸収性高分子

構造	例	分解生成物
ポリエステル		
ポリ（α-ヒドロキシ酸）	ポリ乳酸	乳酸
$+O-CH-C+_n$（R）	ポリグリコール酸	グリコール酸
ポリ（ω-ヒドロキシ酸）	ポリカプロラクトン	ヒドロキシカプロン酸
$+O-(CH_2)_x-C+$		
ジカルボン酸-ジオール重縮合物	ポリエチレンスクシネート	エチレングリコール
$+C-(CH_2)_x-C-O-(H_2C)_y-O+_n$		コハク酸
ポリ（エステル-エーテル）	ポリジオキサノン	2-ヒドロキシエチルカル
$+O-CH_2CH_2-O-(CH_2)_x-C+$	ポリ-1,4-ジオキセパン-5-オン	ボキシメチルエーテル
ポリ（エステル-カーボネート）	グリコリド-トリメチレン	グリコール酸
$+(OCH_2C)_x-(OCH_2CH_2CH_2OC)_y+$	カーボネート共重合体	トリメチレングリコール
ポリ（エステル-アミド）	ポリデプシペプチド	アミノ酸
$+(NHCHC)_x-(OCHC)_y+_n$（R, R'）		ヒドロキシ酸
ポリカーボネート	ポリ-1,3-ジオキサン-2-オン	トリメチレングリコール
$+O-(CH_2)_x-O-C+$		
ポリ酸無水物	ポリセバシン酸無水物	セバシン酸
$+C-(CH_2)_x-C-O+_n$		
ポリオルソエステル		多価アルコール
（Et構造）$-O-(CH_2)_x-O+_n$		
ポリリン酸	ポリアルキルリン酸エステル	無機リン酸
$+R-O-P-O+$（O-R'）		アルコール
シアノアクリレート	ポリシアノアクリル酸エチル	シアノ酢酸エチル
$+(CH_2-C)_n+$（CN, COOR）		ホルマリン

して利用されるのは前者のみであり，加水分解が極めて遅い後者は，生体内分解吸収性材料としては全く使用されない。脂肪族ポリエステルは脂肪族ジカルボン酸と脂肪族ジオールが縮合して生成する2成分系と，1分子内にカルボキシル基とヒドロキシル基を有するω-ヒドロキシカルボン酸が縮合して生成する1成分系がある。いずれも比較的加水分解を受け易く，分解によって生成するモノマーの毒性が低いため吸収性材料として適している。また，両者とも親水性官能基

ものづくり技術からみる再生医療

などの特殊な置換基をもたない限り，繰り返し単位の炭素数によって加水分解特性がほぼ決定付けられている[18]。すなわち，炭素数が大きいほど疎水性が上昇し，加水分解性が低くなる傾向を示す。その結果，1成分系では繰り返し単位の炭素数が2〜6，2成分系では4〜6のポリエステルが自然加水分解するので，生体吸収性高分子として利用されている。

　医療用生体吸収性材料として，最も頻繁に研究・使用されてきた合成高分子はα-ヒドロキシ酸を単位とする1成分系ポリエステルである。中でもグリコール酸，乳酸を構成単位とするものが最もよく知られており，それぞれ，ポリグリコール酸（PGA），ポリ乳酸（PLA），と呼ばれる。ポリ乳酸はその構成成分である乳酸が生体内代謝物質であり，高結晶性で力学的強度を高く設定できることから，早くから生分解性医用材料としての利用が検討されており，多くの著書・総説がある[19〜23]。乳酸は不斉炭素を持つので，モノマー単位の絶対配置によりR体（D体），S体（L体），およびラセミ体（RS体（DL体））が存在する。天然に存在するL体の乳酸を単位とするものはポリ-L-乳酸（PLLA）と表記される。これらのポリ-α-ヒドロキシ酸は一般的には，モノマーの加熱脱水縮合により生成したオリゴマーを減圧下に過熱分解して得られる環状二量体であるグリコリド，ラクチドを触媒存在下で開環重合することにより合成されている。重合用の触媒としては，オクチル酸スズ（$(C_7H_{15}COO)_2Sn^{II}$）など2価のスズのエステルが使用されている。このようにポリグリコール酸，ポリ乳酸は，グリコリド，ラクチドの開環重合により得られるので，ポリグリコリド，ポリラクチドと呼ばれることもある。最近では，直接縮合により高分子量のポリ乳酸を合成する手法も開発されている[24]。

　ポリ-L-乳酸（PLLA）は，結晶性が高く高強度が得られることから，骨支持プレートや骨固定ネジとして実用化されている[19〜20]。しかし，PLLAは高い結晶性を有するがゆえに，使用目的によっては分解速度が遅すぎることや，固く柔軟性に欠けるため柔らかな組織（軟組織）に対する適合性に乏しいといった難点も有している。そこで，グリコリドや他の脂肪族ラクトン類など，種々の環状モノマーとの共重合（図1）によって結晶性を低下あるいは消失させ，その力学的強度と分解速度などを制御する試みが数多く成されてきた。グリコリドとラクチドの開環共重合によって得られるグリコール酸-乳酸共重合体は特にポリグラクチンとも呼ばれ，共重合組成を変えることによりホモポリマーとは異なった物性が得られる[25]。ポリ-L-乳酸とポリ-D-乳酸を混合するとステレオコンプレックスが得られ，これはホモポリマーよりも融点が高く（230℃），高強度材料となる可能性を秘めている[26]。グリコリド，ラクチドの共重合により得られるポリグラクチンの物性は，グリコリドとラクチドの組成に依存するが，ラクチド組成が0.25〜0.75まではガラス状高分子に，0.25以下ではポリグリコール酸類似の，0.75以上ではポリ乳酸類似の結晶性高分子となる[25]。ポリグラクチンの生体内での吸収性が調べられており，吸収による半減期はポリグリコール酸，ポリ乳酸では数ヶ月であるが，共重合体では1ヶ月以内であり，組成が1：1の時に最短となる[27]。これは共重合体では非晶性領域が拡大し，加水分解を受けやすくなるためである。これらポリ-α-ヒドロキシ酸の加水分解によって生じるグリコール酸，乳酸は，生体系の代謝経路（クレブス回路）に入り，乳酸デヒドロゲナーゼやグリコラートオキシダーゼなどの

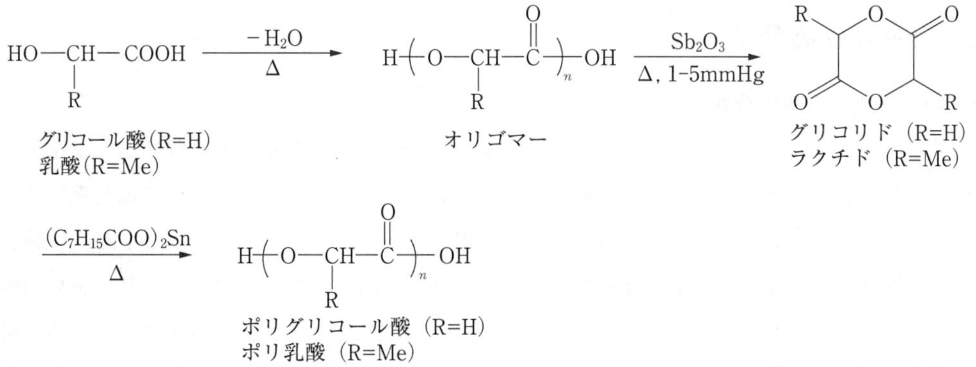

第7章　生体吸収性および非吸収性高分子

グリコール酸(R=H)
乳酸(R=Me)

オリゴマー

グリコリド　(R=H)
ラクチド　(R=Me)

ポリグリコール酸　(R=H)
ポリ乳酸　(R=Me)

図1　ポリ-α-ヒドロキシ酸の合成

酵素の働きで，最終的には炭酸ガスと水となって排泄される。

　上述したようにポリグリコール酸，ポリ-L-乳酸は結晶性が高く硬すぎる傾向があり，加水分解速度も用途によっては緩慢である。これを改良するために1,4-ジオキサン-2-オンなどの開環重合により，脂肪族のポリ（エステル-エーテル）が開発されている[28]。また，こうしたモノマーとグリコリド，ラクチドとの共重合体も吸収性縫合糸などの高強度の素材として利用されている。また，α-ヒドロキシ酸とα-アミノ酸の1：1の環化物であるモルホリン-2,5-ジオン誘導体の開環重合により得られるポリデプシペプチドは，吸収性のポリ（アミド-エステル）として利用が検討されている[29]。この環状モノマーもまたグリコリド，ラクチドとの共重合体が可能である。天然アミノ酸の側鎖官能基の種類は，水酸基，カルボキシル基，アミノ基，チオール基などと豊富であり，反応性側鎖を持つα-アミノ酸とα-ヒドロキシ酸の共重合体であるポリデプシペプチドは，化学修飾が可能で加水分解速度の調節が可能な吸収性高分子として非常に有望である。筆者らはグリコール酸とアミノ酸からなる環状二量体のL-ラクチドとの共重合によって，側鎖にカルボキシル基，アミノ基あるいはチオール基を有する乳酸共重合体の合成と生体内分解吸収性の医用材料や組織工学用材料としての可能性を報告している[30~34]。また，Langerらも乳酸とリシンからなる共重合体を用いて，細胞接着性ペプチドの固定化を行い，組織工学用材料としてのポリデプシペプチドの可能性の高さを示している[35,36]。

2.3.2　その他

　この他に表2に示したポリ酸無水物[37]，ポリオルトエステル[38]などは重合度が高くならないので，主として薬物徐放用のマトリックスなどとして利用されている。また，ポリリン酸は親水性が高いため，ヒドロゲルなどとしての利用が考えられている[39,40]。一方，外科用接着剤として利用されているα-シアノアクリル酸エステルは主鎖が炭素-炭素結合により形成されているにも関わらず，例外的に生体分解性が認められている[41]。加水分解によって毒性を示すホルマリンが生成するが，使用量が少ない場合には特に大きな問題は生じないようである。

3 非吸収性高分子

3.1 非吸収性高分子の分類

　上記で紹介した以外の高分子は基本的に非分解性・非吸収性である。非吸収性高分子を敢えて分類すると，縮合系ポリマーとビニル系ポリマーに分けることができる。ここで縮合系ポリマーと呼んでいるのは，主鎖に炭素以外の元素を含むポリマーという意味であり，必ずしも重縮合で合成されるわけではない。また，分解性ポリマーは基本的に縮合系ポリマーであり，主鎖に酸素，窒素などのヘテロ原子を含んでいるが，このことはそのポリマーが加水分解を受けるための必要条件であっても十分条件ではない。縮合系ポリマーに対し，主鎖が炭素–炭素結合のみからなるポリマーを慣例上ビニルポリマーと呼び，ごく小数の例外を除いて全て非分解性のポリマーである。ここでもこれらを便宜上ビニル系ポリマーと呼ぶが，化学構造上，必ずしもビニル基（CH_2＝CH–）を含まないモノマー（メタクリレートなど）から合成されるものも含んでいる。これらの非分解性ポリマーは再生医療への応用例は現在のところ決して多くはないが，人工臓器などの医療用材料として用いられてきた歴史は長く，その種類は多岐にわたっている。これらを系統的に整理することは容易ではないため，ここではいくつかの代表的な非分解性医療用高分子の例をトピック的に取り上げることとする。

3.2 縮合系ポリマー

　ポリエチレングリコール（PEG）などの親水性ポリエーテル類は水にも有機溶媒にも溶解し，体内で免疫原性や炎症性などを示さないため，非分解性ポリマーの中では生医学用材料研究に最も頻繁に用いられている高分子の一つである。近年，PEGとポリ乳酸系高分子との共重合体の研究例が数多く報告されている[42~44]。親水性ポリエーテルとポリ乳酸の共重合体では，脂肪族ラクトンとのランダム共重合と同様に結晶性の調節・分解性の制御，柔軟性の獲得が達成され，高結晶性ポリ乳酸の軟組織適合性の低さを改善する手法として期待されている。また，疎水性のポリ乳酸セグメントと親水性のポリエーテルセグメントが非相溶性を示すため種々の相分離形態をとり，そのミクロ構造を生かした機能材料の開発も盛んに研究されている。また，脂肪族ポリエステルとPEGなど親水性ポリエーテルとの共重合体は，その組成によって，低温で水に溶解し高温でヒドロゲルを形成するという温度応答性ゾルゲル転移を示すものが知られており，再生医療用のインジェクタブルポリマーとしての利用も検討されている[45~47]。

　この他に縮合系ポリマーで医療用材料として実績を有しているポリマーとしては，ポリウレタン，ポリスルフォン，ポリエチレンテレフタラート，シリコーンなどがある。ポリウレタンとしては，ポリエーテル，ポリウレアとの共重合体（セグメント化ポリウレタン）として，人工心臓用の素材として使用されてきた。ポリスルフォンは多孔質材料として中空糸に成型されて，人工透析モジュールに使用されている。また，ポリエステルであるポリエチレンテレフタラートは清涼飲料水容器として広く利用されているが，テトラフルオロエチレン（テフロン）と並んで，現

第7章　生体吸収性および非吸収性高分子

在の主要な人工血管の素材である。

3.3　ビニル系ポリマー

　ビニル系ポリマーの種類や用途は，医療用材料に限っても多岐にわたっている。汎用性ポリマーの代表例でもあるポリスチレンは，細胞培養用フラスコとして使用されている。同じく汎用性ポリマーであるポリ塩化ビニルは可塑剤の添加により高い柔軟性を示すので，血液バッグなどとして利用されている。アルケン（オレフィン）類の付加重合によって得られるポリマーをポリオレフィンと呼ぶが，その代表例であるポリエチレン，ポリプロピレンも医療用途を含めたプラスチックとして広く使用されている。通常のラジカル重合で合成したポリエチレンは枝分かれが多く，柔軟で透明な非結晶性のポリマーであるが，同じポリエチレンでも，超高分子量ポリエチレン（UHMWPE, ultra high molecular weight polyethylene）と呼ばれるものは，チーグラー・ナッタ触媒のような金属触媒を用いて合成され，分子量が極めて高く枝分かれもほとんど無いため，高い結晶性を示す。UHMWPE は低摩擦・耐摩耗性に優れるため人工関節の臼蓋部に使用されている。

　ビニル系ポリマーの中でも，アクリレート，メタクリレート系ポリマーはエステル基の置換基の構造によって性質の異なるモノマーが多種類用意できるため，医療用途にもよく利用・研究されている。我が国で開発されたポリ（2-メタクリロイルオキシエチルフォスフォリルコリン）（PMPC）[48]は生体膜の親水性部分と類似した構造を持ち，生体適合性，特に血液適合性の高いビニル系ポリマーとして様々な用途への応用が検討されている。PMPC 自体は親水性の高い水溶性ポリマーであるが，他のメタクリレート系ポリマーとの共重合化も容易である。例えば，疎水性のブチルメタクリレートとの共重合体では，容易に他の素材表面をコーティングすることが可能であり，簡便に材料表面に生体適合性を付与することが可能である。このことを利用して，PMPC 共重合体は人工心臓や人工関節の血液適合性・低摩擦性向上に使用されている[49]。温度応答性高分子として知られるポリ（N-イソプロピルアクリルアミド）（PNIPAAm）を表面にグラフト化した細胞培養皿は，細胞が密に接着した状態で温度を下げると表面が親水的になり，細胞が細胞外マトリックスを介して結合した状態でシート状に剥がれてくる。これを利用して作成した細胞シートは再生医療への応用が種々試みられている。この内容に関しては，第2編2章に詳しいのでそちらを参照されたい。他のアクリレート系ポリマーを利用した再生医療の例としては，poly-(2-acrylamido-2-methylpropanesulfonic acid)（PAMPS）と poly-(N,N'-dimetyl acrylamide)（PDMAAm）からなる高強度なダブルネットワークゲル[50]を利用した軟骨の再生が試みられている[51]。

文　　献

1) 石原一彦ほか，バイオマテリアルサイエンス，東京化学同人，p. 138 (2003)
2) 木村良晴，医療機能材料，共立出版，p. 168 (1990)
3) 筏　義人，高分子新素材便覧，丸善，p. 322 (1989)
4) 山中　学，医用材料の化学，学会出版センター，p. 169 (1978)
5) M. Chvapil, *J. Biomed. Mater. Res.*, **11**, 721 (1977)
6) 鈴木茂彦ほか，形成外科，**36**，479 (1993)
7) 平本道昭ほか，基礎と臨床，**27**，643 (1993)
8) Y. Tabata, Y. Ikada, *Advanced Drug Delivery Reviews*, **31**, 287 (1988)
9) J. A. Rousou *et al.*, *Annals of Thoracic Surgery*, **38**, 409 (1984)
10) T. Hayashi *et al.*, *Polym. J.*, **17**, 463 (1985)
11) C. T. J. Hoes *et al.*, *J. Control. Rel.*, **23**, 37 (1993)
12) 瀬崎　仁，ドラッグデリバリーシステム，南江堂，p. 153 (1986)
13) キチン，キトサン研究会編，キチン，キトサンの応用，技報堂出版，p. 106 (1990)
14) 近藤　保，小石真純，マイクロカプセル，その製法・性質・応用，三共出版，p. 30 (1977)
15) Y. Okahata *et al.*, *Supramol. Sci.*, **5**, 317 (1998)
16) E. A. Echeverria, J. Jimenez, *Surgery*, **131**, 1 (1970)
17) E. J. Frazza, E. E. Schmitt, *J. Biomed. Mater. Res. Symp.*, **1**, 43 (1971)
18) 高分子学会編，高分子材料の試験法と評価，培風館，p. 393 (1980)
19) 辻　秀人，筏　義人，ポリ乳酸-医療・製剤・環境のために，高分子刊行会，p. 1 (1997)
20) 筏　義人編，生分解性高分子，高分子刊行会，p. 1 (1994)
21) 大矢裕一，長濱宏治，生分解性高分子材料，*Drug Delivery System*, **23**, 618 (2008)
22) 大矢裕一，医療用マテリアルと機能膜，樋口亜紺監修，シーエムシー出版，p. 13 (2005)
23) A. C. Albertsson *et al.* Poly (lactic acid)：Synthesis, Structures, Properties, and Applications, R. Auras *et al.* (eds) John Wiley & Sons, Inc., Hoboken, New Jersey, p 43 (2011)
24) M. Ajioka *et al.*, *Bull. Chem. Soc. Jpn.*, **68**, 2125 (1995)
25) D. K. Giding, A. M. Reed, *Polymer*, **20**, 1459 (1979)
26) Y. Ikada *et al.*, *Macromolecules*, **20**, 906 (1987)
27) R. A. Miller *et al.*, *J. Biomed. Mater. Res.*, **11**, 712 (1977)
28) D. F. Williams *et al.*, *J. Appl. Polym. Sci.*, **29**, 1865 (1984)
29) J. Helder *et al.*, *Makromol. Chem. Rapid Commun.*, **7**, 193 (1986)
30) T. Ouchi *et al.*, *Macromol. Chem. Phys.*, **197**, 1823 (1996)
31) T. Ouchi *et al.*, *J. Polym. Sci. Part A Polym. Chem.*, **35**, 377 (1997)
32) T. Ouchi *et al.*, *Macromol. Chem. Phys.*, **200**, 436 (1999)
33) Y. Ohya *et al.*, *J. Biomed. Mater. Res.*, **65A**, 79 (2003)
34) Y. Ohya *et al.*, *J. Biomat. Sci. Polym. Edn.*, **15**, 111 (2004)
35) D. A. Barrera *et al.*, *J. Am. Chem. Soc.*, **115**, 11010 (1993)
36) A. D. Cook *et al.*, *J. Biomed. Mater. Res.*, **35**, 513 (1997)
37) A. J. Domb *et al.*, *Macromolecules*, **22**, 3200 (1989)

第 7 章　生体吸収性および非吸収性高分子

38)　J. Heller *J. Cotrol. Rel.,* **2**, 167（1985）

39)　Y. Iwasaki, E. Yamaguchi, *Macromolecules,* **43**, 2664（2010）

40)　S. Penczek, *et al, Biomacromolecules,* **6**, 547（2005）

41)　S. C. Weber, M. W. Chapman, *Clinic. Orthopaed. Related Res.,* **191**, 249（1984）

42)　B. Jeong, S. W. Kim, Y. H. Bae, *Adv. Drug Deliv. Rev.* **54**, 37（2002）

43)　T. Kissel, Y. Li, F. Unger, *Adv. Drug Deliv. Rev.,* **54**, 99（2002）

44)　T. Yamaoka *et al., J. Biomed. Mater. Res.,* **54**, 470（2001）

45)　B. Jeong, Y. H. Bae, D. S. Lee, S. W. Kim, *Nature,* **388**, 860（1997）

46)　M. K. Joo, M. H. Park, B. G. Choi, B. Jeong, *J. Mater. Chem.,* **19**, 5891（2009）

47)　K. Nagahama, T. Ouchi, Y. Ohya, *Adv. Funct. Mater.,* **18**, 1220（2008）

48)　K. Ishihara, *Sci. Technol. Adv. Mater.,* **1**, 131（2000）

49)　T. Moro *et al., Nat. Mater.* **3**, 829（2004）

50)　J. P. Gong, *Soft Matter,* **6**, 2585（2010）

51)　K. Arakaki *et al., J. Mater. Sci. Mater. Med.,* **22**, 417（2011）

第8章 金属とセラミックス

塙　隆夫*

1 材料としての金属とセラミックス

　材料には，金属，セラミックス，高分子の3種類がある（図1）。金属材料とは，一般に金属結合により構成される多結晶体をさす。一方，セラミックスは，一般に無機材料を指しイオン結合性のものと共有結合性のものがある。非結晶あるいは非晶質状態のセラミックスをガラスと呼んでいる。たとえば，金属酸化物，金属塩，金属錯体などは金属元素を含むが，これらはイオン結合あるいは共有結合によって構成される無機あるいは有機化合物であって，金属結合によって構成される金属材料とはまったく異なる性質を示す。このために，材料工学の分野では，同じ無機物質でありながら，金属とセラミックスとは明確に区別して扱っている。金属とセラミックスの長所と短所を比較すると表1のようであり，これらを勘案して用途が決まる[1,2]。

　金属元素は生体必須元素として人体機能の維持に重要な役割を担っているものの，金属"材料"は，人体中に存在しない。これに対して，人体内の硬組織の無機成分の基本はハイドロキシアパタイト（HA）であり，その部位によって組成，結晶性が異なる。したがって，これを模倣した材料を設計・製造すれば，少なくともアパタイトの機能を再現することができる。そのため，骨形成・硬組織適合性の面から考えると，アパタイトを始めとするリン酸カルシウム系セラミックスは，金属材料よりも優れている。

　金属材料とセラミック材料の大きな相違は，その性質の組成異存性である。セラミック材料は組成と結晶性が決まれば，その性質がほぼ一定であるのに対して，金属材料は組成が決まっても，非平衡結晶相が機械的性質に大きく影響するため，加工，熱処理といった製造プロセスが重要である。つまり，同一組成であっても，製造プロセスによって平衡状態では現れない非平衡相が固

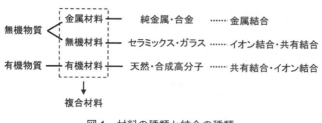

図1　材料の種類と結合の種類

---

*　Takao Hanawa　東京医科歯科大学　生体材料工学研究所　所長・教授

第8章　金属とセラミックス

表1　金属とセラミックスの性質の比較

引張強さ	大	―
圧縮強さ	大	大
曲げ強さ	大	中
延性	大	小
破壊靱性値	大	小
加工性	優	不良
硬さ	中	大
耐熱性	中	大
熱伝導率	大	中
腐食	あり	なし
X線造影性	優	優
歯科審美性	不良	優

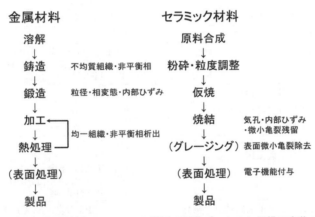

図2　金属材料とセラミック材料の製造プロセスと組織の変化

体内相変態によって現れるために機械的性質が大きく変化する。そのため、新合金の開発は、組成設計のみならず、加工、熱処理の研究を含む膨大な作業となる（図2）。また、セラミック材料が表面の数原子層を除いてほぼ内部構造と同様の表面を持つのに対して、金属材料の表面は酸化物で覆われており、その組成は材料内部と大きく異なっている。

2　金属の医療用途

表2に金属材料が使用される医療用デバイスと使用される金属の種類を示す[3,4]。金属材料は優れた強度と靱性による高い力学的信頼性から多くの医療用デバイスに使用され、体内埋入型デバイス（インプラント）の約80％を占めている。

ものづくり技術からみる再生医療

表2　医療用デバイスに使用されている主な金属材料

主な診療科	医療器具	金属材料
整形外科	脊椎固定器具	SUS316L 鋼，Ti，Ti-6Al-4V 合金，Ti-6Al-7Nb 合金
	骨折固定材（ボーンプレート，スクリュー，ワイヤー，髄内釘，ミニプレートなど）	SUS316L 鋼，Co-Cr-W-Ni 合金，Ti，Ti-6Al-4V 合金，Ti-6Al-7Nb 合金
	人工関節・骨頭	SUS316L 鋼，Fe-Cr-Ni-Co 合金，Co-Cr-Mo 合金，Ti-6Al-4V 合金，Ti-6Al-7Nb 合金，Ti-15Mo-5Zr-3Al，Ti-6Al-2Nb-1Ta-0.8Mo 合金
	脊椎スペーサー	SUS316L 鋼，Ti-6Al-4V 合金，Ti-6Al-7Nb 合金
循環器外科・内科	埋込み型人工心臓（ハウジング）	Ti
	心臓ペースメーカー（ケース） （リード線） （電極） （ターミナル）	Ti，Ti-6Al-4V 合金 Ni-Co 合金 Ti，Pt-Ir 合金 Ti，SUS316L 鋼，Pt
	人工弁（フレーム）	Ti-6Al-4V 合金
	血管内ステント	SUS316L 鋼，Co-Cr-Fe-Ni 合金，Co-Ni-Cr-Mo 合金，Co-Cr-Ni-W-Fe 合金，Ti-Ni 合金，Ta など
	ガイドワイヤー	SUS316L 鋼，Ti-Ni 合金，Co-Cr 合金
	血管塞栓用ワイヤー	Pt
	脳動脈瘤クリップ	Ti-6Al-4V 合金，SUS630 鋼，SUS631 鋼，Co-Cr-Ta-Ni 合金，Co-Cr-Ni-Mo-Fe 合金，Ti，Ti-6Al-4V 合金
耳鼻科	人工内耳（電極）	Pt
	人工中耳（耳小骨振動子）	SUS316L 鋼
歯科	充填材	Au 箔，Ag-Sn-（Cu）アマルガム
	インレー，クラウン，ブリッジ，クラスプ，義歯床	Au-Cu-Ag 合金，Au-Cu-Ag-Pt-Pd 合金，Ag-Pd-Cu-Au 合金，Ag-（Sn-In-Zn）合金，Co-Cr-Mo 合金，Co-Cr-Ni 合金，Co-Cr-Ni-Cu 合金，Ti，Ti-6Al-7Nb 合金，SUS304 鋼，SUS316L 鋼
	硬質レジン前装鋳造冠，陶材焼付鋳造冠	Au-Pt-Pd 合金，Ni-Cr 合金
	ろう材	Au-Cu-Ag 合金，Au-Pt-Pd 合金，Au-Cu 合金，Ag-Pd-Cu-Zn 合金
	歯科インプラント（フィクスチャー）	Ti，Ti-6Al-4V 合金，Ti-6Al-7Nb 合金
	矯正用ワイヤー	SUS316L 鋼，Co-Cr-Fe-Ni 合金，Ti-Ni 合金，Ti-Mo 合金
	磁性アタッチメント	Sm-Co 合金，Nd-Fe-B 合金，Pt-Fe-Nb 合金，SUS444 鋼，SUS447J1 鋼，SUS316L 鋼
	治療器具（注射針，バー，スケーラー，歯周プローブ，歯科用ピンセット，メス，剥離鉗子など）	SUS304 鋼など
一般外科	注射針	SUS304 鋼など
	手術器具（メス，ピンセット，はさみ，ドリルなど）	SUS301 鋼，SUS304 鋼，SUS316 鋼，SUS420J1 鋼，SUS420J2 鋼，SUS430F 鋼，Ti など
	カテーテル	SUS304 鋼，SUS316L 鋼，Co-Cr 合金，Ti-Ni 合金，Au，Pt-In 合金
	ステープル	SUS630 鋼など

第8章　金属とセラミックス

　整形外科においては，大荷重のかかる人工股関節および人工膝関節，下肢の骨折固定材，脊椎固定器具，脊椎ケージなどに使用される。このような大荷重がかかる部分の運動・骨格機能の再建において，金属材料の使用は必須である。骨折固定には，皮質骨の外側にプレートをあてスクリューで固定するプレートとスクリューによる固定，骨髄腔にロッドを埋入し内部から固定する髄内釘による固定，人体外部からの創外固定器による固定がある。また，金属は延性が大きいため，補綴箇所の形状に合わせて手術室で塑性変形させなくてはならない顎顔面補綴プレートやミニプレートなどにも使用される。

　循環器科では，弾性変形できる量が大きいことを利用して，血管に沿った柔軟な変形が必要なステント，ガイドワイヤーなどはこの性質を利用している。これに加えて，経時的に起こる血管外膜の収縮に拮抗する放射支持力すなわち剛性が要求される。また，X線造影性が要求されるため，金属材料の使用が必須である。ステントのような生命維持に直接影響を及ぼすデバイスでは，材料の毒性よりも延命が重視される。また，動脈瘤クリップは弾性維持力の点から金属製となっている。

　歯科においては，う蝕（虫歯）や外傷などの理由で歯冠の形態あるいは機能の一部が損なわれた場合，人工材料による修復が行われる。鋳造合金による修復では鋳造精度が要求される。歯科用インプラントの歯根部分（フィクスチャー）は，顎骨との接合が必要であるため Ti 製である。矯正用ワイヤは，歯を目的の位置に移動させるための矯正力を発揮させるために用いられる金属性ワイヤである。根管治療法において使用される歯科用リーマー，ファイルは，ステンレス鋼製のものが広く用いられてきた。

　バイオマテリアルとしての金属材料の短所は，腐食と疲労と考えられている。腐食によって溶出した金属イオンあるいはその誘導体である酸化物，水酸化物，塩，錯体などが，生体分子あるいは細胞器官と結合し生体機能を阻害した場合には毒性を示す可能性がある。そのため，生体用に使用される金属材料では高耐食性が絶対に必要であり，貴金属や耐食合金が使用されている。また，摩擦摩耗によって発生する摩耗粉も毒性に影響する。一方，腐食環境での疲労は金属の人体中での破壊の原因とされている。したがって，金属材料の耐食性と機械的性質は，毒性と破壊に深く関わる重要な因子である。

3　セラミックスの医療用途

　表3にセラミックスが使用される医療用デバイスと使用されるセラミックスの種類を示す[2,4]。セラミック材料は，材料が体内で骨に変化していく骨置換材料，人工骨など，硬組織の機能を代替する用途に使用される。主に HA を始めとするリン酸カルシウム系セラミックスが使用されるが，これはヒト硬組織の無機成分が主に HA のためである。また，セラミックスはその種類に応じて，生体内での化学的安定性が優れていること，耐摩耗性に優れていること，骨と結合したり置換したりすることから，バイオマテリアルの中でも重要な位置を占める。生体用セラミッ

ものづくり技術からみる再生医療

表3　医療用デバイスに使用されている主なセラミック材料

主な診療科	医療器具	金属材料
整形外科	人工関節	アルミナ，ジルコニア，ハイドロキシアパタイト（HA），生体活性ガラス，生体活性セラミックス
	骨増量材	アルミナ，HA，生体活性ガラス
	固定具	生体吸収性ポリ乳酸（PLA）＋炭素繊維，PLA＋ガラス繊維＋リン酸カルシウム
	人工腱，靱帯	生体吸収性ポリ乳酸＋炭素繊維
耳鼻科	人工耳小骨	アルミナ，ガラス，HA
歯科	歯科インプラント（フィクスチャー）	アルミナ，HA，生体活性ガラス
	歯科インプラント（アバットメント）	ジルコニア
	歯周ポケット充填材	HA，HA＋PLA，リン酸三カルシウム，リン酸カルシウム塩，生体活性ガラス
	歯科用セメント粉末	酸化亜鉛，アルミノシリケートガラス
	歯科用陶材	リューサイト＋石英，リューサイト＋アルミナ
	クラウン，ブリッジ	ジルコニア
	人工歯	長石＋石英＋粘土

クスは，生体とほとんど反応しない生体内不活性なもの，生体組織と結合する生体内活性なもの，生体内で吸収される生体内崩壊性（生分解性，生体吸収性）のものに分類される。

　整形外科では，比較的小さな骨欠損の修復，脊椎スペーサー，人工股関節ステムのHA被覆に使用される。歯科では，アルミナ（Al_2O_3），シリカ（SiO_2），リューサイトを主成分とする陶材と人工歯，クラウンやブリッジをCAD/CAM成形のためのジルコニア（ZrO_2），歯質と材料の合着材として歯科用セメントの粉末として使用される。歯科技工操作では，石膏が模型材として，石膏とシリカが鋳造用埋没材（鋳型材）として使用される。歯科インプラント治療においては，リン酸カルシウムの歯周ポケット充填材，フィクスチャーのチタニア（TiO_2）やHAによる被覆，ジルコニアのアバットメントに使用される。

　再生医療材料として，硬組織の主な有機成分であるコラーゲンとHAを複合化した材料，キチンやキトサンとHAの複合材，ヒアルロン酸とHAの複合材など，多くの組み合わせが考案されている。また，HAナノ粒子を，薬物送達システム（DDS）遺伝子治療のナノキャリアとして利用することが試みられている。

　セラミック材料の欠点は，靱性，特に切り欠き靱性が小さいために一気に破壊が進行することであり，大きな荷重やくり返し荷重がかかる箇所や，スクリュー止め部のような応力が集中する箇所では使用できない。

4 金属—セラミックス複合材料

4.1 金属—セラミックス複合材料の必要性

金属を医療用デバイスとして使用する際には，その使用する部位に応じて，硬組織適合性（骨伝導性，骨適合性，骨形成能，セラミックスの分野では生体活性など多くの用語が同じ意味で使われる），軟組織適合性（軟組織接着性），血液適合性（抗血栓性），抗菌性が要求される。しかし，金属材料の製造プロセス，すなわち溶解，鋳造，鍛造，加工，熱処理においては，生体適合性や生体機能性を付与することができない。また，組成の改良によって耐食性を向上させることも限界がある。これは，医療用材料としての金属材料の最大の弱点であり，生体適合性や生体機能性を付与するためには，表面処理・改質を行わねばならない。

表面処理・改質は表面に何らかの処理を行うことによって，表面の組成，構造を変え，表面の性質のみを改良する方法である。医療用金属材料では，耐食性，耐摩耗性，硬組織適合性，難組織適合性，抗菌性を改善するために表面処理が行われる。中でも，金属表面をセラミックスで被覆する表面処理は，多くの研究が行われ，一部は実用化されている[3,5,6]。

4.2 ドライプロセス

ドライプロセスは，気相やイオンを用いて金属材料表面の改質処理を行うプロセスである。照射するイオン（原子）のエネルギーによってその効果が異なる。図3にドライプロセスを分類する。

硬組織適合性向上を目指す場合には溶射によるTi合金表面へのHAの被覆が主流となっている。

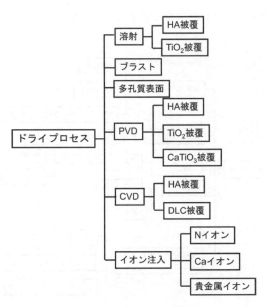

図3 ドライプロセスの医療応用

溶射法では，溶融，半溶融状態に加熱した金属やセラミックス粒子を，連続的に高速で基板へ吹き付けてコーティング膜を形成する。フレーム溶射法，アーク溶射法，プラズマ溶射法などに分類される。HA被覆における原料形状は粉末であるため，主にフレーム溶射法やプラズマ溶射法が用いられている。人工股関節のステムでは，TiやHAの被覆が，歯科インプラントのフィクスチャーではHA被覆が実用化されている。溶射は表面粗糙化による骨侵入による固定も目的としている。

ブラスト処理は，アルミナやチタニアなどの硬質粒子（研掃材）を，遠心力や圧縮空気を利用して金属材料表面に衝突させることにより行う。人工股関節のステムや歯科インプラントのフィクスチャーでは，溶射と同様に表面粗糙化による骨との密着力や骨接触率の向上を目的として実用化されている。

物理的気相成長（PVD）法は固体原料（ターゲット）を基板上の薄膜へ変換する手法である。固体原料を熱，プラズマ，レーザなどのエネルギーで気化させ，基板上に固体原料と化学的に同一または近い組成のコーティング膜を作製する。真空蒸着法，スパッタリング法，イオンプレーティング法，レーザアブレーション法などがある。化学的気相成長（CVD）法は気体として送り込まれた原料が，熱分解，水素還元などの化学反応を経て薄膜や粉体となるプロセスである。PVD法では目的とする材料に化学組成の近い固体原料を使用するのに対し，CVD法では化学反応を経るため，原料ガスは目的物質とは化学組成が異なる。コーティング膜の配向性や膜形態の制御はPVD法よりも容易である。

4.3 ウェットプロセス

ウェットプロセスは，水溶液中で行う処理であり，大がかりな設備投資を必要とせず廉価な処理方法である。図4にウェットプロセスを分類する。水溶液への浸漬と水溶液中での通電が基本

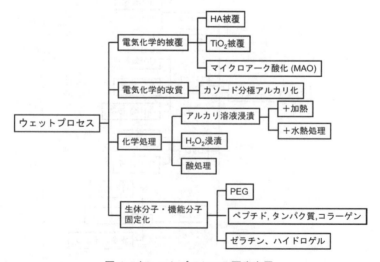

図4　ウェットプロセスの医療応用

第8章　金属とセラミックス

的方法であるが，水溶液の組成や pH，通電の電位や電流密度を変えることで多くの方法が考案されている。最近ではマイクロアーク酸化（MAO）が，盛んに研究されている。これらのほとんどが，骨形成促進，骨組織との結合性向上を目的としている。

　最近，チタニアナノチューブの被覆が，電気化学的に行われている。その機構は不明だが，細胞接着，組織形成に有効とされている。マイクロアーク酸化（MAO）は，金属表面に多孔質均一層を形成するために有効である。複雑形状表面にも連結多孔の均一な層を形成できる。Ti 表面の多孔質チタニア表面が歯科インプラントのフィクスチャーで実用化されている。これも，表面の孔への骨組織の侵入による機械的嵌合を目的としている。

　酸処理は，表面の粗糙化の目的で行われる。多くの歯科インプラントで実用化されており，酸処理表面は骨との結合性が高いとされている。前述のブラストと酸処理を併用し，階層構造を持った表面形態のフィクスチャーが実用化されている。

5　高分子複合化

　セラミックスと高分子の複合化は，再生医療足場材料として多くの研究がされており，本書の他の章で解説されることになるので，ここでは触れない。

　骨形成に関与する生体分子を材料表面に固定化すれば，材料表面の骨形成を促進し骨組織との結合を強固にできるとの発想は自然であり，そのために多くの研究が行われてきた[5,6]。また，軟組織接着を促進するための試みも行われている。

　Type I コラーゲン，BMP-4，フィブロネクイチン，細胞接着に関与するとされている Arg-Gly-Asp（RGD）配列を持つペプチドの固定化は，細胞伸展を促し，その結果骨形成を加速する。この他にも GRGDS が細胞接着性ペプチドとして知られている。

　金属をステント，ガイドワイヤー，人工弁などに使用するためには，血小板粘着抑制，血液中潤滑性，細菌付着抑制などの生体機能性が要求される。また，体内埋入部材による感染症を防止するためには，材料表面の細菌付着とバイオフィルム形成を抑制する必要がある。血小板粘着や細菌付着を抑制し，ペプチド，DNA，抗体の非特異的吸着を抑制するための一手段として，タンパク質の吸着抑制があげられる。PEG はタンパク質の吸着を抑制する機能分子であるため，PEG を材料表面に固定化すれば，上述の生体機能を付与することが可能であるこの表面は，タンパク質の吸着，血小板の粘着，バイオフィルムの形成抑制が期待できる。

6　再生医療への応用

　再生医療に使用される足場材料としては，生体組織の再生が完了した後あるいは再生過程で消失するか生体組織と一体化する生分解性高分子，生体由来高分子，リン酸カルシウム系セラミックスとこれらの複合材料が研究されている。金属材料は再生医療とは無縁のものと考えられてき

ものづくり技術からみる再生医療

たが，生体組織を再建する際に強度のある材料を使用した方が再生の容易な場合があり，Ti の繊維や多孔体を表面処理し，生体分子を修飾した上で再生医療の足場材料として応用することが可能である。

文　　　献

1) 塙　隆夫，米山隆之，金属バイオマテリアル，コロナ社（2007）.
2) 岡崎正之，山下仁大編，セラミックバイオマテリアル，コロナ社（2009）.
3) 塙　隆夫編，医療用金属材料概論，日本金属学会（2010）.
4) 石原一彦，塙　隆夫，前田瑞夫監修，バイオマテリアルの基礎，日本医学館（2010）.
5) T. Hanawa, *J. Royal Soc. Interface,* **6**: S36（2009）.
6) T. Hanawa, *Jpn. J. Dent. Sci. Rev.,* **46**: 93（2010）.

第9章　DDS・徐放化技術

山本雅哉[*1]，田畑泰彦[*2]

1　はじめに

ドラッグデリバリーシステム（drug delivery system；DDS）の基本概念は，薬物を必要な部位にのみ，必要な量だけ，必要なときに送達することによって，最も優れた薬物治療効果を得ることである。このようなDDSは，主として，①薬物の徐放化，②生体内で不安定な薬物の長寿命化（安定化），③薬物の吸収促進，および④薬物の作用部位へのターゲティングによって達成される。これらのいずれの技術も再生医療には有用である。一方，再生医療で用いられる薬物は，従来の低分子化合物に加えて，タンパク質，遺伝子，細胞など，多種多様である。本章では，タンパク質，遺伝子，低分子化合物などの徐放化技術について述べ，薬物の徐放化以外のDDSについての詳細は，成書にゆずりたい[1,2]。

2　徐放化技術に用いられるバイオマテリアル

薬物の徐放化は，徐放化担体から薬物を生体内で適当な速度で供給し，作用部位における薬物濃度を制御することによって，治療の最適化を図る技術である。望ましい薬物の徐放パターンは，薬物の作用メカニズムなどによって異なるが，一般には，一定の放出速度が目標とされている。この目標のため，これまでに種々のバイオマテリアルが研究されてきている。その中で最もよく研究されているのが生体吸収性材料である。

生体吸収性とは，酵素的であれ非酵素的であれ，材料の重量が減少して最終的には生体内から材料が消滅してしまうことである。このような性質をもつ生体吸収性高分子は，生体内において，毒性の低いモノマー，あるいは，水可溶化され体外へ排泄される程度の分子量をもつ化合物までに分解される。表1に生体内で比較的速やかに分解していく生体吸収性高分子を示す。表1に示すように，生体吸収性高分子は，合成高分子，および多糖やタンパク質などの天然高分子からなる。これらの生体吸収性高分子が体内で消滅していくのは，ほとんどが材料を構成している高分子の主鎖の共有結合が切断していくためである。すなわち，生体内に存在する水と酸素によって，

＊1　Masaya Yamamoto　京都大学　再生医科学研究所　生体組織工学研究部門　生体材料学分野准教授

＊2　Yasuhiko Tabata　京都大学　再生医科学研究所　生体組織工学研究部門　生体材料学分野　教授

ものづくり技術からみる再生医療

表1 生体吸収性の合成および天然高分子

合成高分子		天然高分子（動物・植物・微生物由来）	
名称　主鎖結合様式	具体例	名称　主鎖結合様式	具体例
エステル　　—C—O— （下に O）	ポリ乳酸，ポリグリコール酸，乳酸—グリコール酸共重合体，ポリ-ε-カプロラクトン，ポリ-p-ジオキサノン，ポリ-β-リンゴ酸	エステル　　—C—O— （下に O）	ポリ-β-ヒドロキシ酪酸，ポリリンゴ酸
酸無水物　—C—O—C— （下に O, O）	ポリ酸無水物		
オルソエステル　　—C—C—O—／—C—O—	ポリオルソエステル		
カーボネート　—O—C—O— （下に O）	ポリカーボネート	グリコシド（多糖）	キチン，キトサン，ヒアルロン酸，ペクチン，ペクチン酸，ガラクタン，デンプン，デキストラン，プルラン，アガロース，ヘパリン，コンドロイチン-6-硫酸
ホスファゼン　　—N＝P—	ポリジアミノホスファゼン		
ペプチド　　—NH—C— （下に O）	合成ポリペプチド	ペプチド（タンパク質）　—NH—C— （下に O）	コラーゲン，ゼラチン，フィブリン，アルブミン，グルテン，ポリアミノ酸，エラスチン，フィブロイン，酵素
リン酸エステル　（上 O）—P—O—（下 O）	ポリホスホエステルウレタン	リン酸エステル（核酸）（上 O）—P—O—（下 O）	デオキシリボ核酸（DNA），リボ核酸（RNA）
炭素—炭素　（上 CN）—CH₂—C—	ポリシアノアクリレート		

高分子の分子鎖が加水分解あるいは酸化分解される。一方，天然高分子は，ほとんど加水分解酵素によって分解される。

　最も活発に研究されている生体吸収性の合成高分子は，ポリ乳酸（PLA），ポリグリコール酸（PGA），および乳酸—グリコール酸共重合体（PLGA）である。その理由として，分解生成物の乳酸とグリコール酸がわれわれの体内の代謝物であり，安全性に問題のないこと，分子量と組成を任意に変えられること，高強度から低強度の材料までを自由に合成できること，などが挙げら

第9章 DDS・徐放化技術

れる。これらの特長を利用して，生体吸収性合成高分子の一部は，縫合糸，骨折固定ピン・プレート，DDS用の微粒子として，すでに臨床応用されている。一方，こうした合成高分子の多くは水に不溶であるため，その溶解には有機溶媒が用いられる。一般に，タンパク質の多くは，有機溶媒との接触により，その生物活性を失う。こうした合成高分子から薬物としてタンパク質を徐放化する場合，この生物活性の低下が問題となる。この問題を解決するためには，生物活性を損なわない温和な条件で，薬物を徐放化担体へ包含させる技術の開発が必要不可欠である。

　生体吸収性の天然高分子の代表はコラーゲンとその変性体のゼラチンなどのタンパク質である。デンプン，ヒアルロン酸，アルギン酸などの多糖も利用されている。これらの材料のほとんどが親水性であり，架橋することによって，適当な生体吸収性をもつ含水ゲル（ハイドロゲル）として用いられることが多い。凍結乾燥したハイドロゲルへ薬物溶液を包含させることによって薬物を担持させることが可能である。この方法は，温和な条件で薬物を包含させることが可能であり，上述した，合成高分子に見られる有機溶媒との接触によるタンパク質の失活を避けることができる方法である。

　リン酸カルシウムを中心とした無機材料も薬物の徐放化担体として研究されている。例えば，骨組織の無機成分であるハイドロキシアパタイト（HAp）は，骨組織の主な有機成分であるI型コラーゲンをはじめとするタンパク質と強く相互作用する性質をもつ。この理由として，結晶構造に異方性をもつHApの結晶面は，負に帯電しているリン酸リッチな面と正に帯電しているカルシウムリッチな面とが存在し，主として，静電的な相互作用により，タンパク質が吸着するからである[3]。このため，天然高分子と同様に，温和な条件で薬物を包含させることができる。一方，HApは硬組織に対する生体活性あるいは細胞との親和性をもち，骨組織再生のための細胞の足場材料としても研究されている[4]。これらのことから，HApは，薬物の徐放化担体ならびに細胞の足場材料としての二つの性質を兼ね備えた骨組織再生のためのバイオマテリアルとして，応用が期待されている。

3　生体吸収性ハイドロゲルからの細胞増殖因子の徐放化

　細胞増殖因子は，細胞の増殖や分化を調節するタンパク質の一つであり，すでに再生医療へ応用されつつある。細胞増殖因子により活性化された細胞は，シグナルに応じて生体組織の形成・再生に寄与する。しかしながら，細胞増殖因子の生体内半減期はきわめて短く，水溶液投与では，その効果がほとんど期待できない。従って，細胞増殖因子を利用した再生医療には，生物活性を保持した細胞増殖因子の徐放化技術が必要不可欠である。

　一般に，多くの細胞増殖因子は，細胞外マトリックス中のタンパク質やプロテオグリカンと相互作用することが知られている。こうした細胞外マトリックスと細胞増殖因子との相互作用は，細胞増殖因子の生物活性を変化させるとともに，タンパク質分解酵素による分解を抑制する[5,6]。さらに，細胞増殖因子は，細胞外マトリックスと結合することにより，生体組織内に蓄えられて

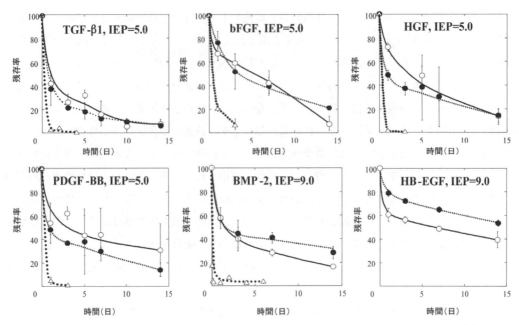

図1 等電点(IEP)5.0および9.0のゼラチンからなる生体吸収性ハイドロゲルからの細胞増殖因子のin vivoにおける徐放
○：ハイドロゲルへ含浸, ●：ハイドロゲルの生体吸収性, △：細胞増殖因子の水溶液投与
ヘパリン結合性EGF様増殖因子(HB-EGF)、その他の略称は、表2を参照。

いる。生体組織の一部が損傷した場合、その結合が切断されることによって、生物活性をもつ細胞増殖因子が放出され、生体組織の治癒を促進する。従って、このような生体本来の徐放化メカニズムを模倣した細胞増殖因子の徐放化技術が理想的である。

細胞増殖因子など、タンパク質のDDSにおける最大の問題は、化学修飾、加熱、超音波照射、あるいは有機溶媒との接触などの製剤化プロセスによる変性である[7]。そのため、活性低下を抑える穏和な条件でのDDS製剤化が必要である。その一つの方法として、われわれは、ゼラチンからなるハイドロゲルへ包含させる方法を考案した[8~10]。すなわち、凍結乾燥したゼラチンハイドロゲルへ細胞増殖因子水溶液を滴下することによって包含された細胞増殖因子は、主として、ゼラチンとの静電相互作用などの分子間力によって、ハイドロゲル内へ固定化される。

図1には、生体内におけるハイドロゲルからの種々の細胞増殖因子の徐放挙動を示す。いずれの細胞増殖因子においても、その水溶液投与と比較して、ハイドロゲルから徐放化することによって、より長期間にわたって細胞増殖因子を生体内に保持することが可能であった。また、細胞増殖因子とゼラチンとの両者の生体内における残存量が良好な相関性を示すことから、細胞増殖因子は、主として、ハイドロゲルが分解されることによって、徐放化されていることが示唆される[8,10]。このように、われわれの開発した細胞増殖因子の徐放化技術は、ハイドロゲルの分解とともに細胞増殖因子が徐放化される、生体のもつメカニズムをよく模倣していると考えられる。

第9章　DDS・徐放化技術

4　徐放化細胞増殖因子による再生修復の促進

　細胞から分泌された細胞増殖因子は生体組織中を拡散し，その局所濃度などに応じて，シグナルを活性化することにより，生体組織の形成・再生を誘導する。このため，生体組織の再生修復を適切に誘導するためには，細胞増殖因子の局所濃度や徐放性を，細胞増殖因子に応じて，それぞれに最適化する必要があると考えられる（表2）。その一例として徐放性の異なる骨形成因子（BMP）-2による骨再生を示す[11〜13]。

　BMPは強力な骨形成誘導能をもつため，臨床応用への期待が大きいことは疑いない。しかしながら，ヒトを含めた霊長類における骨再生では，mgオーダーという大量のBMPが必要であることが明らかになり，臨床における副作用が懸念されている[14]。この原因の一つとして，われわれは，BMPの徐放性が問題であることを示している。図2に示すように，カニクイザルの頭蓋骨に作製した骨欠損部に対して，徐放性の異なるBMP-2を作用させたところ，適切な徐放性をもつBMP-2含有ハイドロゲルでは，マウスやウサギと同じ少量のBMP-2で骨再生を誘導できることがわかった[13]。このことは，細胞増殖因子の徐放性が再生修復を誘導するために重要であることを示している。

　同様に，すでに，われわれは，ゼラチンハイドロゲルを用いることにより，塩基性線維芽細胞増殖因子（bFGF），インスリン様増殖因子（IGF）-1，トランスフォーミング増殖因子（TGF）-β1，肝細胞増殖因子（HGF）などの細胞増殖因子が，生体内で徐放化できることを示している[15]。これらの結果に基づいて，われわれは，現在，bFGF[16]，IGF-1[17]，ならびに，多血小板血漿（PRP）[18]をゼラチンハイドロゲルから徐放化することにより，表3に示すような疾患に対する再生医療について，国内の多くの施設で，すでに臨床研究を行っている。この結果の一部については，第3編「ものづくり技術を生かした再生医療の臨床応用」を参照されたい。

5　細胞移植治療効果を増強するための血管新生因子の徐放化

　徐放化された細胞増殖因子は，投与部位周辺あるいは生体内に存在する細胞を活性化することにより，再生修復を誘導する。これ以外にも，移植された細胞を生存，機能させることによって，生体組織の再生修復を促進することも可能である。その一例として，移植細胞の生着率を高めるための血管新生が挙げられる。われわれは，bFGFをゼラチン微粒子から徐放化することにより血管新生を誘導し，心筋梗塞部に対して，細胞移植に必要な細胞周辺環境を整える技術を確立した。この技術によりあらかじめ血管新生を誘導した心筋梗塞部へ心筋前駆細胞を移植することによって，心筋梗塞部において，移植心筋前駆細胞の生着率を向上させ，心機能を回復させることに成功した[19]。

ものづくり技術からみる再生医療

表2　細胞増殖因子の徐放化による生体組織の再生誘導の試み

細胞増殖因子	キャリア	動物	標的細胞／組織
BMP	ポリ乳酸	イヌ	長管骨
	コラーゲンスポンジ	ラット	長管骨
		イヌ，サル	歯根膜繊維，セメント質
	β-三リン酸カルシウム	ウサギ	長管骨
	多孔質　HAp	ウサギ	頭蓋骨
rhBMP-2	ポリ乳酸（多孔質）	イヌ	脊柱骨
		ラット	頭蓋骨
	ポリ乳酸マイクロスフィア	ウサギ	頭蓋骨
	コラーゲンスポンジ	イヌ	歯周組織
	ゼラチン	ウサギ	頭蓋骨
	ポリ乳酸コーティングゼラチンスポンジ	イヌ，サル	長管骨，顎骨，頭蓋骨
	多孔質　HAp	サル	頭蓋骨
	乳酸―エチレングリコール共重合体	ラット	長管骨
rhBMP-7	コラーゲン	イヌ	脊柱骨
		イヌ	長管骨
EGF	アガロース	ハムスター	血管新生
	ポリビニルアルコール	ラット	皮膚真皮
aFGF	ポリビニルアルコール	マウス	血管新生
	アルギン酸	マウス	血管新生
bFGF	アルギン酸	マウス	血管新生
	アガロース／ヘパリン	マウス，ブタ	血管新生
	アミロペクチン	マウス	血管新生
	ゼラチン	マウス	血管新生,皮膚真皮,脂肪新生
		ウサギ，サル	頭蓋骨
		イヌ	末梢神経
	フィブリンゲル	マウス	血管新生
	コラーゲンミニペレット	ウサギ	長管骨
	コラーゲン	マウス	軟骨
	エチレン―酢酸ビニル共重合体	ラット	末梢神経
NGF	コラーゲンミニペレット	ウサギ	末梢神経
	乳酸―グリコール酸共重合体	ラット	末梢神経
TGF-β1	エチレングリコール	ラット	皮膚真皮
	ゼラチン	ウサギ	頭蓋骨
	石膏，乳酸―グリコール酸共重合体	ラット	頭蓋骨
	β-三リン酸カルシウム	イヌ	長管骨
	多孔質　HAp	イヌ	長管骨
	コラーゲン	ヒヒ	頭蓋骨
		マウス	皮膚真皮
PDGF-BB	多孔質　HAp	ウサギ	長管骨
	コラーゲン	ラット	皮膚真皮
	キトサン	ラット	歯槽骨
VEGF	コラーゲン	マウス	血管新生
	アルギン酸	マウス	血管新生
HGF	ゼラチン	マウス	血管新生
IGF-I	乳酸／グリコール酸―エチレングリコール共重合体	ラット	脂肪新生
IGF-I/bFGF	乳酸／グリコール酸―エチレングリコール共重合体	ラット	脂肪新生
PDGF/IGF-I	チタンインプラント	イヌ	顎骨

HAp：ハイドロキシアパタイト，BMP：骨形成因子，rhBMP：ヒト遺伝子組み換え型骨形成因子，EGF：上皮細胞増殖因子，aFGF：酸性線維芽細胞増殖因子，bFGF：塩基性線維芽細胞増殖因子，NGF：神経成長因子，TGF：トランスフォーミング増殖因子，PDGF-BB：血小板由来増殖因子-BB，VEGF：血管内皮細胞増殖因子，HGF：肝細胞増殖因子，IGF-I：インスリン様増殖因子-I

第9章　DDS・徐放化技術

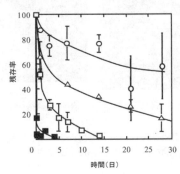
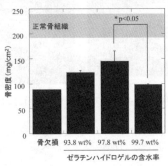

図2　カニクイザル頭蓋骨欠損部（6mm）に対する骨再生の誘導
（A）in vivo における BMP-2 の徐放
含水率：（○）93.8,（●）96.9,（△）97.8,（▲）99.1,（□）99.7wt％,
（■）BMP-2 水溶液
（B）埋入3ヶ月後のカニクイザル頭蓋骨欠損部の骨密度（BMP-2 5μg/サル）
＊$p, < 0.05$　他の群に対する有意差

表3　細胞増殖因子の徐放化技術を用いた再生医療の臨床研究

疾患・手術名	増殖因子	効用
心臓グラフト手術	bFGF	血管新生
ASO, Burrger症	bFGF	血管新生
糖尿病症皮膚潰瘍	bFGF	血管新生, 皮膚新圧促進
歯周組織炎	bFGF	歯槽骨再生
感音声難聴	IGF-1	神経変性の抑制
半月版損傷	PRP	軟骨再生
顔面形成	bFGF	軟骨再生, 軟組織再生
術後正中創形成	bFGF	胸骨再生, 血管新生
軟組織形成	bFGF	脂肪組織再生
顔面神経麻痺	bFGF	神経機能回復促進
指切断形成	bFGF	血管新生, 組織再生

6　細胞増殖因子の徐放化技術を組み込んだ足場材料

上述したように，天然の足場である細胞外マトリックスは，細胞の増殖・分化のための足場と細胞増殖因子のリザーバーとしての二つの役割をもっている。生体組織の再生修復では，リザーバーとしての細胞外マトリックスから遊離した細胞増殖因子が，周囲の細胞の増殖・分化を誘導する。このように，生体本来の細胞周辺環境である細胞外マトリックスを模倣した足場材料として，われわれは，細胞増殖因子の徐放化能ならびに細胞の増殖・分化のための場をもつ多孔質材

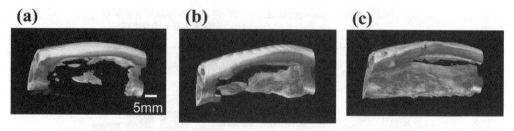

図3 放射線照射ウサギ尺骨欠損部（20mm）に対する骨再生の誘導（治療6週後のマイクロCT像）
(a) スポンジのみ，(b) 徐放化 BMP-2，(c) 徐放化 BMP-2 + 自家骨髄
BMP-2 17μg/ウサギ，大腿骨から採取した自家骨髄 0.5mL/ウサギ

料をデザインした。すなわち，上述の BMP-2 の徐放化が可能なゼラチンと骨細胞に対して高い親和性をもつ β-リン酸三カルシウム（β-TCP）とを混合することによって，多孔質スポンジを作製した。得られたスポンジは BMP-2 の徐放性をもち[20]，かつ，間葉系幹細胞の骨分化の足場として機能する[21]。

腫瘍によって骨組織を切除した場合，再発防止のために放射線治療が併用されることが少なくない。この放射線照射は，骨欠損部の血流低下や幹細胞の枯渇をともなって，確実に骨欠損部における自己再生能力を消失させる。従って，このような骨欠損部を再生修復するためには，幹細胞とその骨再生能を高めることができる細胞周辺環境を適切に構築する必要がある。図3にBMP-2 を含有した β-TCP 含有ゼラチンスポンジを用いた，放射線照射したウサギ尺骨再生誘導について示す。図から明らかのように，徐放化 BMP-2 のみのスポンジ（図 3b）と比較して，骨髄細胞を播種したスポンジから BMP-2 が徐放化されることによって，通常の方法では治療効果が期待できない放射線照射骨欠損部において，骨再生誘導の増強されることがわかった（図3c）。一方，骨髄細胞ならびに BMP-2 を含まないスポンジは，骨再生を誘導しなかった（図 3a）。これらの結果は，生体システムを模倣した細胞増殖因子の徐放化技術を組み込んだ足場材料をデザインすることによって，細胞による再生修復を促進できることを示している。

7 生体吸収性ハイドロゲルからの核酸物質の徐放化

閉塞性動脈硬化症（ASO）に対する遺伝子を用いた血管再生は，国内外で盛んに研究され，その一部は，臨床応用が開始されている[22]。しかしながら，一般に，遺伝子や small interfering RNA（siRNA）などの核酸物質がその生物活性を発現するためには，核酸物質が細胞内に取り込まれ，機能する必要がある。これまでに，核酸物質を細胞内へ導入する方法として，アデノウイルスなどのウイルスを用いたウイルス性遺伝子導入法，リポソームや高分子を用いたウイルスを用いない非ウイルス性遺伝子導入法などが研究開発されている[23]。ウイルスのもつ抗原性などの問題を考えれば，非ウイルス性遺伝子導入法が望ましいが，その遺伝子導入効率の低いことが問題である。この問題を解決する方法の一つとして，われわれは，核酸物質の徐放化技術を研究

第9章　DDS・徐放化技術

開発している[23~28]。すなわち，アニオン性である核酸物質とポリイオンコンプレックスを形成することができるカチオン化ゼラチンから核酸物質の徐放化担体を作製する。このシステムでは，上述したハイドロゲルを利用した細胞増殖因子タンパク質の徐放化と同様に，核酸物質を担持した担体が分解されることによって，核酸物質を生体内で一定期間，徐放化することができる[24]。

　この核酸物質の徐放化技術を用いた再生医療として，われわれは，血管新生を誘導する作用をもつ線維芽細胞増殖因子（FGF）-4あるいはアドレノメデュリン（AM）[27,28]を発現するプラスミドDNAをカチオン化ゼラチンハイドロゲルから徐放化することにより，ASOモデル動物の下肢虚血部に血管再生を誘導することに成功している。また，徐放化FGF-4遺伝子により再生された血管は，その水溶液投与と比べて，血管の成熟度が高く，正常の血管に近い機能を示すことがわかった。これらの結果は，細胞増殖因子を発現するプラスミドDNAを徐放化することによって遺伝子導入効率を高め，効率よく再生修復が誘導されたことを示している。

　一方，生体組織の線維化により機能不全に陥った臓器を再生修復する試みの例として，われわれは，尿管結紮により作製した腎線維化モデルマウスに対して，トランスフォーミング増殖因子（TGF）-βのタイプⅡ受容体（TGF-βRⅡ）のsiRNAをカチオン化ゼラチンと複合体を形成させて投与することにより，腎の線維化の進展を抑制できることを示した[29]。さらに，線維化の原因となるコラーゲンの産生に必要なheat shock protein 47（HSP47）のsiRNAをカチオン化ゼラチンから徐放化することによりコラーゲン産生を抑制することによって，同様に腎線維化を抑制できることにも成功した[28]。

　この核酸物質の徐放化技術は，遺伝子改変細胞の作製にも利用することが可能であり，遺伝子改変細胞を用いた再生医療や基礎生物医学研究のためのツールとしても期待できる。今後，治療部位で遺伝子を発現させる，あるいは，遺伝子改変した細胞を移植することによって，生体組織の再生修復を誘導する再生医療などへの新しい展開が始まっていくと考えられる。

8　生体吸収性ハイドロゲルからの低分子化合物の徐放化

　生体吸収性ハイドロゲルを用いて細胞増殖因子や核酸物質を徐放化することにより，再生修復を促進できることを述べてきた。一方，近年，フラボノイドなどのポリフェノール類，スタチン，ビタミンD3，エストロゲン，副甲状腺ホルモンなどの低分子薬物も，様々なシグナル伝達経路の活性化を介して骨形成を促進できることが明らかにされつつある[30]。このような低分子薬物を用いた骨形成では，細胞増殖因子のリコンビナントタンパク質を合成する必要もなく，さらに，生理的に細胞増殖因子のシグナルを誘導することができるため，過剰に細胞増殖因子を投与する必要がない。このため，将来的には，低分子薬物を用いた再生修復の促進法が，より臨床応用に近い方法になると考えられる。

　一方，これらの低分子薬物の多くは難水溶性である。一般に，難水溶性薬物に対する徐放化技術として，疎水性高分子を用いた薬物徐放化技術が開発されている。しかしながら，これらの疎

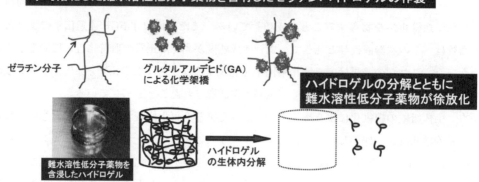

図4 難水溶性低分子薬物を徐放化できる生体吸収性ハイドロゲルの作製プロセス

水性高分子に対する炎症反応が問題になる場合がある。そこで、われわれは、疎水性高分子に比べて生体反応性の低い、ハイドロゲルから難水溶性薬物を徐放化する方法を開発した[31]。すなわち、すでに臨床応用されている生体吸収性高分子であるゼラチンと乳酸オリゴマーとをグラフト反応させることにより、ミセル形成能をもつ乳酸オリゴマーグラフトゼラチンを作製した（図4）。われわれは、この乳酸オリゴマーグラフトゼラチンを用いて、骨形成作用が報告されている難水溶性薬物のシンバスタチンをゼラチンハイドロゲルから徐放化することを試みた。まず、乳酸オリゴマーグラフトゼラチンを用いてシンバスタチンを水可溶化した。次に、水可溶化シンバスタチンを含むゼラチン水溶液をグルタルアルデヒド（GA）で化学架橋することにより、スタチン含有ゼラチンハイドロゲルを得た。この徐放システムでは、ハイドロゲル内に含有された水可溶化スタチンは、ハイドロゲルの分解とともに徐放化される。シンバスタチン含有ゼラチンハイドロゲルをウサギ抜歯部位の骨欠損部へ埋入したところ、骨欠損部に骨再生が誘導された[31]。このことは、シンバスタチン含有ゼラチンハイドロゲルが骨欠損部で分解されることにより、骨欠損部の局所で生物活性をもつシンバスタチンが徐放化され、欠損部周辺に存在している細胞に作用し、細胞からBMP-2が分泌されることによって骨再生の誘導が得られたことを示唆している。これらの知見は、従来、別の治療のために使われてきた薬物をDDS化し、局所でうまく徐放化することで、これまでにない薬理作用が実現できることを示している。

第9章　DDS・徐放化技術

9　おわりに

　本章では，再生医療を目指した，タンパク質（主として，細胞増殖因子），核酸物質，低分子薬物に対する徐放化技術について紹介した。これらは，主として，薬物と徐放化に用いられるバイオマテリアルとの相互作用に着目した，物理化学的アプローチである。このアプローチに加えて，細胞増殖因子の徐放化技術を組み込んだ足場材料のように，徐放化担体を加工する工学的アプローチ，例えば，微粒子（ナノパーティクル，マイクロパーティクル，異形粒子など），多孔質（三次元造形など），繊維（ナノファイバーなど），微細加工（マイクロニードルなど）など，あるいは徐放化担体を投与するためのデバイス（アトマイザーなど）など，"ものづくり"技術が徐放化技術に基づく再生医療には必要不可欠である。今後，薬物に対する物理化学的アプローチに加えて，"ものづくり"による技術革新によって，再生医療に対するDDS・徐放化技術の臨床応用が進むことを期待している。

文　　　献

1) 田畑泰彦編，ドラッグデリバリーシステム　DDS技術の新たな展開とその活用法，(株)メディカルドゥ (2003).
2) 田畑泰彦編，絵で見てわかるナノDDS，(株)メディカルドゥ (2007).
3) 岡崎正之，骨と歯をつくるアパタイトの化学，東海大学出版会 (1992).
4) H. Ohgushi and A. I. Caplan, *J. Biomed. Mater. Res.*, **48**, 913-927 (1999).
5) J. Taipale, J. Keski-Oja, *FASEB J.*, **11**, 51-59 (1997).
6) J. D. Mott, Z. Werb, *Curr. Opin. Cell Biol.*, **16**, 558-564 (2004).
7) A. K. Banga, Processing, and Deliverly Systems, Technomic Publishing Company Inc., (1995).
8) Y. Tabata, Y. Ikada, *Adv. Drug Delivery Rev.*, **31**, 287-301 (1998).
9) Y. Tabata, *J. R. Soc. Interface*, **6 Suppl. 3**, S311-S324 (2009).
10) M. Yamamoto *et al.*, *J. Biomater. Sci. Polym. Edn.*, **12**, 77-88 (2001).
11) M. Yamamoto *et al.*, *Biomaterials*, **24**, 4375-4383 (2003).
12) M. Yamamoto *et al.*, *Tissue Eng.*, **12**, 1305-1311 (2006).
13) Y. Takahashi *et al.*, *Tissue Eng.*, **13**, 293-300 (2007).
14) S. A. Gittens, H. Uludag, *J. Drug Target.*, **9**, 407-429 (2001).
15) 田畑泰彦，松本邦夫編，細胞増殖因子と再生医療，メディカルレビュー社 (2006).
16) A. Marui *et al.*, *Circ J.*, **71**, 1181-1186 (2007).
17) A. Hosaka *et al.*, *Circulation*, **110**, 3322-3328 (2004).
18) K. Y. Lee *et al.*, *Otol. Neurotol.*, **28**, 976-981 (2007).
19) N. Takehara *et al.*, *J. Am. Coll. Cardiol.*, **52**, 1858-1865 (2008).

20) 田畑泰彦, バイオサイエンスとバイオインダストリー, **66**, 542-548 (2008).

21) 田畑泰彦, *Medical Science Digest*, **34**, 103-106 (2008).

22) H. Shigematsu *et al.*, *Int. Angiol.*, **30**, 140-149 (2011).

23) M. Yamamoto, Y. Tabata, *Adv. Drug Deliv. Rev.*, **58**, 535-554 (2006).

24) T. Kushibiki *et al.*, *J. Control. Rel.*, **24**, 90, 207-216 (2003).

25) N. Nagaya *et al.*, *Circulation*, **108**, 889-895 (2003).

26) H. Kasahara *et al.*, *J. Am. Coll. Cardiol.*, **41**, 1056-1062 (2003).

27) N. Tokunaga *et al.*, *Circulation*, **109**, 526-531 (2004).

28) Z. Xia *et al.*, *Am. J. Nephrol.*, **28**, 34-46 (2007).

29) T. Kushibiki *et al.*, *J. Control. Rel.*, **105**, 318-331 (2005).

30) A. Trzeciakiewicz *et al.*, *Nutr. Res. Rev.*, **22**, 68-81 (2009).

31) T. Tanigo *et al.*, *J. Control. Release*, **143**, 201-206 (2010).

―第2編：再生医療に必要な "技術" とは―

第1章　バイオマテリアル足場技術と細胞の三次元化

平野義明*

1　はじめに

　一般に生体組織は細胞と細胞外マトリックス（Extracellular matrix：ECM）から構成されており，細胞の増殖・分化にはECMが足場（スキャフォールド：Scaffold）としての役目を果たす。再生医療には，組織の元になる細胞と欠損した三次元構造での細胞から組織への再生の場，すなわち足場が必要不可欠である。組織が大きく欠損した場合，ECMも欠如した状態となるため，細胞自身によって再構築するまで人工のECMを供給する必要が生じる[1~8]。従来，ECMは組織の充填材として物理的構造を保つだけと考えられていたが，近年は研究の進展に伴い，細胞の接着・移動・分化・増殖など細胞活性を細胞の外側から制御する因子群として重要視されている。

　ECMは，大きく分類すると，構造タンパク質・グリコサミノグリカン・細胞接着性タンパク質の3成分で構成されている（表1）。特に近年注目されている細胞接着性タンパク質とは細胞と接着するタンパク質の総称で，フィブロネクチン，ラミニン，ビトロネクチンなど数十種類の存在が確認されている。これら細胞接着性タンパク質を細胞が認識し，細胞-細胞外マトリックス間の接着を形成している[9~13]。

表1　細胞外マトリックスの主成分

構造タンパク質	コラーゲン エラスチン　　など
グリコサミノグリカン（GAG）	ヒアルロン酸 コンドロイチン硫酸 デルマタン硫酸 ヘパラン硫酸 ヘパリン ケラタン硫酸
細胞接着性タンパク質	フィブロネクチン ラミニン ビトロネクチン テネイシン トロンボスポジン エンタクチン オステオポンチン フィブリノーゲン

＊　Yoshiaki Hirano　関西大学　化学生命工学部　化学・物質工学科　教授

2 足場の特性と役割

前述の通り，組織の細胞・前駆細胞・幹細胞などの接着・増殖のためには足場が必要であるが，組織の欠損と共に欠如するため，人工的な足場を供給する必要がある。足場の役割やそれに必要な条件を表2に，またその概念を図1に示す[1~8]。

足場は細胞の機能を最大限活かすとともに，その細胞群に十分な栄養と酸素を供給するため，多孔質体である。また，図1に示すように組織再生と同時に分解吸収され，加えて細胞増殖因子などのタンパク質（増殖因子）を足場内に留め，徐放化しなければならない（Drug Delivery System：DDS）[3]。タンパク質をそのまま体内に投与しても，酵素分解などによりただちに消化（半減期がとても短い）されたり，患部に留まることなく体内にすぐ拡散したりするだけで有効ではない。近年，足場材料として用いられたり，活発に研究されたりしている生体吸収性材料とその性質のまとめを表3に示す[1~7,14,15]。また，2次元・3次元足場材料の形状と製法の例を表4に示す[14,15]。

表2 足場としての役割

①	細胞の増殖・分化時における接着基質
②	再生の場の確保（空間の確保）
③	外部からの瘢痕組織などの侵入防止
④	再生組織の形態の決定
⑤	再生までの組織代替（強度保持など）
⑥	多数の細胞の入り込みを可能にする多孔性
⑦	細胞への酸素と栄養分の補給路
⑧	老廃物の除去を可能にする多孔性
⑨	その他の細胞外マトリックスの代替
⑩	組織再生の物理的障害になることなく消滅する吸収性
⑪	細胞増殖因子の保持と徐放の制御

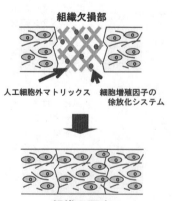

図1 再生医工学（Tissue Engineering）における，組織欠損から人工細胞外マトリックスと細胞徐放化システムによる組織再生の概略図

第1章　バイオマテリアル足場技術と細胞の三次元化

表3　足場として用いられている生体吸収性材料とその性質

生体吸収性材料			利　　　点	欠　　　点
合成材料	合成高分子	ポリグリコール酸（PGA） ポリ乳酸（PLA） 　ポリ-L-乳酸（PLLA） 　ポリ-D-乳酸（PDLA） ポリエチレングリコール（PEG） ポリ-ε-カプロラクトン ポリ-ε-ジオキサノン ポリ-p-ジオキサノン および，これらの共重合体	・性質制御が容易 （分解性，強度，3 次元形状，表面性状， 化学的修飾など） ・明確な物質組成 ・高い成型性	・分解物の影響 ・異物反応 ・低い生体適合性
	無機物	β-リン酸三カルシウム（TCP） 炭酸カルシウム		
天然材料	生体由来 高分子	Ⅰ型コラーゲン ゼラチン（コラーゲンの熱分解物） シルクフィブロイン フィブリン 多糖類（アルギン酸・ヒアルロ ン酸・キチン・キトサン・アガ ロース・デンプンなど）	・高い生体適合性 ・植物由来もある	・抗原性，感染性 ・分解性や強度制御の 幅が小さい ・均質性の維持が困難
	脱細胞化 組織	（由来）： 哺乳類の小腸粘膜下組織，皮膚， 膀胱，筋肉，羊膜	・多種多様な構成物質 （微量のものを含む） ・残存生理活性物質の 効果 ・組織構造の残存によ る効果	・抗原性，感染性 ・不均質性 ・構成物質の正確な同 定は不可能 ・入手が困難

表4　足場材料の形状および作製法（2次元・3次元）

形　　状	作　　製　　法
シート，チューブ	押し出し，プレス，キャスト
スポンジ	凍結乾燥，発泡，相分離，ポローゲン溶出，シンタリング
不織物	スパンボンド，メルトブロー，ニードルパンチ
メッシュ，編織物	紡糸，エレクトロスピニング
高次成型体	光造形，レーザー加工，3次元インクジェット成型

3　機能性足場の設計

　表3で示した足場材料より，よりECMの機能に近い人工材料を設計した足場を機能性足場と言い，これを設計するには細胞接着性タンパク質について理解する必要がある。現在は，コラーゲンや細胞接着性タンパク質であるフィブロネクチン・ラミニンや，その活性部位を利用した研究が行われている[11~13,16~18]。実際に機能性足場を設計するには，表1に示す細胞接着性タンパク質を基材となる材料と組み合わせて有効に利用しなければならない。

ものづくり技術からみる再生医療

　フィブロネクチンは，分子量約230kDaのタンパク質であり，2本のポリペプチド鎖がC末端部分に存在しているCys残基の側鎖で，S-S結合を形成した2量体のタンパク質である。2本のペプチド鎖はドメイン構造を有しており，それごとに細胞・ヘパリン・フィブリン・コラーゲンなどそれぞれの接着部位を持っている[11～13,16～18]。さらに3種類のよく似たモジュールと呼ばれるユニットに区分けされ，それぞれがⅠ型・Ⅱ型・Ⅲ型構造の3種類に分けられる。PierschbacherとRuoslahtiによって，細胞接着活性に関与している部位のアミノ酸配列のうち，-Arg-Gly-Asp-Ser-（RGDS）のわずか4残基が大変重要であると報告された[19]。その後もフィブロネクチンの第2，第3の接着活性部位の解明が進み，表5のように細胞接着性タンパク質の細胞接着活性部位のアミノ酸配列が明らかにされている（文中ではアミノ酸の一文字表記を使用する）[20～24]。

　ラミニンは基底膜の主要構成タンパク質の一つである。A鎖（440K），B1鎖（230K），B2鎖（220K）の3本鎖からなる十字架構造で，基底膜形成，細胞接着，神経突起伸長などの作用を有している。ラミニンには，RGD配列以外に，B1鎖中に-Tyr-Ile-Gly-Ser-Arg-（YIGSR）という特有の細胞接着活性部位が存在しており[25]，B2鎖中のRNIAEIIKDI配列に神経突起伸展活性を，A鎖中にはRGDN配列を有する。B1鎖中のアミノ酸20個からなるRYVVLPRPVCFEKGMNYTVR（F-9ペプチド），さらにはIKVAV，PDSGRも細胞接着活性部位である。東京薬科大学の野水らはラミニンのアミノ酸配列を10残基程度ずつ全て化学合成し，細胞との相互作用をスクリーニングすることで新たな細胞接着活性を有するアミノ酸配列を明らかにしている[26～31]。

　上述したフィブロネクチン，ラミニン以外に，ビトロネクチン，コラーゲン，フィブリノーゲ

表5　細胞接着性タンパク質とその細胞接着活性部位

細胞接着性 タンパク質	細胞接着部位
フィブロネクチン	Gly-**Arg-Gly-Asp**-Ser-Pro-Ala-Ser-Ser（G**RGD**SPASS） Arg-Glu-Asp-Val（REDV） Glu-Ile-Leu-Asp-Val（EILDV） Pro-His-Ser-Arg-Asn（PHSRN）
ラミニン	Tyr-Ile-Gly-Ser-Arg（YIGSR） Arg-Asn-Ile-Ala-Glu-Leu-Leu-Lys-Asp-Ile（RNIAELLKDI） **Arg-Gly-Asp**-Asn（**RGD**N） Ile-Lys-Val-Ala-Val（IKVAV） Pro-Asp-Ser-Gly-Arg（PDSGR） A13：Arg-Gln-Val-Phe-Gln-Val-Ala-Tyr-Ile-Ile-Ile-Lys-Ala（RQVFQVAYIIIKA） G73：Arg-Lys-Arg-Leu-Gln-Val-Gln-Leu-Ser-Ile-Arg-Thr（RKRLQVQLSIRT） C16 Lys-Ala-Phe-Asp-Ile-Thr-Tyr-Val-Arg-Leu-Lys-Phe（KAFDITYVRLKF）
ビトロネクチン	**Arg-Gly-Asp**-Val（**RGD**V）
コラーゲン	**Arg-Gly-Asp**-Thr（**RGD**T） **Arg-Gly-Asp**-Ala（**RGD**A）
フィブリノーゲン	**Arg-Gly-Asp**-Phe（**RGD**F）

第1章 バイオマテリアル足場技術と細胞の三次元化

ンなどにも RGD 配列が含まれていることが分かっている。ただし RGD 配列の3残基のみでは活性発現が認められず，RGD の第4番目のアミノ酸残基が活性発現に大きく左右する。第4番目のアミノ酸は，グリシンや電荷を有さないアミノ酸以外であれば活性発現が見られ，なかでも RGDS の4残基が最も知名度が高く足場材料に広く用いられている[32]）。

4　生理活性ペプチド・タンパク質を固定化した機能性足場の設計

機能性足場と細胞へのシグナル伝達の概念を図2に示す。タンパク質を材料表面に吸着させた場合，タンパク質を材料表面に化学固定（共有結合を利用）した場合，タンパク質の活性部位のみを材料表面に化学固定（共有結合を利用）した場合，3次元の足場内に物理的にまたは化学結合を利用して包埋した場合をそれぞれA～Dに示す[33]）。機能性足場を創成するには，これらの化学固定や包埋が有効である。

4.1 吸着法

タンパク質を材料表面に吸着させた場合，吸着タンパク質の方向性・吸着層の厚さ・構造変化などのコントロールが不可能である。加えて材料との相互作用が化学結合に比べてはるかに弱いため，材料表面からはがれ落ちることも考えられる。またペプチドレベルでは水溶性が高いため，タンパク質よりも微弱な相互作用で材料表面に吸着することになり，細胞との相互作用も弱くなるなど機能性足場としての弱点も有する。しかし，ペプチドを分子設計して疎水性オリゴペプチ

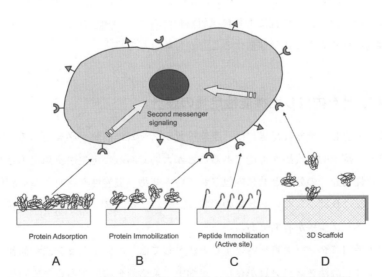

図2　タンパク質・ペプチドを固定化した機能性足場と細胞の関係
A：タンパク質を材料表面に吸着させた場合
B：タンパク質を材料表面に共有結合法を用いて化学固定した場合
C：タンパク質の活性部位のみを共有結合法を用いて化学固定した場合
D：3次元足場内に物理的に内包した場合

ド残基を導入，脂質とペプチドを組み合わせた脂質膜様の分子を設計し，その自己組織化を利用してナノファイバー状にするなど，細胞と材料表面の相互作用を考える場合には，材料とペプチドレベルの相互作用を高める工夫がなされている[33]。

4.2　共有結合法

共有結合法を用いた材料表面へのタンパク質の固定化は，タンパク質の活性部位の方向性や化学反応中のタンパク質の変性などの問題が生じるものの，材料からの脱落もなく有効な手段である。また，タンパク質の活性部位であるペプチドを共有結合する場合は，変性や脱落もなく大変有効な方法となる。しかしどちらの場合も，固定化効率や固定化密度のコントロールが必要である。

材料表面に共有結合法を用いて固定化する場合は，材料とタンパク質・ペプチドが有する官能基を有効に利用しなければならない。タンパク質は20種類のアミノ酸から構成されており，それぞれに反応性基の有無があるため利用できるものは数種類に限られている。タンパク質を材料に固定する場合，2官能性以上の架橋剤を用いるか，材料が有している官能基とタンパク質・ペプチドの有する官能基間で縮合剤を用いて固定化する方法が最も有用である。なかでも反応性の高いタンパク質・ペプチドのN末端かC末端を利用するか，タンパク質中の電荷を有するアミノ酸側鎖を利用するのが一般的である。電荷を有するアミノ酸としては，側鎖にカルボキシル基やアミノ基を有するアミノ酸が知られている。これらは容易にペプチド結合やアミド結合を形成する。その他に，反応性を有するアミノ酸側鎖は水酸基とシステイン特有のチオール基があげられる。チオール基（メルカプト基）はチオール基間でジスルフィド結合（-S-S-）を容易に形成し，さらには金などの表面に配位結合により自己組織化することが知られている。これらの反応を利用すれば，容易に材料表面に化学修飾することが可能となる[33]。

5　タンパク質を内包した機能性足場の設計

タンパク質を内包した機能性足場には，薬物徐放システムの構築が必要である。薬物を有効な濃度に安定させ，持続的な放出が可能であることが大切である。再生医療用足場として利用する場合，生体吸収性高分子の分解と共に内包されている薬物（機能性タンパク質）が放出される分解制御型放出でなければならない。足場の形状は，微粒子状，メッシュ・不織布状，ハイドロゲル状（インジェクタブル）が有名である。

微粒子状の足場内にタンパク質を内包する方法としては，エマルジョン法が簡便である。内相に水溶性高分子と水溶性タンパク質が存在し，油中に架橋剤を添加することで内相の物質を架橋して乾燥すれば微粒子足場が製造できることから，油相に水相が分散したW/Oエマルジョンは，水溶性タンパク質に適用できる。逆にO/Wエマルジョンは疎水性薬物を含有した微粒子を調製できる[3,7]。

第1章　バイオマテリアル足場技術と細胞の三次元化

　メッシュにするには，高分子量 PLLA を紡糸・延伸し，モノフィラメントを布状にする。このメッシュは足場の形状に加工することができ，70℃で成形可能である。不織布の製造方法は多岐にわたり素材の種類も多い。なかでも近年ナノテクノロジーとの融合から，エレクトロスピニング法が注目を浴びている。これは繊維形成性樹脂溶液を用い，紡糸口金と捕集ネットの間に高い電圧をかけて紡糸を行う方法である。この過程により数十〜数百 nm の均一フィラメントがネット上に得られる。これらの足場に細胞増殖因子を吸着させることにより機能性足場の構築が可能となる[3,5,7]。

　ハーバード大学の Mooney らはポリ乳酸-ポリグリコール酸共重合体（PLGA）と，血管内皮細胞増殖因子（VEGF）と食塩の混合物を二酸化炭素の高圧下で処理することにより，PLGA 多孔質体を得ることができる高圧ガスフォーミング法を開発した。この手法を用いると，熱に弱いタンパク質（VEGF）でも問題なく多孔質体の PLAG に吸着させることが可能となる。また食塩を水により除去しても，疎水性相互作用によりタンパク質（VEGF）を多孔質内に保持することが可能である[34]。

　インジェクタブルな足場材料は，組織の元になる細胞と足場材料の元になる材料がともに注入できなければならず，注入後体内の組織欠損部位で 3 次元体の足場が構築されれば治療の浸襲を小さくすることが可能となる。アルギン酸はカルシウムなどの 2 価のイオン存在下，穏和な条件でゲル化することができ，インジェクタブルな足場材料として期待されている[35〜37]。

　また，ポリエチレングリコール（PEG）とポリ乳酸を組み合わせて設計した高分子は，体温付近で相転移を示してゲル化し，さらには生分解性も有する[38]。相転移温度を有する高分子[35,39]や，光照射により重合する分子など[40〜43]，外部刺激により機能化する研究成果が報告されている。さらには，ペプチドの pH 変化による構造転移を利用した足場やインジェクタブルゲルも報告されている[44〜46]。これらを有効に利用することで機能性足場の構築が可能となる。

　再生医療に必要なバイオマテリアルとしての機能性足場の創成は，ECM の持つ機能の模倣，すなわち人工 ECM の構築を意味する。現時点では人為的なヒトの ECM の創成は不可能である。そこで以下に示すような成分と材料との組み合わせによる人工 ECM の設計が考えられている[4,5,7]。

① ECM の成分をそのまま用いる（コラーゲンやフィブリンなど ECM の成分をそのまま用いる）。

② 生体由来材料と合成高分子に ECM 成分を組み合わせる（細胞接着性タンパク質などを生体由来材料と合成高分子に固定化して用いる）。

③ 生体由来材料と合成高分子に ECM 成分の機能を組み合わせる（細胞接着性ペプチドなど ECM の機能を抽出し生体由来材料と合成高分子と組み合わせて用いる）。

　特に機能性足場の設計方法である②および③を行うには，先に述べた化学的手法は欠かすことができない技術である。

ものづくり技術からみる再生医療

　ECM の成分であるコラーゲンは，*in vivo* における細胞接着機構について詳細に研究されている[47,48]。様々な細胞に対して 3 次元に再構成したゲル内に細胞を包埋，細胞の機能維持を図り組織再生の足場として用いられている。

　コラーゲンの熱変性体であるゼラチンは，スポンジ状やハイドロゲル状にし再生医療用足場として活発に臨床応用されている。京都大学の田畑らはゼラチンハイドロゲルから骨形成因子（BMP），塩基性線維芽細胞増殖因子（bFGF），トランスフォーミング増殖因子（TGF-β）を徐放し，足場機能と増殖因子徐放機能を兼ね備えた機能性足場を構築した。これらは，細胞接着性タンパク質や細胞増殖因子などを生体由来材料と組み合わせて構築した人工 ECM モデルであり，親水性ハイドロゲルを用いることで，ポリ乳酸などの疎水性物質を用いた徐放に比べて，より薬物・タンパク質の活性を保持することができる。また，ハイドロゲル中の拡散によって放出が制御されるのではなく，ゲル内に包含した薬物・タンパク質がハイドロゲルの分解とともに放出されることで，より長期間にわたる制御が可能であると考えられる[3~5,7]。現在は，これら機能性足場を用いて，骨組織，皮膚，血管，脂肪などの再生を行っている[49,50]。

　近年はバイオマテリアルなどの材料を有効に用いて，細胞凝集塊を作成する方法が盛んに研究されている。これまではハンギングドロップ法や旋回培養法などの物理的手法が主であったが，表面加工した 2 次元のシャーレを有効に用いたり，表面の微細 3 次元加工を活用したりした材料が見出されており，微粒子を用いることで細胞凝集塊中の細胞の生存率を向上させる試みもなされている。この方法は組織に近い状態で細胞を移植することができるため，細胞移植治療の分野で注目を浴びている[8,51~53]。

　以上のように，ECM の機能を代替えした機能性足場材料を再生医工学材料に応用しようとする試みは *in vitro* の系において多数の研究が展開されている。しかし *in vivo* で実際に足場材料として臨床応用された例はまだ少数である。もちろん本来の ECM にはまだまだ及ぶものではない。細胞との親和性や細胞機能のコントロールができるなど生体に近い状態の人工の ECM を設計することが重要である。多機能な足場を化学的手法・材料学的手法により分子設計することによって，今後再生医工学・再生医療の現場でさらに発展することを望む。

文　　　献

1)　筏　義人［編］，再生医工学，化学同人（2001）
2)　浅島　誠ら［編］，再生医工学と生命科学，共立出版（2000）
3)　田畑泰彦［編］，ドラッグデリバリーシステム DDS 技術の新たな展開とその活用，遺伝子医学別冊，メディカル　ドゥ（2003）
4)　田畑泰彦［編］，再生医療の実際，羊土社（2003）

第1章　バイオマテリアル足場技術と細胞の三次元化

5) 田畑泰彦［編］，再生医療へのブレイクスルー，遺伝子医学 MOOK1，メディカル　ドゥ（2004）

6) 上田　実［編］，ティッシュ・エンジニアリング，名古屋大学出版会（1999）

7) 田畑泰彦［編］，再生医療のためのバイオマテリアル，コロナ社（2006）

8) 田畑泰彦［編］，遺伝子医学 MOOK 別冊　進みつづける細胞移植治療の実際（上・下巻）メディカル　ドゥ（2008）

9) 月田承一郎ら［編］，細胞接着の分子機構，羊土社（1992）

10) 佐邊壽孝ら［編］，細胞接着研究の最前線，羊土社（1996）

11) 林　正男，細胞接着分子の世界，羊土社（1995）

12) 林　正男，新　細胞接着分子の世界，羊土社（2001）

13) 関口清俊［編］，再生医療のための細胞生物学，コロナ社（2006）

14) 陳国平，再生医療，10 (3)，180-181（2011）

15) E. Carletti *et al., 3D Culture*：*Methods and Protocols, Methods Mole. Biol.*, **695**, 17-39 (2011)

16) D. F. Mosher Ed., Fibronectin, Academic Press Inc. (1989)

17) R. O. Hynes, Fibronectins, Springer-Verlag (1990)

18) J. E. Schwarzbauer *et al., Curr. Opin. Cell Biol.*, **11**, 622-627 (1999)

19) M. D. Pierschbacher, *Nature*, **309**, 30-33 (1984)

20) M. J. Humphries, *et al., J. Cell Biol.*, **103**, 2637-47 (1986)

21) J. L. Guan, *et al., Cell*, **60**, 53-61 (1990)

22) J. B. McCarthy, *et al., J. Cell Biol.*, **110**, 777-87 (1990)

23) V. Copie, *et al., J. Mol. Biol.*, **277**, 663-682 (1998)

24) M. D. Pierschbacher, *et al., Proc Natl Acad Sci USA.*, **81**, 5985-8 (1984)

25) J. Graf, *et al., Cell.*, **48**, 989-96 (1987)

26) M. Nomizu, *et al., J. Biol Chem.*, **270**, 20583-90 (1995)

27) M. Nomizu, *et al., J. Biol Chem.*, **272**, 32198-205 (1997)

28) M. Nomizu, *et al., J. Biol Chem.*, **273**, 32491-9 (1998)

29) M. Nomizu, *et al., Arch Biochem Biophys.*, **378**, 311-20 (2000)

30) M. Nomizu, *et al., FASEB J.*, **17**, 875-7 (2003)

31) M. P. Hoffman, *et al., J. Biol. Chem.*, **273**, 28633-41 (1998)

32) U. Hersel, *et al., Biomaterials*, **24**, 4385-4415 (2003)

33) Y. Hirano, *et al., Adv. Mater.*, **16**, 17-25 (2004)

34) M. E. Sheridan, *et al., J. Controlled Release*, **64**, 91-102 (2000)

35) J. D. Kretlow, *et al., Adv. Mater.*, **21** (32/33)，3368-3393 (2009)

36) RC Mundargi,. *J. Control. Release.*, **125** (3)，193-209 (2008)

37) J. Zhu, *Biomater.*, **31**, 4639-4656 (2010)

38) K. Nagahama, *et al.,J. Biomater. Sci. Polym. Ed.*, **22**, 407-416 (2011)

39) A. Jeong, *et al., J. Controlled Release*, **63**, 155-163 (2000)

40) J. Elisseeff, *et al., Proc. Natl. Acad. Sci. USA*, **96**, 3104-3107 (1999)

41) K. S. Anseth, *et al., Nat. Biotechnol.*, **17**, 156-159 (1999)

42) J. R. Jones, *et al., J. Mater. Sci, Mater. Med.*, **20**, 463-471 (2009)

43) A. Butscher, *et al., Acta. Biomter.*, **7** (3)，907-920 (2011)

ものづくり技術からみる再生医療

44) M. C. Branco, *et al., Acta. Biomter.,* **5** (3), 817-831 (2009)

45) R. P. Nagarkar, *et al., Peptide Sci.,* **94** (1) 141-155 (2010)

46) M. C. Giano, *et al., Biomater.,* **32**, 6471-6477 (2011)

47) K. Wolf, *et al., J. Cell Biol.,* **160**, 267-277 (2003)

48) F. Grinnel, *Trends Cell Biol.,* **13**, 264-269 (2003)

49) Y. Ikada *et al., Y, Adv. Drug Deliv Rev.,* **31** (3) 287-301 (1998)

50) Y. Tabata, *Methods Mol. Biol.,* **300**, 81-100 (2005)

51) R-Z Lin, *et al.,Biotechnol. J.,* **3**, 1172-1184 (2008)

52) T. Takezawa, *Biomater.,* **24** (13), 2267-75 (2003)

53) L- A. Kunz-Schughart, *et al., J. Biomol. Screening,* **9** (4) 273-385 (2004)

第2章　ものづくりとしての細胞シート工学

大和雅之*

1　はじめに

本稿では，細胞シート工学に関して「ものづくり」の観点から概説したい。

2　細胞シート工学とは

我々は，15年以上にわたって，我々が世界に先駆けて開発に成功した温度応答性培養表面を用いた新規再生医療技術の開発に体系的に取り組んできた。同表面上には温度応答性高分子であるポリ（N-イソプロピルアクリルアミド）が共有結合的に固定されている。同培養表面の大量生産には電子線重合を用いているが[1]，最近ではATRP（原子移動ラジカル重合）などの新規技術を用いた製造法も複数確立している[2]。ポリ（N-イソプロピルアクリルアミド）は温度に応答して水との親和性を大きく変化させ，その転移温度（下限臨界溶液温度）は純水中では32℃である（生理的イオン強度，pH下では29℃）。通常，哺乳類細胞の培養は37℃でおこなうが，この温度では同表面は弱い親水性を示すため，細胞が接着・伸展・増殖する。温度を室温程度に下げると表面があたかもポリエチレングリコールのように高度に親水化するため，トリプシンなどのタンパク分解酵素を必要とすることなく，細胞が自然に同表面から脱着する（図1）。

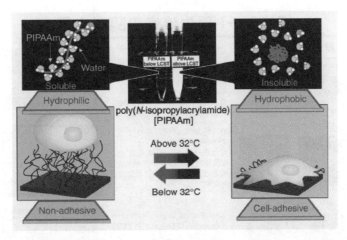

図1　温度応答性培養皿

---

*　Masayuki Yamato　東京女子医科大学　先端生命医学研究所　教授

細胞がコンフレント（培養皿表面を被覆した状態）に達した後に低温処理を行うと，すべての細胞が細胞–細胞間接着により連結した一枚の細胞シートとして回収される。この細胞シートの底面には，培養の間に沈着したコラーゲン，フィブロネクチン，ラミニンなどからなる細胞外マトリックスを保持しており，患部組織への移植の際にきわめて良好な接着が観察される[3]。また，異なる細胞シートの上に再接着させることで，細胞シートを積層・重層化させることができる。

通常，培養細胞の回収に用いられるトリプシンは塩基性アミノ酸を認識してペプチド結合の切断をおこなうため，イオンチャンネルや細胞成長因子の受容体，カドヘリンなどの細胞–細胞間接着タンパク質，フィブロネクチン，ラミニンなどの細胞外マトリックス構成タンパク質など多くのタンパク質が分解を受け，細胞シートとして回収することは事実上不可能である。

我々は，様々な細胞に対応した温度応答性培養表面の最適化からはじまり，培養条件，細胞シート回収技術，細胞シート積層技術，細胞シート移植デバイスの開発，生体移植後の組織再生評価技術，自動培養装置の開発など，種々の細胞シート関連技術の開発体系的に取り組んできており，これらを総称して「細胞シート工学」と呼んでいる。現在では最も一般的な温度応答性高分子グラフト密度をもつ温度応答性培養表面は，東京女子医大発ベンチャーである株式会社セルシードにより大量生産，市販されている。

我々はこれまでに，複数の疾患患部組織に対して細胞シートを移植する新規再生医療技術の開発に成功し，臨床応用に取り組んできた（図2）。たとえば，角膜移植が必要な角膜上皮幹細胞疲弊症の治療を目的として，角膜上皮幹細胞が局在化する角膜輪部上皮あるいは口腔粘膜から単離した上皮幹細胞を温度応答性培養表面上で培養した後に移植可能な培養角膜上皮細胞シートとして回収し移植に供している。十分な動物実験の後に，2002年12月から大阪大学医学部眼科と共同でヒト臨床研究を開始している（西田幸二教授らとの共同研究）。これら上皮細胞シートは

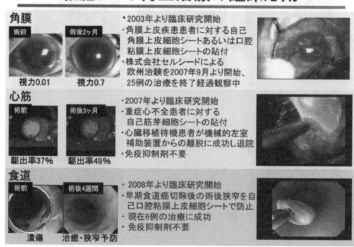

図2　細胞シート工学の臨床応用

第 2 章　ものづくりとしての細胞シート工学

容易に角膜実質に生着し，縫合なしの移植が可能である。臨床研究の初期症例に関しては New England Journal of Medicine 誌に 2004 年に報告した[4]。自己口腔粘膜上皮細胞を用いて作製した培養上皮細胞シートによる角膜上皮幹細胞疲弊症の治療は，現在，株式会社セルシードにより欧州治験が進行中である（本年 6 月製造販売承認申請を欧州医薬品局に提出）。

　この他，重症心不全治療を目的とした培養自己骨格筋筋芽細胞シート移植の臨床研究が大阪大学との共同研究により 2007 年より進行中である（大阪大学第一外科澤芳樹教授らとの共同研究）。患者骨格筋 5 グラムを採取し，筋肉中に微量存在する骨格筋筋芽細胞を増殖させ，細胞シート作製のための温度応答性培養表面上での培養に供する。骨格筋筋芽細胞が心筋細胞に分化しないことは種々の研究から明らかであり，パラクライン効果を期待している。実際，培養骨格筋筋芽細胞は非常に多くのトロフィックファクター（細胞栄養因子）や MMP（matrix metallo-proteinase）を合成分泌していることを確認しており，補助人工心臓を装着していた複数の患者が，細胞シート移植後に補助人工心臓の離脱に成功している。この臨床研究の成果をもとに株式会社テルモによる治験が近日中に日本で開始される予定である。

　さらに 2008 年 4 月から，内視鏡的粘膜ガン切除（endoscopic submucosal dissection, ESD）後の人工食道潰瘍治療のための経内視鏡的培養自己口腔粘膜上皮細胞シート移植[5]の臨床研究を開始しており，これまでに計画した全 10 症例の治療と経過観察を完了している（東京女子医大消化器外科山本雅一教授，大木岳志助教らとの共同研究）。ESD はきわめて低侵襲な治療技術であり，筋層への浸潤がない初期食道粘膜ガンでは第一選択となっている。しかし，切除範囲が大きい症例では食道狭窄が生じ，3/4 周以上では相対適応となっている。我々は，患者自己口腔粘膜を少量採取し，培養自己口腔粘膜上皮細胞シートを用いて，ESD 直後に ESD により生じた人工食道潰瘍を被覆することで，術後狭窄などの合併症を防止できるのではないかとの仮説にもとづき，動物実験の後に臨床研究を開始した。多孔性のセルカルチャーインサート上にポリ（N-イソアクリルアミド）が共有結合的に固定化した温度応答性セルカルチャーインサートを用いることで，大動物実験では用いていたマウス 3T3 フィーダーレイヤーを用いなくとも，移植に供しうる重層扁平上皮様組織を作成できることを見出し[6,7]，食道臨床研究ではこの系を用いた[8]。また，培地に添加する種々の因子は可能な限り医薬品として市販されているものを用い，培養はすべて GMP 指針にしたがっておこなった[9]。すでに計画していたフォローアップも前症例で完了しており，現在，論文投稿中である。

　これらの臨床研究に続いて，智歯あるいは咬合に参画しない歯を細胞ソースとした培養自己歯根膜細胞シート移植による歯周病治療の臨床研究（東京女子医大歯科口腔外科安藤智博教授，同先端生命研石川烈特命教授，岩田隆紀特任講師らとの共同研究）が開始目前となっている[10~13]。

　これまでに，細胞シートを用いた再生医療支援技術として様々な開発をおこなってきたが，本稿では，細胞シート移植デバイス，細胞シート輸送デバイス，自動培養装置を代表例として概説する。

111

3 細胞シート移植デバイス

　細胞シートを対象臓器に移植する際，角膜上皮や皮膚表皮，食道上皮などトポロジカルに体表部位に細胞シートを貼付する場合は大きな問題にならないものの，体表以外の部位がターゲットとなる場合には，どのように低侵襲的に細胞シートを移植するのかは考慮すべき問題である．現在，大阪大学で進行中の重症心不全に対する培養自己骨格筋筋芽細胞シート移植は開胸手術により移植しているが，将来的にカテーテル治療をリプレイスすることを目指すのであれば，現行のカテーテル治療並の低侵襲性が必要である．

　同様に，我々の動物モデルを使った実験でも，肺への細胞シート貼付は開胸手術によりおこなっているが，実際のヒト臨床では肺の手術はほとんどが胸腔鏡を用いたものであり，胸腔鏡と同等の移植デバイスが必要である．

　我々は，この問題の解決を目的として細胞シート移植デバイスの開発に取り組んでいる[14]．一般的な胸腔鏡，腹腔鏡は直径15ミリのポートからデバイスを挿入する．よって，以下のようなシンプルな細胞シート移植デバイスを開発した．外径15ミリのパイプ内にラックギヤをもつシャフトを装着し，手元のピニオンギヤでシャフトのパイプからの出し入れを操作する．シャフトの先端にはパイプの内径の約3倍の幅をもつ弾性のある高分子製フィルムがあり，形状を工夫することにより単純にシャフトをパイプ内に収納することによりフィルムが丸まり，シャフト内径に収まる．すなわち，この高分子製フィルム上に細胞シートを置いておくことで，15ミリのポートから約5センチ幅の細胞シートを肺表面に低侵襲的に貼付できる（図3）．

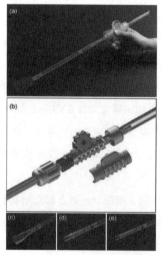

図3　細胞シート移植デバイス
(a) 外形．高分子製フィルム以外の部品はすべて三次元プリンターにより作製された．(b) ギヤ部．(c-e) ギヤ部を操作してシャフトをパイプ内に収納すると，高分子製フィルムが自然に丸まってパイプ内に収納される．

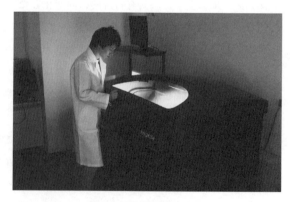

図4　三次元プリンター

第2章 ものづくりとしての細胞シート工学

　この他，角膜内皮，網膜，食道，膝関節を対象とする移植デバイスを各々開発中である。また，細胞シートを37℃で輸送する恒温デバイス[15]も開発し，実用に供している。紙幅の都合上，それの詳細は別の機会に紹介したい。

4　三次元プリンター

　これら移植デバイスの試作は，我々もかつては大田区の町工場に依頼していた。様々なメディアで報道されているように，その技術に目をみはるものがあるのは確かであるが，納期やコストの観点から，我々の研究所では5年前に市販の三次元プリンターを導入した（図4）。三次元プリンターは，一般にラピッドプロトタイピングと呼ばれる三次元造型機の一種であり，比較的低価格で複雑な後処理を要しないという特徴がある。製品や部品の試作，モックアップの作製に広く用いられている。インクジェットプリンタが二次元平面上にインクを噴出するのに対し，三次元プリンターは，三次元形状を二次元のレイヤーに分割した後，レイヤー毎に高分子合成をおこなうことを反復することで任意の三次元形状を作製できる。我々の研究所が現有する装置は，Objet社のEdenシリーズであり，アクリル系光硬化樹脂を使用したインクジェット紫外線硬化方式を採用している。

　三次元プリンターを用いることで，PC上で動作する三次元CAD（computer aided design，コンピュータ支援設計）で起こした図面を三次元プリンターに転送するだけで，自動で任意の三次元形状をもつ部品を得ることができる。現有の装置では，16マイクロメートルの積層ピッチで造形でき，二次元平面上の造形解像度は42マイクロメートルである。実際の作製例での最終的な形状精度は，経験上約100マイクロメートル程度であり，実用上，組織工学関連の試作では満足のいく性能であると考えている。

　さらに，同社の三次元プリンターの大きな特徴として，FDA（米国医薬品局）が承認している医療用高分子が利用可能である点があげられ，移植デバイスやバイオリアクターの部品の試作には非常に強力なツールとなっている。

5　組織ファクトリー

　近年の韓国台湾系企業の猛追があるとはいえ，日本のファクトリーオートメーション（FA）技術は世界に冠たるものである。1980年代，日本はDRAM（最も広く使われているPCなどのメモリー）の生産で米国を圧倒し，世界中の市場を席巻した。この時，半導体製造工場に大々的に導入されたのがロボット技術を駆使したFAである。半導体製造環境は高度に管理されたクリーンルームであり，人さえもが汚染源であった。よって，クリーンルームから可能な限り人を排除し，汗をかかず垢の出ないロボットを用いて1日24時間高度集積回路を製造することで，圧倒的な歩留まりと低コスト化が達成された。

ものづくり技術からみる再生医療

　我々は，現在の組織工学を取り巻く状況が1980年代の半導体産業の状況と酷似していると考え，ロボット技術を駆使した再生医療支援機器の開発をおこなっている。臨床に供される培養細胞・組織は，医薬品の製造指針であるGMP（Good Manufacturing Practice）にしたがい，現在はクリーンルーム内で人の手で培養・製造されている。クリーンルームの維持費が膨大となる他，作業員の人件費も製造コストの大きな要因である。実際，FA技術を駆使し，無人で細胞を自動で培養するシステムの開発が複数の企業，大学，研究機関でおこなわれている。また，NEDOの調査事業で訪問した米国の再生医療製品を上市している企業のいずれもが，日本製の再生医療用FA機器ならぜひ導入したいと口を揃えていたことも事実である。

　これらの背景のもと，FA技術を駆使した全自動で細胞培養から細胞シート作製，細胞シート積層化までをおこなう再生医療用ロボットの開発に取り組んでおり，これを全自動細胞培養・細胞シート積層化システム（組織ファクトリー，T-Factory）と呼んでいる（図5）。モデルとして，重症心不全を適応とした培養自家骨格筋筋芽細胞シート移植を選択した。このようなロボティックシステムを用いることで，培養組織を安全かつ再現性良く，かつ低コストで作製し，再生医療を広く一般的に普及させることができるものと考えている。なお，T-Factoryの開発は，総合科学技術会議により制度設計された最先端研究開発支援プログラム（中心研究者：岡野光夫）により，日本学術振興会を通して助成されたものです。ここに感謝します。

　現在開発中のシステムは市販のロボットアームを利用したものであるが，私自身は，人間の手の真似をして動くロボットアームシステムの将来性に関してはやや懐疑的である。たとえば，飛行機や自動車は鳥や地上を歩く生き物とは似ても似つかない設計である。また，このようなロボティックシステムの開発において，培養皿や培地交換用のピペットなどがもつ理化学研究機器としての生い立ちに基づく制限・制約を大きく逸脱して，再生医療本格化のためには何が必要なの

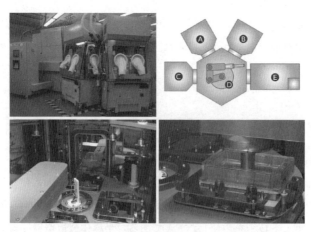

図5　全自動細胞培養・細胞シート積層化システム（T-Factory）
システム全景（左上）。細胞シート積層化モジュール（A），播種・培地交換モジュール（B），インキュベータモジュール（C），ロボットアームを有する搬送モジュール（C），原材料・資材搬送モジュール（D）からなる機能毎のモジュール構成となっており，規格化されたコネクタにより連結する（右上）。細胞シート積層化モジュール内のクローズアップ（下）。

第2章 ものづくりとしての細胞シート工学

か，どういうデザインでそれを実現するかを真剣に考えることも重要である。この意味で，応用化学や化学工学などの参加が求められており，再生医療・組織工学がきわめて集学的であると言われる所以である。実際，以前良くテレビ番組で取り上げられていた液晶パネルの生産ラインは，見ようによっては，巨大な細胞シート生産ラインのようにも見え，もしかしたら液晶パネル製造工場から多くを学ぶことができるかもしれない。

　最近，IBM やインテルが三次元積層型の超高度集積回路を発表しているが，従来技術の限界を超えて，さらにムーアの法則を維持するこれら新規技術の開発は，莫大多数の細胞（半導体集積回路ではゲートに対応する？）を複数種，整然と整置させ三次元的な組織を作るという組織工学の究極的目標に向けて大変魅力的であり，大いに参考にすべきであると考えている。

6　おわりに

　組織工学の歴史は30年にも満たないものであり，未だ大きく発展の途上にある。我々が提唱し，体系的な開発に取り組んできた細胞シート工学も同様に未だ発展途上である。再生医療を底支えし，あらたな再生医療的治療技術の開発と応用に貢献する組織工学研究のさらなる発展には，細胞も理解できれば高分子も機械も理解できるというような人材が必要である。また，そのような人材の育成には，従来型の縦割りの学問の間の垣根を取り払った風通しの良い教育研究環境が必要であろうし，理学・工学・薬学といったバックグランドをもつ非医師系研究者と医師系研究者が一つ屋根の下で切磋琢磨しながら研究開発を進めていくことが最も効果的であると考えている。

　また，自己細胞を細胞ソースとする再生医療は，個々の患者，疾患に最適化する究極のテイラーメイド医療である。この観点からは，再生医療の担い手はアルチザン（フランス語で職人を意味する。産業革命による大量生産以前の芸術的手工業製品生産の担い手）的な側面を有している。先の大田区の町工場ではないが，このようなアルチザン的性格は日本人が世界に誇る特性ではないだろうか。再生医療の本格化を目指して，幹細胞生物学のさらなる発展と共に，ものづくり的要素がきわめて大きい組織工学のさらなる洗練を期待したい。

文　　　献

1)　Yamada N, Okano T, *et al. Macromol. Chem., Rapid Commun.,* **11**, 571（1990）
2)　Nagase K, Watanabe M, *et al. Macromol Biosci.,* **11**, 400（2011）
3)　Kushida A, Yamato M, *et al. J. Biomed. Mater. Res.,* **45**, 355（1999）
4)　Nishida K, Yamato M, *et al. N. Engl. J. Med.,* **351**, 1187（2004）
5)　Ohki T, Yamato M, *et al. Gut,* **55**, 1704（2006）

ものづくり技術からみる再生医療

6) Murakami D, Yamato M, *et al. Biomaterials,* **27**, 5518 (2006)

7) Murakami D, Yamato M, *et al. J. Artif. Organs,* **9**, 185 (2006)

8) Takagi R, Murakami D, *et al. Gastrointest. Endosc.* **72**, 1253 (2010)

9) Takagi R, Yamato M, *et al. J. Tissue Eng. Regen. Med.,* **5**: e63 (2010)

10) Iwata T, Yamato M, *et al. Biomaterials,* **30**, 2716 (2009)

11) Tsumanuma Y, Iwata T, *et al. Biomaterials,* **32**, 5819 (2011)

12) Washio K, Iwata T, *et al. Cell Tissue Res.,* **341**, 397 (2010)

13) Iwata T, Yamato M, *et al. J. Clin. Periodontol.,* **37**, 1088 (2010)

14) Maeda M, Yamato M, *et al. J Tissue Eng Regen Med.,* **3**, 255 (2009)

15) Nozaki T, Yamato M, *et al. J Tissue Eng Regen Med.,* **2**, 190 (2008)

第3章 ES/iPS細胞の増殖・分化・組織構築を制御する人工マトリックスの設計

—細胞用まな板 "Cell-cooking plate" をめざして—

伊勢裕彦[*1], 赤池敏宏[*2]

1 ES/iPS細胞を用いた再生医療の課題

近年，ES細胞やiPS細胞を用いた再生医療研究は，国内外で爆発的に取り組まれている。ES/iPS細胞は，様々な組織に分化する能力を持つことから様々な疾患に対する応用が期待されている。特にiPS細胞は，患者の体細胞から直接樹立できることからES細胞よりも再生医療への期待が大きい。しかしながら，実際の医療として実現可能にするためには，安定的な細胞の供給や安全性の確保，組織への高効率な分化制御などの課題が多い。ヒトへの臨床応用を見据えた場合の課題は，①染色体の異常のない細胞の供給，②ガン化の恐れのない細胞の供給，③異種動物成分を含まない状態で培養された細胞の供給などがあげられる。特に問題となるのは，ES/iPS細胞の培養において，最適化された標準となる培養技術の確立が未だなされていない点である。現在では，ES/iPS細胞は，マウス繊維芽細胞をフィーダーとした培養皿の上で培養されている。この状態で培養されたES/iPS細胞は，コロニー形態をとり未分化維持された状態で培養される。しかしながら，培養日数を経るにつれて未分化状態が維持できなくなった細胞が出現してくるようになる。そこで，分化細胞の出現が増える前に継代培養が行われる。この継代の基準となるのは，コロニーの大きさや細胞の形態であり，実験者の経験に基づいたもので明確な基準となる指標はないのが現状である。このため，常に一定の標準化されたES/iPS細胞の供給が困難となってくる。またES/iPS細胞を様々な組織に分化させた場合，分化できなかった細胞を完全に取り除き，分化した細胞のみを得なければならない。現在では，かなり高い分化誘導効率が可能になっているが，完全に純化するためにはフローサイトメトリーなどを用いた細胞純化が必要である。しかし，このフローサイトメトリーを用いた細胞純化は，細胞へのストレスが大きく，十分な細胞数を得るためには長時間を要することが欠点である。

このようなことから，筆者らはES/iPS細胞の標準化された培養技術とりわけ，iPS細胞の樹立から未分化維持培養，そして最終的な分化誘導培養までを一貫して実現できる培養技術の開発に取り組んでいる。近年，筆者らは，この取り組みにおいて，様々な細胞を制御する増殖因子や接着因子を培養皿に固定することでiPS細胞を自在にコントロールできる培養基材として"細胞まな板"というコンセプトを提唱している。

---

*1 Hirohiko Ise 東京工業大学 フロンティア研究機構 特任講師

*2 Toshihiro Akaike 東京工業大学 フロンティア研究機構 教授

2 E-cad-Fc による ES/iPS 細胞の均一分散培養の実現

筆者らは，細胞間接着分子である E-カドヘリンの活性ドメインと免疫グロブリンの Fc ドメインを融合させたキメラ分子（E-cad-Fc）を作製し，この分子を培養基盤上に固定することで，細胞間接着分子を細胞外マトリックスとして培養できるユニークな培養器材の開発を行ってきた（図1）。

この E-cad-Fc は，組み換えタンパク質として，完全な Chemically defined な培養材料として安価に多量に作製することができる。そして，この E-cad-Fc 上の培養では，E-カドヘリンを介した特異的な培養皿への接着によって，マウス ES 細胞やヒト ES/iPS 細胞を未分化維持させた状態で培養できることを報告している[1,2]。特にマウス ES 細胞の E-cad-Fc を用いた培養では，従来の細胞外マトリックスを介した接着とは異なるため，ES 細胞の特徴的なコロニー化した培養状態ではなく，分散した単層状態での培養に成功している（図2）。

コロニー化は，細胞の未分化維持や分化誘導において分離，細胞種選別などその操作が煩雑かつストレス過剰になり，ES 細胞培養の困難さの原因となっている。このような現状の中で，筆者らが見出している E-cad-Fc による ES 細胞の分散培養は，未分化維持や分化誘導を標準化する簡便な手法として画期的であり，国内外から注目されている。

3 ヒト iPS 細胞の E-cad-Fc を用いた標準化された培養技術の開発

ヒト iPS 細胞に期待される役割において，患者組織由来の多能性幹細胞の作製が可能になることである。ヒト ES 細胞を用いた移植治療を行う場合，患者組織とは異なるため免疫的な拒絶が起こり，十分な治療の確立が困難である。ヒト iPS 細胞は，患者由来の組織から多能性幹細胞の

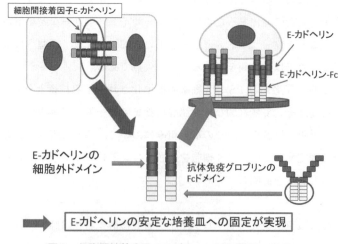

図1 細胞間接着分子のモデルタンパク質 E-cad-Fc

第3章　ES/iPS 細胞の増殖・分化・組織構築を制御する人工マトリックスの設計

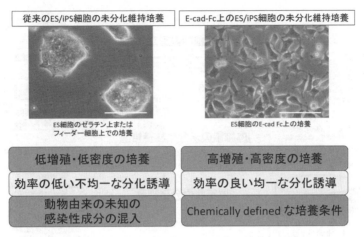

図2　E-cad-Fc 上の ES/iPS 細胞の培養の特徴

作製が可能であるので移植治療の場合、免疫拒絶が起こらずよりクオリティーの高いテーラーメイド治療の実現が期待できる。しかしながら、患者細胞からの iPS 細胞の作製は、その効率の低さなどから非常に時間がかかることやその維持培養や分化誘導培養の困難さから実現化にはほど遠い。前述したように、ヒト iPS 細胞の樹立や未分化維持培養において、多くの手間と経験的な知見によって培養を行っているため標準化した培養方法の確立が急務である。筆者らが目指す E-cad-Fc を利用した培養系は、E-カドヘリンを介した細胞接着を常に行うために E-カドヘリンを発現する細胞のみを特異的に接着できる。iPS 化した細胞や未分化維持した iPS 細胞は E-カドヘリンを高く発現することから、iPS 細胞のみを E-cad-Fc 上に接着させることが可能である。従って、経験的な知見によらず一定の未分化 iPS 細胞を得ることができ、標準化された培養法の確立が期待できる。また分化誘導においても E-カドヘリンを発現する肝細胞などの上皮系細胞の細胞を選択的に培養できるために上皮系細胞に分化した細胞を選択的に得ることも可能であり、さらに上皮系以外に分化する細胞は接着できないために、これらの細胞も非接着細胞として回収すれば、神経系や心血管系、骨格系細胞も選択的に得ることができる。ヒト iPS 細胞において、その樹立から未分化維持、分化誘導までの過程で、E-カドヘリンの発現が変化することが知られている。このことから、E-カドヘリンの発現を指標にすれば、ヒト iPS 細胞の状態を制御できるわけである。このようなことから、E-cad-Fc の E-カドヘリン発現細胞に対する選択的培養に着目して、筆者らは、その樹立から未分化維持、分化誘導までを一貫して行えるヒト iPS 細胞のための標準化培養技術の開発を目指して検討を行っている（図3）。

　繊維芽細胞を用いて iPS 細胞の樹立を試みた場合、繊維芽細胞は間葉系細胞であるので、E-カドヘリンを発現していないが、iPS 化が進むにつれて E-カドヘリンを発現するようになる。このことから、E-カドヘリンの発現を指標に iPS 化された細胞を E-cad-Fc 上に培養することで、いち早く回収することが期待できる。通常は、繊維芽細胞を用いて iPS 細胞を作製した場合、その効率は1％程度であり、どの細胞が iPS 化しているかはコロニー形成が確認できるまで判別す

119

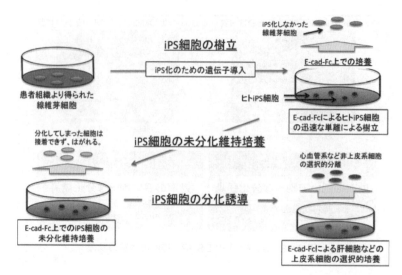

図3 テーラーメイド医療の実現のためのE-cad-FcによるヒトiPS細胞の標準化培養技術の開発
E-cad-Fcによる樹立から分化誘導まで一貫した標準化された培養基質の開発を目指す。

ることができない。従って，E-cad-Fc上で培養することでE-カドヘリンを指標としたiPS細胞の接着を利用することで，コロニー化する前の迅速なiPS細胞の樹立が期待できる（図4）。

このようにして，樹立されたiPS細胞は未分化を維持した状態で培養されなければならない。そして，この未分化維持培養も異種成分であるマウス繊維芽細胞などのフィーダー細胞を使用せずに培地などを含めたChemically definedな条件で培養されなければならない。樹立したiPS細胞についての未分化維持培養にE-cad-Fc固定培養皿を用いる事ができる。通常，ヒトES/iPS細胞の未分化維持培養では，マトリゲルやラミニン等が用いられている。しかしながら，これらは異種動物由来成分を含むことからChemically definedな培養を実現することはできない。組み換えタンパク質としてラミニンも作られているが，非常に高価であり現実的ではない。このE-cad-Fc固定型培養皿を用いる事で，ヒトiPS細胞をChemically definedな状態で安定な未分化維持培養が実現できる。

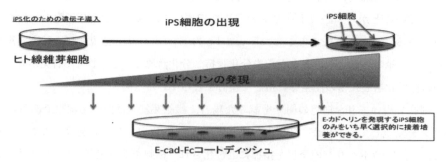

図4 E-cad-Fcを用いたヒトiPS細胞の迅速樹立ツールの開発
iPS化のための遺伝子導入後，細胞をE-cad-Fcコートディッシュに培養することで，E-カドヘリンを発現するiPS細胞をいち早く分離していき，迅速なiPS細胞の樹立を試みる。

第3章 ES/iPS細胞の増殖・分化・組織構築を制御する人工マトリックスの設計

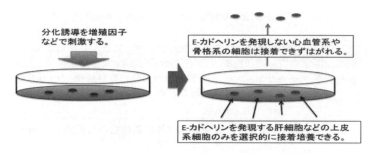

図5 E-cad-Fcを用いた分化誘導選択培養基質の開発

分化誘導においては，マウスES細胞をE-cad-Fc上で培養し肝細胞への分化を刺激したところ，90％以上の効率で均一な肝細胞への分化誘導に成功している[3]。マウスES細胞は，E-cad-Fc上で培養を行った場合，コロニーを形成せず単一分散状態で培養できる。このため，肝細胞への分化を刺激する増殖因子などが効率的に均一に作用することができる。またE-cad-Fc上では，E-カドヘリンを発現する分化した肝細胞のみを接着させることが可能であるために，最終的に肝細胞のみを効率的に接着培養できるのである。このことから，E-カドヘリンを発現する組織の分化誘導において非常に効率的な培養条件を実現できることが明らかになった（図5）。

以上のことから，iPS細胞の樹立から分化誘導までを一貫した標準化された培養系の構築がE-cad-Fcによって実現できるわけである。

4　ES/iPS細胞の分化を自在に制御する"細胞まな板"の実現

筆者らは，過去30年来にわたり細胞の機能を制御するための様々な培養皿固定型分子の作製を行ってきた。この手法により肝細胞などの選択的接着培養器材（ガラクトース含有糖鎖高分子PVLA）の開発も成功させてきた[4]。近年では，免疫グロブリンのFcドメインを接着因子や増殖因子と融合させたキメラ分子を設計し，その有用性を数々の論文に報告してきた（表1）[5~7]。

このような手法は，従来の分子生物学や細胞生物学では解明できなかった知見や実現できなかった培養系を確立することが期待できる。特に様々な培養皿固定型分子を固定化した培養皿上にES/iPS細胞を培養することによって，様々な組織への分化誘導が期待できる。最近，筆者らはES細胞の心筋細胞への効率的な分化誘導を実現する培養皿固定型増殖因子の開発に成功している。ES/iPS細胞の心筋分化誘導においてインスリン様増殖因子結合タンパク質4（IGFBP4）がその分化誘導を促進することが報告された[8]。これは，ES/iPS細胞のWnt/βカテニン経路を阻害することによって心筋細胞への分化誘導を促進することがわかっている。しかしながら，この阻害では，IGFBP4が高濃度で作用させなければならないため，その効率が低かった。そこで，このIGFBP4を培養皿に固定化することで，強力かつ持続的な阻害を行って心筋細胞分化を試みた。IGFBP4を培養皿に固定するためにIGFBP4とエラスチン様ペプチドとの融合タンパク質を作製した。エラスチン様ペプチドは，グリシン-バリン-グリシン-バリン-プロリン（GVGVP）

ものづくり技術からみる再生医療

表1　ES/iPS 細胞の細胞用まな板を実現する固定型分子

接着因子型

固定型両親媒性高分子	機能分子	用途	
Fc 融合型キメラ分子	E-カドヘリン	ES/iPS 細胞の未分化維持培養。肝細胞などの上皮系細胞の選択培養	PLoS One. 2006 J Cell Biochem. 2008
	N-カドヘリン	心筋細胞や神経系細胞の選択培養	Biomterials. 2010
	VE-カドヘリン	血管系細胞の選択培養	作製中
ポリスチレン接着分子	ガラクトース	肝細胞の選択培養	Methods Enzymol. 1994
	N-アセチルグルコサミン	間葉系，骨格系，神経系細胞の選択培養	Glycobiology. 2010, Biomaterials. 2009

増殖因子・サイトカイン型

固定型両親媒性高分子	機能性分子	用途	備考
Fc 融合型キメラ分子	EGF	上皮細胞の増殖	BBRC. 2006
	HGF	肝細胞への分化誘導	Biomaterials. 2010
	IGF	ヒト ES 細胞の未分化維持	作製中
	FGF	ヒト ES 細胞の未分化維持	作製中
	LIF	マウス ES 細胞の未分化維持	J Biol Chem. 2008
	BMP	心筋細胞への分化誘導	作製中
	アクチビン	中胚葉への分化誘導	作製中
エラスチン様ペプチド融合型（GVGVP）温度感受性をもつ固定化ペプチド	IGFBP4	心筋細胞への分化誘導	Biomaterials, in press

の繰り返し配列を持つポリペプチドである。このペプチドは，温度に応答して親水性と疎水性が変化することが知られている。そして，GVGVP が 67 個繰り返されたペプチドが，培養温度の37℃で安定に培養皿に安定に吸着することが見出された。そこで，（GVGVP）67-IGFBP4 を作製して培養皿に固定したところ，IGFBP4 が培養皿に安定に固定化されることが見出された。この（GVGVP）67-IGFBP4 を固定化した培養皿上で ES 細胞を培養したところ，心筋細胞分化を高効率に実現できることが明らかになった。（GVGVP）67-IGFBP4 上で培養され，心筋細胞に分化した細胞を心筋細胞のマーカーであるミオシンヘビーチェーン（MHC）の抗体であるMF20 で染色したところ，通常の場合よりも高い範囲での心筋細胞分化が確認された[9]。このようなことから培養皿固定型の IGFBP4 を作製することによって，心筋細胞の分化に効果的な培養基質の開発に成功した（図6）。

　培養皿固定型因子は，因子を溶液状態で細胞に作用させることよりも効率よく持続的に因子の作用を細胞に与えることができる。従って，効率的な分化誘導が行えるわけである。筆者らは，

第3章　ES/iPS細胞の増殖・分化・組織構築を制御する人工マトリックスの設計

前述のE-カドヘリンやIGFBP4を初め数多くの培養皿固定型因子の作製に成功している。ここで，この手法による分化誘導は，ES/iPS細胞が"細胞調理用のまな板"に載せられて料理したように考えられることから，筆者らはこれらの一連の作業を"細胞用まな板"という概念として提唱し強力に推進している（図7）。

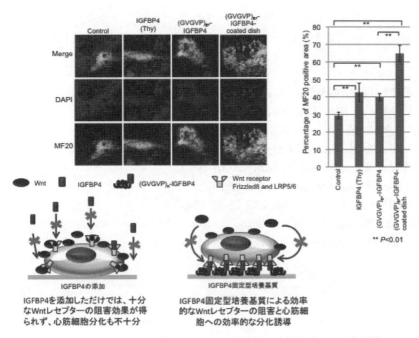

図6　IGFBP4固定型培養基質を用いた効率的な心筋細胞への分化誘導

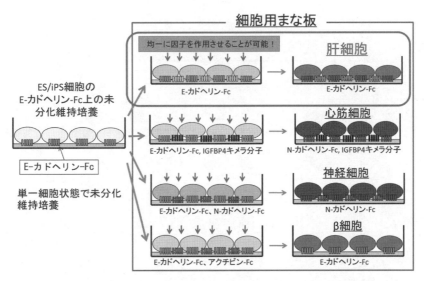

図7　細胞用まな板を用いたES/iPS細胞の効率的かつ均一な分化誘導技術の実現
固定化分子を組み替えることであらゆる組織の効率的かつ均一な分化誘導を実現する。

123

ものづくり技術からみる再生医療

　筆者らのこれらの取り組みは，再生医工学という分野から iPS 細胞の培養系における障壁を解決できるものとして独創性が高いといえよう。そして，ヒト iPS 細胞の安全性や簡便性が向上し，再生医療へのヒト iPS 細胞の応用が飛躍的に進むことが期待できる。

文　　献

1) Nagaoka M *et al. PLoS One.*, **1**, e15 (2006)
2) Nagaoka M *et al. BMC Dev. Biol.*, **10**, 60 (2010)
3) Haque A *et al. Biomaterials*, **32**, 2032 (2011)
4) Kobayashi K *et al. Methods Enzymol*, **247**, 409 (1994)
5) Yue XS *et al. Biomaterials*, **31**, 5287 (2010)
6) Azuma K *et al. Biomaterials*, **31**, 802 (2010)
7) Nagaoka M *et al. J. Biol. Chem.*, **283**, 26468 (2008)
8) Zhu W *et al. Nature*, **454**, 345 (2008)
9) Minato A *et al. Biomaterials*, in press

第4章　細胞の遺伝子改変技術

城　潤一郎[*1]，田畑泰彦[*2]

1　再生医療における細胞の遺伝子改変技術の位置づけ

　再生医療は，2大先端外科治療である再建外科治療および臓器移植治療に代わる第3の治療として期待されている。その基本概念は，体が本来もっている自然治癒力を活用，失われた組織あるいは病変部位を再生，修復させるという体にやさしい治療法である。再生医療の1つのアプローチとして，（幹）細胞の移植による生体組織の再生誘導（細胞移植治療）がある。細胞移植治療において，細胞の数と質が大切であることは言うまでもない。この理由から，近年，再生医療のための幹細胞などに対する基礎生物医学研究が盛んに行われている。しかしながら，たとえ増殖および分化能が高い優れた細胞を病変部位へ移植したとしても，移植細胞が生存，機能できる環境が体内になければ，移植細胞による治療効果は望めない。そこで，移植細胞の生存，増殖，および生物機能をコントロールできる細胞周辺環境を整え，創製するための技術の研究開発が必要不可欠である。細胞の遺伝子改変は，細胞の生物機能を人為的に修飾する有力な技術，方法論であり，細胞周辺環境技術のひとつに位置づけられる。細胞の遺伝子改変技術は，再生医療のみならず，がん治療や基礎細胞生物学研究にも貢献できる普遍的な技術である。本章では，細胞の遺伝子改変に必要な技術および方法論について概説する。加えて，遺伝子改変細胞を用いた再生医療とそれを支える細胞の遺伝子改変技術の貢献について具体的に紹介する。

2　細胞の遺伝子改変に必要な技術および方法論

　細胞の遺伝子改変とは，遺伝子を細胞内へ導入することによって，細胞の生物機能を活性化あるいは修飾する手法である。細胞の遺伝子改変のためには，効率のよい遺伝子導入法と細胞培養システムの開発が必要である。遺伝子導入法は，大きく分けてウイルスを用いる方法と用いない方法がある。ウイルスを用いる方法は，遺伝子導入効率が高い反面，それ自身の毒性，抗原性に問題がある。遺伝子改変した細胞を用いる場合，ウイルスは使用が懸念されるため，ウイルスを

---

　*1　Jun-ichiro Jo　㈱放射線医学総合研究所　分子イメージング研究センター　分子病態イメージング研究プログラム　複合分子イメージング研究チーム　博士研究員；
京都大学　再生医科学研究所　生体組織工学研究部門　生体材料学分野
　*2　Yasuhiko Tabata　京都大学　再生医科学研究所　生体組織工学研究部門　生体材料学分野　教授

用いない遺伝子導入法の開発が行われている。遺伝子は，負電荷のリン酸基の繰り返し構造をもっている。そのため生理条件下では，遺伝子は負電荷による分子内反発により広がっており，見かけの分子サイズが大きい。さらに，遺伝子と細胞表面の負電荷との電気的反発により，遺伝子は細胞表面に吸着しにくく，かつ細胞内へも導入されにくい。そこで，正電荷をもつカチオン化脂質やカチオン化高分子などの遺伝子導入キャリアを用いて複合体を形成し，遺伝子の細胞膜通過を促すことが試みられている。遺伝子導入法を，この複合体のサイズによって分類すると，それぞれの遺伝子導入法の特徴をとらえやすい[1]。本章では，細胞の遺伝子改変を目的とした遺伝子導入法について，われわれの研究成果を中心に話を進める。

2.1 ナノサイズの遺伝子導入キャリア：カチオン化多糖（図1）[2]

ウイルスを用いない遺伝子導入キャリアは，遺伝子と混合することによって，ナノサイズで正電荷の複合体を形成，遺伝子を細胞に取り込みを促進させる。さらに，細胞内に導入された複合体の動態（複合体が取り込まれたエンドソームから細胞質への脱出，核への移行など）をコントロールすることによって，遺伝子発現レベルを増強させる試みもある。しかしながら，一般的にウイルスを用いない遺伝子導入法は，その効率および細胞特異性がともに低く，改良の余地が残されている。多糖は，これまでに医薬品や食品添加物などとして用いられ，その生体安全性は実証済みである。また，ヒドロキシル基などの官能基をもっているため，化学修飾が容易であり，化学的，物理的，および生物学的な機能を付加，修飾することができる。さらに，多糖を構成している糖が細胞表面に存在する糖鎖認識レセプターによって認識される。そこでわれわれは，細胞特異性を狙って，ほぼ同じ分子量をもつ，異なる非電荷水溶性多糖（プルラン，デキストラン，およびマンナン）にスペルミンを導入したカチオン化多糖を作製した。スペルミンを選んだのは，それが生体ポリアミンの1つであること，また2級アミンを有しており，中性領域でバッファー能をもつことから，導入された遺伝子のエンドソームから細胞質への脱出の促進を期待したからである。カチオン化多糖と遺伝子とからなる複合体の見かけの分子サイズは約200nmで，ゼー

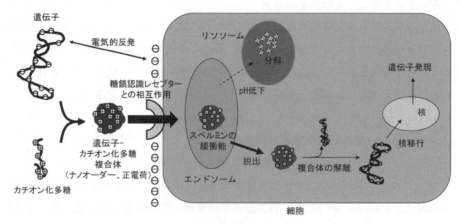

図1　遺伝子－カチオン化多糖複合体を用いた細胞の遺伝子改変

第4章　細胞の遺伝子改変技術

タ電位は+15mVであり，これらは多糖の種類により変化しなかった。しかしながら，作製した複合体を用いた骨髄由来間葉系幹細胞（MSC）への遺伝子導入の結果では，その遺伝子発現レベルは，多糖の種類により異なった。MSCの表面に発現している糖鎖認識レセプターを阻害すると，遺伝子発現レベルが有意に減少した。このことから，カチオン化多糖は細胞特異的に遺伝子導入することができるキャリアであることが示された。さらに，遺伝子発現レベルは市販のカチオン化脂質であるLipofectamine 2000を上回るものであった。カチオン化多糖を用いた遺伝子導入は，他の幹細胞である胚性幹（ES）細胞や脂肪由来幹細胞においても有効であることがわかっている。加えてカチオン化多糖は，small interfering RNA（siRNA）と複合体化することによって遺伝子発現を抑制することができることが示されている[3]。

2.2　マイクロサイズの遺伝子導入キャリア：カチオン化ゼラチンハイドロゲル微粒子（図2）[4]

一般的に，ナノサイズの遺伝子導入キャリアを用いると，その発現レベルの上昇は一過的である。導入遺伝子の発現レベルとその期間とをコントロールすることができれば，さらに効率のよい細胞の遺伝子改変が可能となる。その方法の1つとして，遺伝子の徐放化技術の利用が考えられる。われわれは，遺伝子と複合体形成ができる生分解性高分子のカチオン化ゼラチンを用いて遺伝子の徐放化担体（カチオン化ゼラチンハイドロゲル）を創製した。このカチオン化ゼラチンハイドロゲルは，酵素によりカチオン化ゼラチン鎖が分解，ハイドロゲルの一部が水可溶化され，その結果，複合体化した遺伝子が放出される[5,6]。遺伝子の徐放速度は，ハイドロゲル作製時のカチオン化ゼラチン鎖の架橋の程度により制御される。また，このカチオン化ゼラチンハイドロゲルは，形状を自在に変えることができるという長所をもち，微粒子状のハイドロゲル成形体においても，遺伝子の徐放化パターンがうまく制御ができることがわかっている[7]。このカチオン化ゼラチン微粒子を用いて，細胞の遺伝子改変する場合，カチオン化ゼラチン微粒子を細胞へ取り込ませ，細胞内で遺伝子を徐放化させることが理想的である。種々の方法で作製したナノ[8]からマイクロオーダー[9,10]のサイズをもつカチオン化ゼラチン微粒子を用いて，幹細胞あるいは貪食細胞に対する遺伝子改変が可能となってきている。

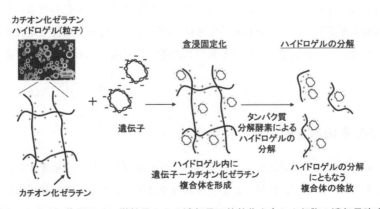

図2　カチオン化ゼラチン微粒子からの遺伝子の徐放化を介した細胞の遺伝子改変

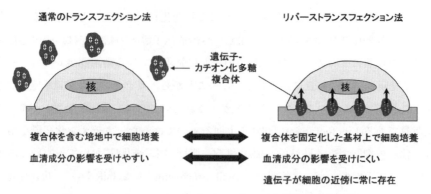

図3 リバーストランスフェクション法による細胞の遺伝子改変

2.3 マクロサイズの遺伝子導入法：リバーストランスフェクション法（図3）

これまでに研究されているウイルスを用いない遺伝子導入法の問題点は，血清存在下での培養において，遺伝子導入効率が低いことである．一方，血清のない状態での遺伝子導入は，培養細胞の状態とその増殖が悪く，遺伝子導入操作による細胞の生存率低下が問題となる．生存率が低いことは，遺伝子改変細胞を実際に治療に用いることを考えた場合には問題となる．そこで，細胞に障害を与えることなく，遺伝子の細胞への相互作用とそれに続く細胞内への取り込みと発現を高めるような工夫，方法論が必要となる．われわれは，遺伝子とキャリアとの複合体を培養液中に入れるのではなく，複合体を培養基材へ固定化した後，その基材上で細胞を培養するというリバーストランスフェクション法を考えた[11]．これにより，細胞と複合体との接触機会が増え，さらに，複合体と血清との接触を抑制できるため，血清中での遺伝子導入培養が可能となった．また，培養基材の材形を3次元構造体へ変えることで，生体に近い3次元環境での細胞の遺伝子改変が可能となった[12]．細胞をより良い状態で遺伝子導入培養するために，リバーストランスフェクション法とバイオリアクタとを組み合わせた細胞に優しい遺伝子導入法を考案した[11, 12]．無血清における通常のトランスフェクション法に比べて，血清を含む培地中でバイオリアクタとリバーストランスフェクション法とを組み合わせた場合，遺伝子発現レベルが高くなり，また，その発現期間も延長させることができた．一方，バイオリアクタを組み合わせることで，細胞の増殖と生存率の向上が認められた．これらの結果は，細胞をより優れた条件で培養することによって，ウイルスを用いない遺伝子キャリアを利用した遺伝子発現を高めることが可能であることを示している．

3 遺伝子改変細胞を用いた再生医療

遺伝子改変細胞を用いた移植治療は，欠損遺伝子や治療目的遺伝子を補充する遺伝子治療法と失われた組織あるいは病変部位に対して必要な細胞を移植，補充する細胞移植治療法とを組み合わせた新しい治療法といえる．本治療法の優れた点は，①生体内へ遺伝子またはその複合体を直

第4章　細胞の遺伝子改変技術

接投与する従来の *in vivo* 法とは異なり，治療目的の細胞以外へ遺伝子が導入されることがなく，遺伝子発現レベルを制御しやすいため，副作用の危険性が軽減されること，②細胞自身が導入遺伝子をもとに合成されたタンパク質を供給する担体となるため，細胞の選択により，他の人工材料では困難な特異性の高い細胞の標的部位へターゲティング能を最大限に利用した治療ができること，③細胞の特定の機能を修飾，改善するような遺伝子を細胞へ導入することにより，本来の細胞とは異なる生物機能が修飾された遺伝子改変細胞を作製でき，細胞治療のみでは得られない治療効果が得られること，④細胞と遺伝子とを組み合わせることにより，両者の特長を活かした治療が可能になることである。

　遺伝子改変細胞を用いた治療は，心筋梗塞[13, 14]，パーキンソン病[15]から，骨[16~18]，軟骨[19]，および脊髄[20]の再生医療まで多岐にわたっている。しかしながら現状では，ウイルスを用いて遺伝子改変を行っている研究が多い。その臨床応用を考えた場合，ウイルスを用いない遺伝子改変法のほうが望ましい。以下に，われわれが行った研究を紹介する。

　MSCは，心筋梗塞の細胞移植治療のための細胞として利用され，一定の治療効果を得ている。しかしながら，心筋梗塞部位は低酸素状態であるため，移植細胞のほとんどが移植部位でアポトーシスに陥り，MSCのポテンシャルを最大限に引き出せない。これが，細胞移植治療の最大の問題点である。この問題点を解決するために，抗アポトーシス作用をもつアドレノメデュリン（AM）をコードするプラスミドDNAを，カチオン化多糖を用いてMSCへ導入，生物機能を改変したMSC（AM-MSC）を作製した。急性心筋梗塞モデルラットの心筋梗塞部位に，AM-MSCを移植し，細胞の心筋梗塞治療効果を検討した[21]。カチオン化多糖を用いてAMプラスミドDNAを導入することにより，AMペプチドを分泌するMSCを作製することができた。また，低酸素培養1日後のアポトーシス細胞数は，MSCに比べて，AM-MSCが低値を示した。このことは，カチオン化多糖を用いたAMプラスミドDNA導入により，MSCが遺伝子改変され，細胞機能が増強されていることを示している。さらに，急性心筋梗塞モデルラットの心筋内へAM-MSCを移植した。移植4週後の組織化学的評価結果から，AM-MSC移植治療群が，MSC移植治療群に比べて，移植治療効果を改善していることがわかった。これらの結果は，MSCへAM-プラスミドDNAを導入することにより，MSCに抗アポトーシス機能が付与され，低酸素部位においても，MSCが数多く生存，その機能が発揮されたことを示している。

　長崎大学のグループは，腹膜線維症の治療法として，腹膜線維症の腹膜組織に積極的に浸潤することが知られているマクロファージ（Mφ）と抗線維化作用を有する肝細胞増殖因子（HGF）をコードするプラスミドDNAを組み合わせた治療を行っている[10]。カチオン化ゼラチンハイドロゲル微粒子を用いて，HGFプラスミドDNAをMφへ導入，抗線維化作用を付与した遺伝子改変マクロファージ（HGF-Mφ）を作製した。作製したHGF-Mφは，4週間にわたってHGFを分泌することがわかり，カチオン化ゼラチンハイドロゲル微粒子によって遺伝子の細胞内徐放化されていることが示唆された。さらに，腹膜線維症モデルマウスに対して，HGF-Mφを尾静脈より投与したところ，肥厚した腹膜組織にHGF-Mφが浸潤していること，および腹膜肥厚抑

ものづくり技術からみる再生医療

制効果が増強されていることがわかった。

　その他に，遺伝子改変血管内皮前駆細胞による肺高血圧治療[9]に関しても治療の増強効果が報告されている。以上のように，遺伝子導入により機能修飾した細胞を用いた遺伝子－細胞ハイブリッド治療は，細胞移植治療に基づく再生医療の効果を高める点で有用であると考えられる。

4　遺伝子改変技術を用いた再生医療のための基礎細胞生物学研究への展開

　細胞の遺伝子改変技術は，再生医療に用いる細胞の創製（人工多能性幹（iPS）細胞）[22]や他の（幹）細胞の増殖および分化を調べるための基礎細胞生物学用研究ツールとしても利用できる。MSC の骨および脂肪分化には，それぞれ Runx2 および Peroxisome proliferator activated receptors gamma（PPARγ）の転写因子が関与しており，それらの活性化によって分化が制御されていると考えられている。最近，Transcription coactivator with PDZ-binding motif（TAZ）が，PPARγ を抑制，Runx2 を活性化するタンパク質であることが見出された[23]。そこで，カチオン化多糖誘導体を用いて TAZ に対する siRNA（TAZ-siRNA）を MSC へ導入，この TAZ-siRNA 導入が MSC の脂肪分化挙動に与える影響について評価した[3]。siRNA 未導入あるいは mock-siRNA 導入 MSC と比較して，TAZ-siRNA 導入 2 日後の MSC は，細胞中の TAZ の mRNA レベルが有意に低下していた。このことは，カチオン化デキストランを用いた TAZ-siRNA 導入により，MSC の TAZ が RNA 干渉によって抑制されたことを示している。また，Oil-red O 染色の結果から siRNA 未導入あるいは mock-siRNA 導入 MSC と比較して，TAZ-siRNA 導入 MSC は，脂肪分化が促進されていた。これらの結果は，MSC へ TAZ-siRNA を導入することにより，MSC の分化挙動を人為的に制御できることを示している。

5　遺伝子改変技術を用いた再生医療のためのイメージング研究への展開

　再生医療が実用化されるためには，治療法の開発だけではなく，その治療効果を非侵襲的に判定できる，イメージング技術が必要不可欠である。すなわち，移植細胞の生体内運命，あるいは再生治癒過程や再生誘導された組織，臓器の生物機能を評価する技術である。移植細胞の生体内運命の評価は，その細胞をラベリングすることによって達成される。細胞ラベリング法は，イメージング材料（プローブ）の細胞内導入である。代表的なプローブとして，MRI の造影剤（Gd^{3+}，Mn^{2+}，^{19}F，および酸化鉄ナノ粒子），量子ドット，蛍光色素修飾粒子などが用いられる。細胞ラベリング法においても細胞の遺伝子改変を活用した研究が報告されている。緑色蛍光タンパク質（GFP）あるいはルシフェラーゼ発現細胞は，細胞の遺伝子改変技術が用いられた細胞ラベリング法の 1 つの例である。さらに，単光子放射線コンピュータ断層撮影（SPECT）および陽電子コンピュータ断層撮影（PET）の分子プローブを用いた細胞ラベリング法が報告されている。すなわち，細胞へ予めラベリング効率を増強させる遺伝子を導入後，ラベリングする方法である。

第4章　細胞の遺伝子改変技術

以下に代表的な例を示す。単純ヘルペスウイルス1型チミジンキナーゼ（HSV1-tk）を発現させた細胞を9-(4-^{18}F-Fluoro-3-[hydroxymethyl]butyl) guanine（^{18}F-FHBG）とともに培養すると，細胞内に取り込まれた^{18}F-FHBGは，HSV1-tkによりリン酸化され，細胞内にとどまる。この細胞内滞留性により，効率よくラベリングできる[24]。また，ドーパミンD2レセプター（D_2R）を膜表面に発現させた細胞を3-N-(2-[^{18}F]Fluoroethyl) spiperone（^{18}F-FESP）とともに培養すると，D_2Rと^{18}F-FESPとの親和性により，効率よく^{18}F-FESPが細胞へ導入，ラベリングされる[25]。あるいは，ヨウ化ナトリウム共輸送体（NIS）を膜表面に発現させた細胞を^{123}Iとともに培養するとNISが^{123}Iを能動的輸送するため，効率よく^{123}Iが細胞へ導入，ラベリングされることも報告されている[26]。

6　おわりに

　細胞の生存率および状態を悪くすることなく，細胞へ遺伝子を導入，その生物機能を活性化および制御するための遺伝子改変技術は，細胞の生物医学研究とそのひとつの応用である再生医療に必要な技術である。この技術領域の発展には，細胞，材料，および培養などの異なる研究分野の知識の融合が不可欠である。今後，より広く，より多くの研究分野の人々が有機的に交流し合って，有効な遺伝子導入技術，方法論が研究開発されることを願って止まない。

文　　献

1)　J. Jo, *et al.*, *Eur J Pharm Biopharm*, **68**, 90 (2008)
2)　J. Jo, *et al.*, *J Biomater Sci Polym Ed*, **21**, 185 (2010)
3)　K. Nagane, *et al.*, *Tissue Eng Part A*, **16**, 21 (2010)
4)　T. Kushibiki, *et al.*, *Current drug delivery*, **1**, 153 (2004)
5)　Y. Fukunaka, *et al.*, *J Control Release*, **80**, 333 (2002)
6)　T. Kushibiki, *et al.*, *J Control Release*, **90**, 207 (2003)
7)　T. Kushibiki, *et al.*, *Gene Ther*, **11**, 1205 (2004)
8)　N. Doi, *et al.*, *J Biomater Sci Polym Ed*, (2011)
9)　N. Nagaya, *et al.*, *Circulation*, **108**, 889 (2003)
10)　Z. Xia, *et al.*, *Am J Nephrol*, **28**, 34 (2008)
11)　A. Okazaki, *et al.*, *Tissue Eng*, **13**, 245 (2007)
12)　Y. Kido, *et al.*, *Biomaterials*, **32**, 919 (2011)
13)　H. K. Haider, *et al.*, *Molecular medicine*（Cambridge, Mass）, **14**, 79 (2008)
14)　A. A. Mangi, *et al.*, *Nature medicine*, **9**, 1195 (2003)
15)　H. Mochizuki, *et al.*, *Journal of neural transmission*, 205 (2003)

ものづくり技術からみる再生医療

16) H. Peng, *et al.*, *The Journal of clinical investigation*, **110**, 751 (2002)

17) J. S. Blum, *et al.*, *Clinics in plastic surgery*, **30**, 611 (2003)

18) N. Kimelman, *et al.*, *Tissue engineering*, **13**, 1135 (2007)

19) R. Kuroda, *et al.*, *Arthritis and rheumatism*, **54**, 433 (2006)

20) M. J. Ruitenberg, *et al.*, *J Neurosci*, **23**, 7045 (2003)

21) J. Jo, *et al.*, *Tissue engineering*, **13**, 313 (2007)

22) K. Okita, *et al.*, *Exp Cell Res*, **316**, 2565 (2010)

23) J. H. Hong, *et al.*, *Science* (*New York, N. Y*), **309**, 1074 (2005)

24) J. G. Tjuvajev, *et al.*, *J Nucl Med*, **43**, 1072 (2002)

25) D. C. MacLaren, *et al.*, *Gene Ther*, **6**, 785 (1999)

26) Y. H. Kim, *et al.*, *J Nucl Med*, **46**, 305 (2005)

第5章　生体材料―細胞間の相互作用

松崎典弥[*1]，明石　満[*2]

1　はじめに

　近年の微細加工技術や表面制御技術の進歩により，ナノ・マイクロオーダーでペプチドやタンパク質，DNA を配列したチップ（アレイ）が作製され，コンビナトリアル合成や医薬品評価などに用いられている[1~3]。また，これらの技術を細胞に応用することで，一細胞レベルでの細胞パターニングおよび細胞チップの作製が可能となり，薬剤の毒性評価やハイスループット解析への応用が期待されている[4~7]。このように，材料表面での細胞の配置を制御するためには，細胞が材料表面へ接着する機構を理解し，細胞接着および非接着に適した表面を設計する必要がある。また，材料―細胞間の接着や相互作用を理解することは，細胞のパターニングだけでなく埋植材料や組織工学の足場材料の表面設計にも大変重要である。さらに，細胞―細胞間の接着や材料―細胞間の相互作用を利用することで，細胞の三次元集積化・組織化を制御することが可能となり，生体組織に類似の三次元構造と機能を併せ持つ生体組織モデルの構築が期待される。

　本章では，材料表面への細胞接着，また，細胞表面への材料形成（ナノ薄膜形成）において重要となる要因を概説し，さらに，細胞―材料間の相互作用を応用した細胞の組織化・積層化の研究について著者らの研究を中心にまとめた。既にいくつかの書籍が材料と細胞の基本的な相互作用を詳細に解説しているため[8,9]，本章では基礎的な内容は紹介程度にとどめ，その応用について，特に最近注目されている三次元の組織化を中心に解説する。

2　材料表面への細胞接着

　材料表面への細胞接着において重要となるのが細胞接着性タンパク質である。細胞は材料表面に直接接着することはなく，材料表面に吸着した接着性タンパク質との相互作用により材料表面へ接着する。図1は材料表面への細胞接着のイメージを細胞培養のプロセスで示した。まず，培養液中の接着性タンパク質が材料表面に吸着し，そのタンパク質層に細胞が接触する。その後，細胞はタンパク質層に対して接着・伸展した後に増殖プロセスに入る。細胞接着性タンパク質として重要なのがフィブロネクチン（FN）やラミニン，ビトロネクチンなどの細胞接着性糖タンパク質である。FN はアルギニン―グリシン―アスパラギン（RGD）のアミノ酸配列部位を有し

＊1　Michiya Matsusaki　大阪大学　大学院工学研究科　応用化学専攻　助教

＊2　Mitsuru Akashi　大阪大学　大学院工学研究科　応用化学専攻　教授

ものづくり技術からみる再生医療

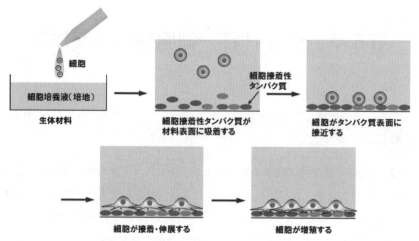

図1　生体材料表面への細胞接着のイメージ

ており，このサイトを通して細胞膜タンパク質である$\alpha_5\beta_1$インテグリンと相互作用することが知られている[10]。従って，細胞接着性および非接着性の材料表面を設計するためには，FNなどの細胞接着性タンパク質の吸着特性を制御することが大変重要である。例えば，中西らは，光刺激に応答して解離する官能基を材料表面に設計し，細胞非接着性の牛血清アルブミン（BSA）をコーティングした表面を作製した。必要な場所のみ光を照射することでBSAが除去され，FNを添加するとその部分のみFNが選択吸着することで細胞のパターニングを実現している[6]。

材料表面の親水性や疎水性，電荷は，細胞接着と密接に関係していることが知られている。有馬らは，異なる末端官能基を有するアルカンチオールを用いて調製された自己組織化単分子膜表面への細胞接着を経時的に評価した[11]。疎水性のCH_3基表面では細胞の接近は見られるが接着はほとんど起こらないのに対して，正電荷を有するNH_3^+基や負電荷を有するCOO^-基表面では30分後には多くの細胞が接着する様子が観察されている。一方，親水性で電荷を有してないOH基表面では，疎水性と電荷表面の中間のような挙動をとることが報告されている。この官能基の違いと細胞接着の関係には，やはりFNなどの細胞接着性タンパク質の吸着が関与していると考えられている[8]。

材料の基本的性質を変えずに細胞接着性を付与する手法として，表面改質は大変有効である。これまで，Langmuir-Blodgett（LB）法やアルカンチオールの単分子膜作製などが用いられてきたが，特殊な装置が必要であることや基板が限定的であるなどの課題もあった。近年，表面改質の簡便かつ精密制御が可能な手法として交互積層法（LbL法）が注目されている。交互積層法は，相互作用を有する2種類の溶液に基板を交互に浸漬するだけで薄膜を調製できる手法であり，簡便かつナノレベルでの膜厚制御に適している（図2a）[12]。特に基板の形態に限定されないため，バルク材料やフィルム，粒子，細胞など，様々な材料表面の改質に用いられてきた。これまで，高分子電解質薄膜の膜厚や最外層の電荷，高分子構造と細胞接着性[13,14]，増殖性[15]，分化誘導[16,17]との関係が報告されている。簡単にまとめると，正電荷および負電荷を有する最外層に

第5章 生体材料―細胞間の相互作用

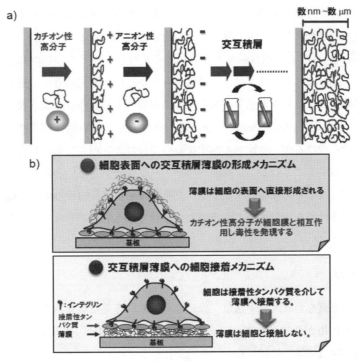

図2 (a)交互積層法のイメージ。 (b)細胞表面および下部の薄膜と細胞の関係。

おいて高い細胞接着性や増殖性が観察され，前述のアルカンチオールの結果と相関している。しかしながら，例えば正電荷の NH_3^+ 基を有する高分子を細胞培養液に添加すると，細胞膜と強く相互作用することで凝集して細胞膜を破壊し，結果として細胞毒性が発現することも知られている[18]。つまり，これまでの材料表面への細胞接着性の議論は，材料―細胞接着性タンパク質の相互作用に依存して細胞接着性が評価されており，直接的な材料―細胞間の相互作用ではないことに注意が必要である。

3 細胞表面に形成したナノ薄膜の影響

著者らは，細胞と材料の相互作用を直接的に評価するため，基板表面に接着した細胞膜表面に直接交互積層ナノ薄膜を形成し，生存率や形態，増殖への影響を評価した[19]。これまで，赤血球や血小板，酵母菌や細菌表面への交互積層薄膜の形成が報告されており[20~22]，著者らも線維芽細胞表面への細胞接着性タンパク質であるFNとゼラチンの薄膜（FN-G薄膜）形成を報告している[23]。そこで，それぞれ単独の高分子溶液で毒性を発現しない濃度で細胞表面に交互積層ナノ薄膜を形成した。その結果，高分子電解質の薄膜では膜厚の増加に伴って細胞毒性が発現し，細胞の伸展や増殖は観察されなかった。一方，FNとの特異的相互作用があるFN-G薄膜やFN-デキストラン硫酸薄膜（FN-DS薄膜）の場合，細胞毒性は全く観察されず，良好な伸展形態と高い増殖性が観察され，高い細胞適合性を有していることが確認された。これらの原因は，高分

子の電荷に起因すると考えられる。高分子電解質薄膜の場合，正電荷の高分子が薄膜形成により濃縮されることで細胞膜と強く相互作用し，細胞毒性が発現したと考えられる。一方，FN-GやFN-DS薄膜の場合，双方とも中性緩衝液中で負電荷を有しているため細胞毒性は全く発現しなかったと推察される。これらの結果は，正電荷を有する表面は細胞接着性に優れている，という材料表面への細胞接着とは異なる結果である。薄膜表面への細胞接着と細胞表面への薄膜形成のまとめを図2bに示した。細胞表面にナノ薄膜を形成すると，細胞膜は薄膜と直接接触するため正電荷の影響を強く受けるが，薄膜への細胞接着の場合はタンパク質を介した接着であるため直接的に正電荷と接触することはなく，細胞へのダメージは発現しないと考えられる。従って，同じ交互積層薄膜であっても，細胞の上か下か，直接的接触か間接的接触かで細胞への影響は大きく異なるため，生体材料を設計する上で細胞との接触を考慮することは重要である。

4　細胞積層法

細胞表面へナノ薄膜を形成する手法は，膵島移植における免疫隔離膜形成[24]や標的部位への細胞移植[25]などへの応用が期待されている。著者らは，細胞表面へFN-G薄膜を形成することで，生体外での三次元組織構築を検討した。

生体組織は，種々の細胞と細胞接着性タンパク質の細胞外マトリックス（ECM）で構成される三次元複合構造体である。細胞と細胞の間に存在するコラーゲンやFN，ラミニンなどのECM成分が細胞膜のインテグリンと結合することで細胞接着や遊走，増殖を誘導する。従って，細胞を用いて三次元的な構造体を形成するためにはECM成分が必要不可欠である。通常の細胞培養法では，自発的な三次元構造形成を誘起するほどのECM成分は産生されず，さらに，細胞の接触阻害機能もあるため単層構造しか得ることができない。これまで，細胞シートを重ねる手法[26]などによる細胞の三次元化・重層化が報告されており，大変有力な手法であるが，操作が煩雑などの課題もあった。

著者らは，単層の細胞表面へECM成分のナノ薄膜を形成し，次層の細胞の接着足場を提供することで，細胞の三次元構造体を形成できるのではないかと考えた。つまり，細胞の表面にECMの"ナノレベルののりづけ"をつくることで細胞を1層ずつ積み上げる手法である（細胞積層法，図3）[23]。本手法は，ECMの成分や膜厚を制御しながら細胞を一層ずつ積層できるため，望みの細胞とECM成分を望みの場所に配置した三次元構造を容易に作製できる，新しい細胞の三次元操作法として期待される。

接着タンパク質であるFN-G薄膜をおよそ6nmの膜厚で細胞表面に形成すると，二層目の細胞が接着した。FNは細胞表面の$\alpha_5\beta_1$インテグリンやコラーゲン，ゼラチンとの相互作用ドメインを有しているため，わずか6nmという膜厚でも細胞接着足場として機能したと考えられる。一方，薄膜を形成しない場合や，FN溶液に一度だけ浸漬してFNのみを吸着させた場合，二層構造は確認されなかった。また，10nmや20nmのより厚いFN-G薄膜を形成した場合においても，

第5章 生体材料—細胞間の相互作用

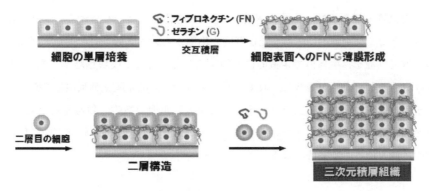

図3 細胞積層法のイメージ

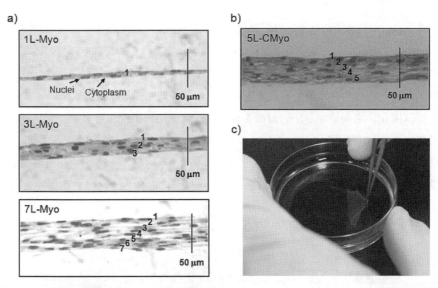

図4 (a)マウスC2C12筋芽細胞の1, 3, 7層構造のヘマトキシリン・エオシン（HE）染色組織切片写真。(b)ラット初代心筋細胞の5層構造のHE染色写真。(c)4層のマウスL929線維芽細胞組織をピンセットで基板から剥離している様子。

二層構造の形成が確認された。従って，少なくとも6nm以上のFN-G薄膜を細胞表面に形成することで細胞の積層化が可能であることが明らかとなった。本細胞積層法によって，線維芽細胞や筋芽細胞，平滑筋細胞，心筋細胞など，種々の細胞をその層数を制御して積層できることが確認された（図4）。得られた積層組織は，ピンセットを用いて容易に基板から剥離回収することができた。これは，FN-G薄膜を介して各層の細胞がお互い十分に接着・組織化し，積層構造を安定に保っていることを示唆している。さらに，積層化することで単層と比較して細胞がプラスチック培養皿から受けていた炎症が軽減されることや，生体内と同様の高い機能が得られることも見出された[27,28]。これらの機能発現は積層数に依存する傾向であり，ECM成分であるFN-G薄膜と細胞のみで構成される微小環境が生体を模倣した環境を細胞に提示するため，細胞にとって居心地の良い三次元環境であると考えている。さらに，血管内皮細胞と血管平滑筋細胞を積層

137

して構築した血管モデル組織と一酸化窒素（NO）に応答して蛍光を発するセンサー粒子[29]を組み合わせることで，薬剤刺激に応答した血管内皮細胞からのNO分子の産生と，周囲の平滑筋細胞層への三次元拡散を，生体外で定量的に評価することに初めて成功した[30]。平滑筋細胞がNO分子を受け取ることで血管が弛緩し，血圧が低下するため，高血圧や動脈硬化の薬剤開発においてNO分子の血管内の三次元拡散を評価することは大変重要である。動物実験で求められたNO拡散距離と同程度のNO拡散距離が評価できることが確認されたため，動物実験に代わる新しい生体外での評価方法として期待される。

5 細胞集積法による血管網を有する積層組織の短期構築

以上のように，細胞積層法は望みの細胞種を望みの場所に一層ずつ積層することができる簡便かつ画期的手法であるが，各層の細胞が安定に接着するまで待つ必要があり，一日2層の作製が限度であった。より短期間で積層構造を構築できれば，幅広い応用展開が期待される。そこで，単一細胞表面にFN-Gナノ薄膜を形成することで，短期間で積層構造が構築できる細胞集積法を考案した（図5）。各細胞がFN-G薄膜を介して三次元的に相互作用することで，一度に多層構造が構築できると期待される。

多孔質膜を介して下部から培地を供給できるセルカルチャーインサートを用いて実験を行った。FN-G薄膜を形成した細胞をセルカルチャーインサートに播種し，24時間培養後に組織切片を

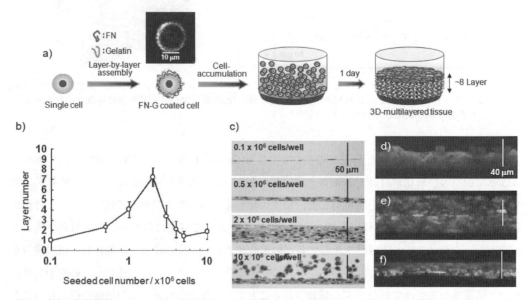

図5 (a)細胞集積法のイメージ。挿入図は，ローダミンラベル化FNとFITC-Gの薄膜をコーティングしたヒト皮膚線維芽細胞（NHDF）の蛍光顕微鏡写真を示した。(b)播種細胞数と得られる層数の関係および(c)HE染色による組織切片写真。(d-f)ヘテロ構造体の構築。セルトラッカーグリーンとセルトラッカーレッドで染色したNHDFを用い，(d)8層＋8層，(e)4層＋4層，(f)2層＋2層＋2層構造を作製し，24時間培養後に観察したCLSM写真。

第5章 生体材料—細胞間の相互作用

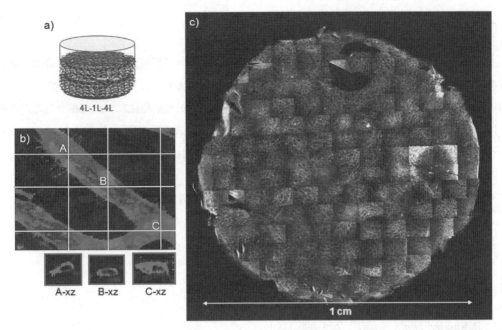

図6 (a) 4層のNHDFで1層のHUVECをサンドイッチ培養したイメージ。(b) 一週間培養後のCLSMによる三次元観察写真。HUVECを抗CD31抗体にて赤に染色し，核を青に染色した。A-Cの箇所のx-z平面観察写真。(c) サンドイッチ培養にて一週間培養後のセルカルチャーインサート全体の蛍光観察写真。NHDFはセルトラッカーグリーンにて緑に染色し，HUVECを抗CD31抗体にて赤に染色した。

観察すると，およそ8層の積層構造が確認された。一方，薄膜を形成しない場合は空隙や凝集が観察され，均一な構造は得られなかった。これは，FN-G薄膜が三次元的な細胞接着に機能したことを示している。インサートへの播種細胞数を変化させることで1層から8層まで層数を制御できたが，過剰な細胞を播種すると栄養・酸素供給不足となり，得られる層数が減少することが分かった。また，8層構築後にさらに8層分の細胞を播種しても接着は観察されず，やはり栄養・酸素供給の問題で最大層数が8層であることが確認された。一方，4層+4層や2層+2層+2層など，8層以内でヘテロな積層構造を作製できることが明らかとなった。さらに，4層のNHDF層を形成後，最上層に1層のHUVEC層を形成し，その上に4層のNHDF層を形成してHUVECをサンドイッチ培養することで，毛細血管網のようなHUVECのチューブネットワークが全体かつ均一に形成することを見出した（図6）[31]。ネットワークが占める面積はおよそ63％であり，チューブ間距離は50〜150 μm であった。

以上より，単一細胞表面にFN-G薄膜を形成することで，一日で約8層の積層構造の構築が可能であった。また，血管網を有する三次元積層構造も作製できるため，様々な生体組織モデルの構築が期待される。

ものづくり技術からみる再生医療

6 まとめ

　本章では，材料表面への細胞接着において重要な要因について説明し，また，細胞表面に直接材料を形成する場合とは異なることを概説した。また，細胞表面へのナノ薄膜形成を応用し，生体外での三次元組織構築を目的とした著者らの細胞積層法・細胞集積法について紹介した。最近では，細胞間接着の機構を模倣した表面設計による胚性幹（ES）細胞の制御も報告されており[32]，材料—細胞間の相互作用を理解して応用することは再生医療において大変重要である。

文　　献

1)　S. P. A. Fodor *et al.*, *Nature*, **364**, 555 (1993)

2)　G. MacBeath *et al.*, *Science*, **289**, 1760 (2000)

3)　R. Singhvi *et al.*, *Science*, **264**, 696 (1994)

4)　E. A. Roth *et al.*, *Biomaterials*, **25**, 3707 (2004)

5)　S. Yamamura *et al.*, *Anal. Chem.*, **77**, 8050 (2005)

6)　J. Nakanishi *et al.*, *J. Am. Chem. Soc.*, **126**, 16314 (2004)

7)　J. Wu *et al.*, *Biomaterials*, **32**, 841 (2011)

8)　岩田博夫，バイオマテリアル，共立出版（2005）

9)　赤池敏宏，生体機能材料学，コロナ社（2005）

10)　K. M. Yamada, *J. Biol. Chem.*, **266**, 12809 (1991)

11)　Y. Arima *et al.*, *J. Mater. Chem.*, **17**, 4079 (2007)

12)　G. Decher, *Science*, **277**, 1232 (1997)

13)　D. L. Elbert *et al.*, *Langmuir*, **15**, 5355 (1999)

14)　C. R. Wittmer *et al.*, *Biomaterials*, **28**, 851 (2007)

15)　C. Boura *et al.*, *Biomaterials*, **24**, 3521 (2003)

16)　E. Jan *et al.*, *Nano Lett.*, **7**, 1123 (2007)

17)　N. Berthelemy *et al.*, *Adv. Mater.*, **20**, 2674 (2008)

18)　D. Fischer *et al.*, *Biomaterials*, **24**, 1121 (2003)

19)　K. Kadowaki *et al.*, *Langmuir*, **26**, 5670 (2010)

20)　B. Neu *et al.*, *J. Microencapsulation*, **18**, 385 (2001)

21)　A. Diaspro *et al.*, *Langmuir*, **18**, 5047 (2002)

22)　A. L. Hillberg *et al.*, *Angew. Chem. Int. Ed.*, **47**, 3560 (2008)

23)　M. Matsusaki *et al.*, *Angew. Chem. Int. Ed.*, **46**, 4689 (2007)

24)　S. Miura *et al.*, *Biomaterials*, **27**, 5828 (2006)

25)　N. G. Veerabadran *et al.*, *Macromol. Biosci.*, **7**, 877 (2007)

26)　Y. Joseph *et al.*, *Biomaterials*, **26**, 6415 (2005)

27)　K. Kadowaki *et al.*, *Biochem. Biophys. Res. Commun.*, **402**, 153 (2010)

第 5 章　生体材料—細胞間の相互作用

28)　M. Matsusaki *et al.*, *J. Biomater. Sci. Polymer Ed.* (2011), DOI：10.1163/092050610X541953
29)　S. Amemori *et al.*, *Chem. Lett.*, **39**, 42 (2010)
30)　M. Matsusaki *et al.*, *Angew. Chem. Int. Ed.*, **50**, 7557 (2011)
31)　A. Nishiguchi *et al.*, *Adv. Mater.* **23**, 3506 (2011)
32)　M. Nagaoka *et al.*, *J. Biol. Chem.*, **283**, 26468 (2008)

第6章　再生医療用バイオマテリアルの表面修飾・ナノ-ミクロ-マクロ構造制御技術

小林尚俊[*1]，吉川千晶[*2]

1　はじめに

　組織工学（ティッシュー・エンジニアリング）を用いた再生臓器の開発が進んでいるが，*in vivo*, *in vitro* いずれのアプローチにおいても，細胞生物学や基礎医学を基礎とした発生・再生・分化の研究から生体適合性の高い細胞・組織足場材料開発に至る，幅広い医工学融合技術の開発が求められており[1]，特に細胞，組織の機能発現（生物学的機能，形態維持や機械的強度等の物理化学的機能）を維持しつづけることが可能な培養基材と足場としての人工細胞外マトリックス（ECM：extracellular matrix）の開発が必要とされている。

　再生医療に用いる材料を考えるとき，材料創製において必要不可欠な技術は，用途に応じた材料の機能制御を行う技術ということができる。最低限の要件としての適合性の確保と接着，増殖，分化という各細胞周期において細胞が持つ細胞機能の発現を効率よくサポートし，あわよくば促進できる材料デザインが求められる。つまり，再生医療用材料の開発においても，通常の医療デバイス開発と同様，バイオマテリアルと生体の相互作用を用途に応じて，また，細胞周期ごとに多角的に解析し，適合条件を構築することが求められているわけである。このような背景の中で，ナノテクノロジーの進展が足場材料の研究開発に与えた影響は計り知れない。細胞は周囲環境情報を認識して，状況に応じて各種の機能を発現するわけであるが，この認識部位のスケールがまさにナノオーダーの領域にあり，この情報をコントロールするためのツールがこれまで欠落していた。ナノレベルでの形態制御技術により，材料設計の幅が広がるとともに，細胞へのシグナルの入り方からその結果として生ずる細胞や生体の反応に関して，より正確な解析が可能となる。これら細胞のシグナル受容体や構造化のスケールを考えると，ナノ表面修飾，微細加工技術，ナノスケール物質からのボトムアップ構造化技術などが有用なツールと成り得るわけである。ゲノミクス，プロテオミクス，セローム等の手法との組み合わせにより生体材料の網羅的な適合性評

---

　*1　Hisatoshi Kobayashi　㈱物質・材料研究機構　国際ナノアーキテクトニクス研究拠点　ナノバイオ分野　生体機能材料ユニット　高次機能生体材料グループ　グループリーダー

　*2　Chiaki Yoshikawa　㈱物質・材料研究機構　国際ナノアーキテクトニクス研究拠点　ナノバイオ分野　生体機能材料ユニット　高次機能生体材料グループ　研究員

第6章　再生医療用バイオマテリアルの表面修飾・ナノ−ミクロ−マクロ構造制御技術

価の中で新規材料の設計にフィードバックされ高度な適合性を持つ材料の開発が可能となりつつある。

　3次元人工ECMとしてのスキャフォールドに関して必要な要件を考えてみよう。生体は，細胞と細胞が産生したECMから構築された3次元組織体である。足場材料は，組織を作り上げる元となる細胞を支持し，組織を再生するための3次元空間を提供し，最終的な再生組織の形状を決める役割を果たすことになる。足場材料に細胞を播種した場合，はじめに足場材料への細胞接着が起こり，接着した細胞がその環境を認識し，環境に応じた増殖や分化といった生命活動を開始し，最終的に3次元組織を構築する。そのため，初期的には足場材料表面の果たす役割は大きい。表面電荷や表面自由エネルギーなどを細胞接着に対して最適化することで細胞接着機能を付与した表面を創出したり，細胞との特異的な相互作用を利用するために細胞接着分子の固定化やコーティング処理により機能化を図ったりしている[2]。また，播種細胞の分布状態や周囲環境を決定付ける材料の空孔の大きさと空孔率などの形状要因も大きく影響する。そのため，凍結乾燥法，ポロジェン法，ガスフォーミング法，エレクトロスピニング法，光造型法，ラピッドプロトタイピング法，レーザーアブレージョンなどの技術を利用して細孔構造の導入と制御が行われている。

　本章では，再生医療用足場材料の開発に関して，高機能化のための界面制御技術とナノファイバー関連材料の研究の一端を紹介し，生体の相互作用の観点を中心に材料の持つポテンシャルと実応用に向けた課題，将来展望などを考察したい。

2　材料のナノ界面制御技術

2.1　生体成分との最少相互作用界面の設計

　細胞の接着や伸展といった材料−細胞相互作用は，細胞の種類や用途により求められる相互作用の種類と強さが大きくかわってくる。このため，相互作用の種類と強さを任意に制御する技術があれば，細胞機能を人為的に制御できる界面，あるいは生体と全く同じ相互作用をしてくれる真の意味での"細胞適合性機能"界面の開発が可能となる。これを実現させるためには，まず，細胞−材料の相互作用ゼロの界面上を作りあげ，その上にボトムアップ的に機能分子を付加してゆく技術の創出が必要とされている。

　一般的には，生体内での材料と細胞の相互作用は，タンパク質，多糖類，脂質などといった生体成分の材料表面への吸着から始まり，その表面を細胞膜表面のレセプターなどを介して細胞が認識し各種の応答を開始することとなる。その認識は，初期的に吸着した生体成分の吸着力の強さや量，タンパク質であるならばその変性度合などに大きく影響を受けることとなる。細胞との相互作用を抑制するには，タンパク吸着から細胞接着へと続く連鎖的イベントの初期段階である上記の生体成分との相互作用を最低限に抑え吸着を抑制できる表面が必要となる。ハイドロゲルなど親水性の高い表面においては，タンパク質の吸着が抑制され，細胞も接着しにくいことは古

143

くより知られている。しかし，長期間生体内に留置すると石灰化のようなリン酸カルシウムの析出などが起こり，これらを核としたタンパクの吸着や細胞の接着などが誘起されるために，長期安定性に対する問題を抱えている。

近年，リビングラジカル重合法で作製される濃厚ポリマーブラシに関する研究が活発化して，そのユニークな特性をバイオインターフェースとして用いる研究が注目を集めている。濃厚ポリマーブラシの科学については他の書籍[3]を参照していただくとして，ここでは濃厚ポリマーブラシが生み出す新たなバイオインターフェースの可能性を示す。これまで，生体適合性の高い界面を創出するために，水溶性高分子などのコーティングや水溶性高分子を材料表面にグラフトすることで形成させる高分子ブラシなどの技術が試みられてきた。しかしこれらの界面では，初期的にはタンパク吸着の抑制や細胞接着の抑制が達成されるが，長期的な安定性に問題があった。これらの原因は，コーティングやグラフトにより形成される水溶性高分子層は，溶解鎖部分の運動性が大きいため，ある確率で生体成分のスタッキングが起こるためと考えられる。Mei らは，高分子鎖の密度勾配を持つ表面を作成して生体成分の相互作用を検討した結果を発表している[4]。図1に彼らの結果を示す。残念ながら濃厚ポリマーブラシの密度領域にまでは到達していないが，表面のブラシ密度が高くなるとタンパクの吸着抑制と細胞の接着抑制が顕著となることがお分かりいただけよう。我々のグループでは，シリコン基板上に各種水溶性高分子をグラフトし，タンパク質吸着および細胞接着に及ぼす濃厚ポリマーブラシの効果を検討した[5,6]。良溶媒の中で十分に溶解した中性高分子からなる濃厚ブラシ層では，その組成によらずタンパクの吸着も細胞の接着も抑制され結果が得られた（図2）。この抑制メカニズムは，次のように考えられる。

表面リビングラジカル重合で調整した濃厚ポリマーブラシ表面へのタンパク吸着を考えるとき，

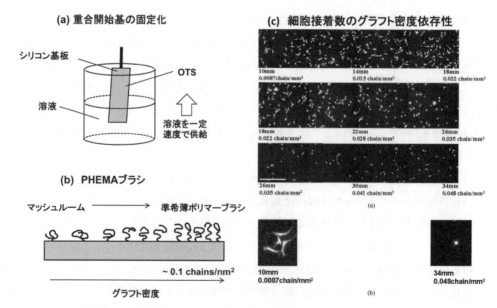

図1　グラフト密度が同一面内で傾斜した PHEMA ブラシへの細胞接着

第6章 再生医療用バイオマテリアルの表面修飾・ナノ-ミクロ-マクロ構造制御技術

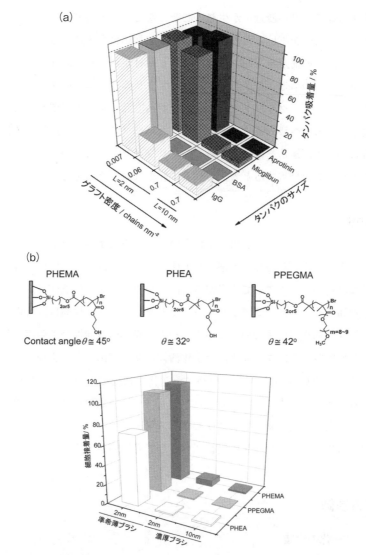

図2 鎖長やグラフト密度が異なるPHEMAブラシへのタンパク吸着と，化学組成の異なるポリマーブラシへの細胞接着
(a)密度と長さの異なるPHEMAブラシ上へのタンパク吸着。L：グラフト長，[protein]$_0$=1.0mg/ml，(b)PHEMA，PHEA，PPEGMAの準希薄ブラシ（SD）と濃厚ポリマーブラシ（CB）上及びTCPS上のL-929細胞の接着挙動。培養時間＝24時間，[L929]$_0$=5.0×10^{4}cells/cm^2，縦軸はTCPS上の接着細胞数を100%として規格化

次の状態が考えられる。タンパクがブラシの隙間（グラフト点間距離）よりも十分小さいとき，基材の表面やグラフト鎖間に吸着が起こることになる。これに対し，タンパクがブラシ層に拡散できないほど十分大きいとき，或いはグラフト密度が十分高い（グラフト点間距離がタンパクのサイズに比べて十分狭い）とき，タンパクはブラシ層の立体斥力の影響により基板やグラフト層の間隙へ入り込むことができず，タンパクはブラシ層の最外層にとどまることになる。

　濃厚ポリマーブラシ層では，片末端が基材に固定化された状態であるため，高濃度高分子が溶

解するときに生ずる非常に高い浸透圧が生じることになる。この系では，高分子鎖は重なりあいを避け，系のエントロピーを下げるため高分子の伸び切り鎖にも匹敵するほど高度に伸長した構造をとることになる。この構造を平面上に構築すると基材から最外表面までほぼ隙間の距離が保持されることとなる。この構造こそが濃厚ポリマーブラシの持つユニークな性質の起源となる。リビングラジカル重合を表面グラフト重合に適応した系では，重合の制御が容易で，長さの揃った高分子鎖を高密度に表面へ導入することが可能なため，グラフト点間距離が通常のタンパクサイズよりも十分に狭い表面構造を構築できる。つまり，グラフト密度が十分に高くなるために，タンパク吸着の抑制効果が発現すると考えられる。詳細は他の書籍を参照されたい[5]。

2.2 機能界面の設計

　以上のように，濃厚ポリマーブラシ構造を材料の表面に導入することができれば，生体成分との相互作用が最低限に抑えられる界面の創出が可能となる。これまでの医療用材料では，タンパク質の非特異的な吸着が起こることで，当初の設計したデバイスの機能が長期生体内で発現できないという大きな問題があった。濃厚ポリマーブラシを用いたナノ界面抑制技術を利用すれば，理想的な生体不活性界面を創生するのみならず，その表面への機能性分子の固定化を併用すれば，選択性が高く，長期安定に機能する高機能な生体活性界面の創出にも大きな力を発揮することとなる。このような界面上に，ナノ-マイクロパターン化の技術を用いてタンパク，細胞の接着・非接着の制御を行うと，これまでのポリエチレングリコール化表面などでは達成が難しかった長期培養にも耐えるパターン化培養基材を作成でき，スフェロイドの長期培養や細胞未分化維持界面の創出など再生医療用の細胞ソースの供給基材としても期待される。

3　高次構造制御

3.1　ナノファイバー化の意義

　組織工学では，ナノファイバー作製技術を活用した再生臓器の開発が広く取り組まれている。高次機能足場材を創出するためには，材料-細胞の界面を少なくとも二つの括りで取り扱う必要がある。それは，生体成分との相互作用に直接的に影響する材料の化学組成等で決まる平面的な界面と，材料の形態や硬さなどの位置情報を含んだ立体的な界面情報であり，それぞれの界面を上手に制御することで足場材料の高機能化が達成できるものと考えられる。当研究室でも，次の2つの技術を活用して高次機能細胞足場材料の開発を行っている[7~12]。繰り返しになるが，細胞は，イオンや蛋白質などナノ～マイクロメートルサイズの分子を認識しているので，細胞-材料間の相互作用を今まで以上に詳しく検証するためには，前述のリビングラジカル重合を材料表面上に適応した濃厚ブラシ構造構築技術を活用して，ナノメートルオーダーで構造制御された表面を構築する試みを行っている。一方，形態や硬さなどの位置情報を含んだ立体的な界面を制御する技術としては，材料のナノファイバー化を試みている。ナノファイバーをビルディングブロックと

第6章 再生医療用バイオマテリアルの表面修飾・ナノ-ミクロ-マクロ構造制御技術

して高次構造界面を作り上げるアプローチは，材料の3次元空間を構築することに寄与し高機能化に重要であると考えられる。生体模倣の観点から生体を眺めてみると，コラーゲンなど多くの細胞外マトリクスがナノファイバー類似の高次構造体を形成しているため，ファイバー状が高次構造体を形成していることが機能発現に関係していると考えられるためである。

更に，ナノファイバーはバルクに比べて広大な表面積を有するため各種生体由来因子の吸着サイトを多数設計でき，ゲルなどと比較すると強度の割に生体物質の透過性に優れ細胞や生体成分の浸潤が容易に起こることが想定できるなど，再生医療用足場材料としての用件を満たしている。

3.2 ナノファイバーの構造制御

ナノサイズのファイバーを作り上げる技術開発が盛んに行われている。有機-無機複合化，自己組織化，微細加工，界面制御などの技術と組み合わせることでナノファイバーベースの機能化高次構造体を構築することが可能であり，それらを利用した新規再生足場材料の研究開発が展開され始めている。詳細については既発表の論文やレビュー等を参照されたい。私たちの研究グループでは，図3に示すような電界紡糸法を利用したナノファイバーベースの足場材料の開発を行ってきた[7~12]。以下，電界紡糸で作成されたナノファイバーを中心にその構造制御法についてご説明する。

既に述べたように細胞・組織再生足場材料の開発では，材料の組成と同様に界面構造の制御も重要である。これは換言すると，細胞や組織との相互作用を高度に制御するためには，単一ファ

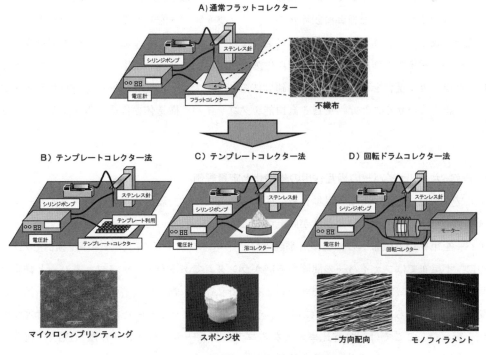

図3 電界紡糸による足場形態制御

147

イバーからファイバー集合体までの形状を最適化する必要があるということである。そこで，私たちは電界紡糸法を用いて，各種材料のナノファイバー形成技術とマイクロストラクチャー構築技術を研究することで，ナノファイバーで形成される足場材料の最終形態をマイクロ，マクロスケールで制御することを試みている。図3bのように，マイクロ構造でパターンニングされたコレクターを利用することで，紡糸する中でマイクロレベルの形状をインプリンティングすることができる[8]。通常フィルムなどへのパターン構造付与には，ホットプレス等の後加工を行うが，ナノファイバー状の材料にこのプロセスを行なうと表面に膜状の構造を形成してしまい，ナノファイバーの形状を維持したままのマイクロパターン化は難しい。本技術では，高分子の熔融過程を経由しないので，ナノファイバー形状を維持したまま表面にマイクロ，マクロの凹凸を付与することが可能でナノファイバー集合体への高次構造を付与するひとつの有力な技術と考えられる。また，図3cはエレクトロスピニング法と湿式紡糸法を組み合わせたもので，繊維径を制御することができる。本法では，浴に使用する液体の種類と繊維化する高分子の組み合わせを選び，凍結乾燥することでスポンジ状の構造体を作製することもできる。図3dはコレクター部分に回転ドラムを使用したもので，繊維が配向した構造体やモノフィラメントとして取り出すことも可能である[9]。

　以上のように，コレクターの工夫により，比較的容易にナノファイバーの高次構造を制御することができる。また，数種類の高分子を混紡することで形成されるマイクロ・マクロ層分離構造を利用すれば，ファイバーの多機能化も可能である。

　一方，通常電界紡糸法などで作成されるナノファイバーは不織布状の構造体であるため，様々な工夫をほどこしても形態制御に限界があり，ナノファイバーをビルディングブロックとして高次構造を形成させるようなアプローチには適さなかった。そこで我々は，電界紡糸で作成したファイバーから短繊維を作成し[13]，新たな再生医療用足場への展開を模索している。また，前述のリビングラジカル重合を用いたナノ界面制御技術とここで述べた電界紡糸法で得られたナノファイバーを組み合わせることで，更なる高機能ナノファイバー構造体の作成にもチャレンジしている[14]。

3.3　細胞-ナノファイバーの相互作用の規格化と定量評価

　ナノファイバーを用いた細胞足場材料に関する研究では，一般的にマイクロファイバーよりもナノファイバーの方が細胞の接着性が向上することが知られている。私達の研究室では，各種ファイバーを用いた不織布への細胞接着挙動とファイバーのサイズの関係について検討した[9]。一般的に，不織布ではファイバーの間隔や方向がランダムであるため，ナノファイバーと細胞との相互作用を正しく議論することができない。そこで私達は，細胞の接着性とファイバー径，組成の関係を明確にするために，図3dに示すような単一ナノファイバーを用いた細胞の付着状態の検証を行った。ここでは，含有比率の異なるコラーゲン―ポリグリコール酸（PGA）複合ファイバーを用い，繊維径と細胞の接着・伸展長との相関について検証した結果を図4に示した。コ

第6章 再生医療用バイオマテリアルの表面修飾・ナノ-ミクロ-マクロ構造制御技術

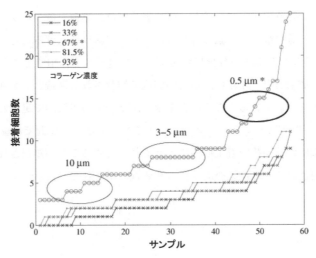

図4 PGA-Collagen ファイバーに対する細胞付着挙動：組成及び繊維径依存性

ラーゲンと PGA の組成比が細胞の接着と伸展に大きな影響を与えること，また，いずれの組成比においても，繊維径の減少に従って細胞の接着数が増加する傾向にあることがわかる。これらの結果は，細胞と材料との相互作用において，材料形状，すなわち細胞—材料界面の面積が大きく影響する事実を示している。ファイバーのみならず微粒子などの小さな材料においても同様であり，材料機能を制御する上でそのサイズは注意深く取り扱うべき要素である。

私たちの研究室では，このようにサイズと材料組成を分離して定量的に評価のできるモデル実験系を構築することで，細胞-材料相互作用の精度の高いメカニズム解析が行えるようになると考えており，現在，単一ファイバーから一方向配向ファイバー（2次元），積層ファイバー（3次元）試料へと研究を展開中である。

4 機能性組織足場の構築：血管を誘導する足場材料

組織再生足場材料が生体内で早期生着し長期間機能するためには，足場材料内の細胞群に十分な酸素と栄養を供給するための新生血管を誘導する必要がある。そこで，私たちは，臨床現場で使用実績のあるポリグリコール酸（PGA）と天然の細胞外マトリクス（ECM）であるコラーゲンを用いて血管誘導性足場材料としての機能化に取り組んでいる[10, 11]。

PGA やポリ乳酸などのポリエステル系の生体内分解吸収性高分子は，分解の素過程でグリコール酸や乳酸などが放出されるため局所の pH が酸性に傾き，炎症が惹起される。過度の炎症は再生遅延や組織破壊を引き起こすが，コントロールされた局所的炎症は，その場に血管を誘導し組織治癒を促進する。我々は，PGA とコラーゲンを1本のナノファイバー内にナノ層分離構造を取る形で含有する複合ナノファイバーを設計し，PGA の引き起こす局所炎症を抑えると共に，分解産物であるグリコール酸に由来する血管誘導能を最大限引き出すように設計したナノファイ

バー足場を開発した。通常のナノファイバーの作製法では，電荷を帯びたファイバーがグラウンドとなるコレクター部分に静電的に強く押し付けられ，嵩密度を上げることが困難である。我々は，図3dに示すようにコレクター部分に浴を配したプロセスを採用することで，スポンジ構造体を作製することに成功した。本法は，通常の装置で作製される構造とは大きく異なり，充分な気孔率を有する試料を作製できる。この試料を用い，ラットの組織内で足場としての機能を評価した結果，スポンジ状PGA—コラーゲンナノファイバーでは，短期間で組織と血管の侵入が確認され，移植した細胞が移植後でも足場内にとどまり生着することが確認され，このナノファイバー足場材料の有用性とその3次元空間制御の重要性が示された[15]。

5 まとめ

細胞機能制御界面創製技術としてのナノファイバー研究は，ナノ-ミクロ-マクロ構造を制御した材料の創製を行い，細胞の機能誘導を目指す研究と言い換えることができる。ナノファイバーが提供する，時空的に制御された細胞周囲環境（材料と細胞の界面）が，生体環境に近づくとき，真の機能化再生組織が構築されることが期待される。

文　献

1) Ikada, Y., Tissue engineering: fundamentals and applications, Interface science and technology, Vol. 8, Academic press, Elsevier, Oxford UK. (2006)

2) 山根恒夫，松永是，民谷栄一監修，ナノバイオ大辞典，テクノシステムズ，東京（2007）

3) Advincula, C. R., Brittain, J. W., Caster, C. K., Ruhe, J. (eds.), Polymer Brushes, Wiley-VCH, Verlag GmbH & Co. KGaA, Weinheim, Germany, (2004)

4) Mei, Y. *et al.*, *J. Biomed. Mater. Res.*, **79A** (4)：974 (2006)

5) (a) Yoshikawa, C. *et al.*, *Macromolecules*, **39**, 2284-2290. (2006)　(b) Yoshikawa, C. *et al.*, *J. Polym. Sci. Part A*, **45**, 4795-4803. (2007)

6) Yoshikawa, C. *et al.*, *Chem. Letters*, **39**, 142-143. (2010)

7) Igarashi, S. *et al.*, *Journal of Nanoscience and Nanotechnology*, **7** (3), 814-817, (2007)

8) Tian, F. *et al.*, *Key Engineering Materials*, **342-343** (Advanced Biomaterials VII), 237-240, (2007)

9) Yokoyama, Y. *et al.*, *Materials Letter*, **63**, 754-756. (2009)

10) 小林尚俊ほか，"ナノファイバー立体構造体の材料特性と生体適合性評価"，第29回バイオマテリアル学会大会（2007）

11) Kobayashi, H., *Key Engineering Materials*, **342-343** (Advanced Biomaterials VII), 209-212, (2007)

12) 小林尚俊ほか，"Ultra-structure analysis of decellularization of cornea using ultra-high

第6章　再生医療用バイオマテリアルの表面修飾・ナノ-ミクロ-マクロ構造制御技術

hydrostatical pressurization treatment", 第8回 World Biomaterials Congress (2008)

13) (a) Yoshikawa, C. *et al., Sci. Tech. Adv. Mate.,* **12** (1), 015003-1-7. (2011) (b) Kobayashi, H. *et al., JP2010-197279* (2010)

14) Kobayashi, H., Yoshikawa, C., *JP2011-102759* (2011)

15) Kobayashi, H. *et al.,* Nanofiber-based scaffolds for tissue engineering, Biomaterials in Asia, Tetsuya Tateishi (edit), Chapter 11, 182-193, World Scientific Publishing Co. Ltd. USA, (2007)

第7章 バイオマテリアルの生体適合性の評価

岸田晶夫*

1 はじめに

　医用材料（バイオマテリアル）は，人工臓器素材あるいはインプラント素材として広く臨床応用されている。バイオマテリアルが臨床応用されるための基本条件[1~3]は，最小限の生体機能代行性と生体安全性（非毒性）と生体適合性の3つである。前2者は不可欠条件であり，臨床応用されているすべてのバイオマテリアルはそれらの最低レベルを満足している。それに対して，生体適合性は必須ではないと考えられている。これは生体適合性について数多くの考え方があることに加え，開発されるバイオマテリアルが，これまでの汎用的なものからより合目的なものに特化されているため，生体適合性が実際の臨床成績にどのように反映されるかについてのコンセンサスが形成できていないためである。理想のバイオマテリアルは，生体組織・臓器の機能を完全に代行できるものであるが，現状のバイオマテリアルでは実現は困難であり，実際には使えるバイオマテリアルを必要に応じて使用している状況である。

　再生医療・組織工学は，このような状況を打開する新しい治療法とそれを支える技術であり，バイオマテリアルの役割も，人工臓器やインプラントの素材としてだけではなく，再生医療を支える基幹技術として期待されている。再生医療に用いられるバイオマテリアルとしては，ポリ乳酸やコラーゲンなどの生分解性材料や細胞シートを作製するための培養器材などがよく知られているが，近い将来の再生医療を考えると，iPS細胞の研究の進展により，再生医療に用いられる多くの細胞が開発されることが予想される。これらの細胞を大量に培養し，増殖させ，分化能を維持し，変異を抑制し，さらに臓器・組織を構築するために3次元空間に配置し，バイオリアクターによる培養によって生体外での臓器・組織再構築を実現する，これら一連の再生医療関連技術にバイオマテリアルは深く関わってくる。ここでは，従来の高分子材料を中心としたバイオマテリアルの生体適合性についての考え方を紹介し，さらに再生医療に対応するための考え方について紹介する。

2 生体―材料間の反応と生体適合性

　バイオマテリアルは，損傷あるいは失われた組織の機能を代行・改善するために，生体内に設置されたり，チューブと連結されて生体外で器官の機能を代行したりする。バイオマテリアルを

＊　Akio Kishida　東京医科歯科大学　生体材料工学研究所　教授

第7章　バイオマテリアルの生体適合性の評価

用いるためには，それが生体内であれ生体外であれ，最初に生体組織を傷つけなければならない。生体組織が傷つけられるかまたは破壊されると，周辺の細胞は創傷治癒反応を開始する。創傷への急性反応は炎症反応である。白血球は，創傷部位に於いて，侵襲と感染に対して防御反応を起こす。損傷組織によって放出される化学メディーエータが白血球を集合させ，炎症反応の引き金となる。炎症のこの第1段階は急性炎症と呼ばれる。この段階にかかわる白血球の大部分は好中球である。次の段階は慢性炎症である。単球と呼ばれる白血球は，炎症部位に移動し，成熟してマクロファージとなる。治癒に不利な異物反応がなく，さらに感染が全くない場合には，炎症反応は軽微なものとなる。その後，創傷治癒が開始され肉芽組織が形成される。移植されたバイオマテリアルがマクロファージと異物巨細胞で覆われるようになるとき，一般的には，肉芽組織形成から線維組織による被包化が進行し，最終的にカプセル化によって周辺組織と隔離される。肉芽組織やカプセル化などの創傷治癒部が形成される程度は周囲の組織の注入される材料，その表面特性，および細胞の再生能に依存する。この正常な治癒過程が進行する場合に，生体内に移植されたバイオマテリアルを「生体適合性である」と呼ぶことができる。一方，材料の化学的，物理的特性あるいは移植部位での材料の動きによって慢性炎症が引き起こされるかもしれない。それらの反応は細胞の損傷をもたらすので，炎症反応のための引き金が引き続けられ，その結果，炎症が持続する。このように，「生体適合性」は材料と生体組織の間の反応を決定するための用語であり，かつ生体システムとバイオマテリアルの相互作用の結果であると説明される。

3　生体適合性の定義

　生体適合性は定義するのが難しいが，通常，「材料が特定の用途について，適切な宿主反応の範囲内で効果を発揮する能力のこと」と定義されている[4]。また，他の表現では，「生体に対して全く影響を与えない（少なくとも観察している時間範囲内で）物質は生体適合性である」と表される[5]。また，我々がどのようにバイオマテリアルを使用したいかによって，バイオマテリアルの生体適合性の定義は異なる。「細胞接着性」について例を挙げれば，バイオマテリアルが組織に植えつけられるのであるなら，そのバイオマテリアルに対して細胞が接着し増殖できることが生体適合性の要件であると考える。一方，血液に接触するのであれば，血液細胞が接着しないことが生体適合性の要件である場合と早期に内皮細胞の接着と増殖が必要である場合の相反する特性のいずれもが生体適合性の要件となる場合もある。他の見方をすると，バイオマテリアルと組織界面が，使用されている期間内で安定しているとき，そのバイオマテリアルは生体適合性であると言える。界面（インターフェイス）が不安定であると，刺激，炎症，損傷，免疫原性，発熱原性，毒性，変異原性または発癌性などの反応の惹起が懸念され，そのバイオマテリアルは「生体非適合性である」と定義される。このように種々の生体適合性についての考え方があり，その評価法・試験法については，それぞれの状況に応じたものを選択する必要がある。

153

ものづくり技術からみる再生医療

4　生体適合性試験法

　一般に，細胞や器官などで構成される生体システムと関連して用いられるいずれの分子，材料，またデバイス（機器）も臨床応用する前に，生体システムへの効果を試験しなければならない。実際に市販される（されている）バイオマテリアルに関しては，生物学的適合性の試験は高度に規制されている。しかしながら，この試験では「生体適合性」という単語は「無毒性」と同じ意味で使用される。一般に，生体適合性試験を実行するための方法のためのガイドラインが，ASTM 特別部会 F04 や国際標準化機構（ISO）の第 194 技術部会（TC194）による規格の中で議論されている。ISO 10993 規格に基づいて，米国の食品医薬品局（FDA）は米国とヨーロッパでの主な試験法を統一した。また，日本の当局は医療機器の毒物学的な試験試行のための国際向けガイドラインを発行している。このドキュメントは Medical Materials の Basic Biological Tests と Devices3 のための Guidelines として非公式の翻訳で利用可能である[6]。それは ISO 10993 と構成と内容について共通部分をもっている[7]。

　試験法としては，生体外（*in vitro*）と生体内（*in vivo*）で評価する二法がある。通常は *in vitro* 試験から実施する。いくつかの試験法で，材料と細胞が直接に接触した状態で試験される。直接接触法の利点は，簡便であり，生体内移植において細胞が材料に接触している状況のための最高のモデルであるということである。他の試験法では，材料は最初に液体で抽出され，その抽出液について試験される。用いられる状況（臨床の）または材料の特質によって，使用される抽出法は異なっている。一般に，2 種の溶媒（1 つは極性溶媒，もうひとつは非極性溶媒）が使用される。これらの試験は，細胞毒性，免疫系への刺激（特にアレルギー），慢性炎症の惹起，血液と血液成分への影響，および変異原性と腫瘍形成を含む遺伝因子への効果について検討するようにデザインされている。

　in vitro 試験で問題なかった場合に，続いて *in vivo* 試験が必要である。これは動物を用いて安全性評価と機能評価を行うものである。硬組織バイオマテリアル（人工関節や人工骨）を試験するには，試験に必要な十分量の緻密骨を得るために犬や羊が必要になる。他のバイオマテリアルに関しては，初期の通常の移植部位は皮下である。マウス，ネズミおよびモルモットを使用し，線維性カプセルの厚さ，バイオマテリアル周辺の炎症などが調査される。また，安全性評価に特化した生物学的安全性評価はすべての新しいバイオマテリアル，およびこれまでに用いられているバイオマテリアルでも新しい目的で使用される場合には必要となる。

5　生体適合性と非特異的相互作用

　バイオマテリアルが生体内でどのように働くかを知ることができたなら，生体適合性の分子論的な背景が明らかになり，これを基盤に新しいバイオマテリアルを設計することができると期待できる。このために長年にわたって，多くの研究者が生体とバイオマテリアルの相互作用につい

第7章　バイオマテリアルの生体適合性の評価

て追求を続けている。材料と生体との相互作用は大別すると次のように分類できる。分子レベル（界面物性），タンパク質レベル（吸着および変性），細胞レベル（接着，増殖，機能発現）および生体レベル（動物実験）の4つである。多くの研究のうち，材料に生理活性物質（タンパク質やペプチド）を複合化した材料についての生体との相互作用，いわゆる特異的な相互作用の研究は一応の成果を挙げているが，大多数の材料で問題となる非特異的相互作用を主とする細胞の認識については，細胞の接着や形態変化などの初歩的な評価にとどまっている。

　生体との相互作用を検討する一手法として，材料表面上への細胞の接着・増殖について観察する方法がある。これは表面の物理化学的性質が細胞接着や増殖に及ぼす影響を，表面処理技術を用いて種々の表面性状の材料を調製し，細胞を播種して接着細胞数の計測や形態を観察して，材料の及ぼす影響を明らかにしようとするものである。これまでに，細胞の接着・増殖について大まかに材料表面の物理化学的特性で整理できることが明らかになっているが，一方で例外的な結果が得られる場合もあり，結果の解釈が困難なことも多い。生理学的な立場からは，細胞接着はフィブロネクチンなどの接着タンパク質を仲介して説明される。一方，それらの接着タンパク質に依存しない細胞接着も存在している。いわゆる無血清培養における細胞培養はすべてそうであるが，接着性タンパク質の存在しない環境でも細胞は多種多様な接着を行う。それらはいわゆる「非特異的相互作用」として説明されていた。「非特異的相互作用」とは，物理化学的相互作用が代表的なもので，たとえば同じ表面自由エネルギーの材料であれば，同じタンパク質の吸着量，細胞接着を示すというものである。これはコロイド科学的な解釈であり，接着の初期（30分～2時間）では比較的適合する。しかし，表面自由エネルギーで整理できる場合は限定されており，一般的には他の非特異的相互作用の影響（たとえば電荷など）を組み合わせて，現象の説明を行っている。

　このような「非特異的相互作用」を理解するためには単純な表面を作成して細胞の反応を調べる必要がある。しかし，表面自由エネルギーを一定にして電荷量を変化させるなどの改質は非常に難しい。一方，材料ではなく細胞に着目すると，細胞が材料をどのように認識しているかを直接調べた例はほとんどない。細胞の反応を接着や増殖などのマクロな解析だけでなく，最新の細胞生物学の手法を用いてミクロな反応を検討できれば，生体側の材料認識のメカニズムを明らかにできる可能性がある。それを用いて，材料設計の指針を得られれば，新規材料設計も容易に行える。細胞が材料と接触すると，情報収集（レセプターの活性化）―状況認識（細胞内カスケードの活性化）―対応策策定（転写因子活性化）―対応準備（転写・タンパク質合成）―対応策実施（タンパク質機能発現・接着）の一連の反応が細胞内で起こる。細胞の接着や増殖というのは最終の対応策実施段階を観察しているわけであるが，その前段階の情報についての研究はほとんどない。

6 分子生物学的評価について

　材料に対する細胞の反応を遺伝子発現で評価するためにはいろいろな手法が考えられる。直接に発現遺伝子を知るにはノーザンブロット法が適している。しかし，ノーザンブロット法は大量の細胞を必要とするため，大表面積の細胞接着用材料が必要である。材料開発のための基礎検討のためには簡便に大量のサンプルを処理できることを第一に考える必要がある。このような条件に適合する方法として，逆転写酵素を用いたポリメラーゼ連鎖反応法（RT-PCR法）による遺伝子発現評価法がある。

　PCR法はPolymerase Chain Reactionの略で，Mullisらによって1985年に発表された方法である[8]。PCRの原理はDNAポリメラーゼ反応を利用したDNAの増幅反応の繰り返しであり，DNAの熱変性，プライマーとのアニーリング及び伸長反応を1サイクルとして，このDNAポリメラーゼ反応をn回繰り返すことで2^n倍にDNAを増幅する。このため非常に高感度であり，極微量のサンプルからでも検出が可能である。mRNA発現をPCR法によって解析するには，mRNAを逆転写酵素で変換したcDNAを鋳型にすることによりPCRに用いることができ，reverse transcription-polymerase chain reaction（RT-PCR）法と呼ばれる[9~11]。

6.1　mRNA 発現評価の一例[12~17]

　RT-PCR法を用いた細胞—材料の評価の一例として，種々の材料表面上に接着（接触）した細胞における熱ショックタンパク質（*Heat-Shock-Protein*（HSP））のmRNA発現について紹介する。HSPは，生物がそれぞれの育成温度より高温の環境にさらされると（熱ショック），特異的に発現量が多くなる一群のタンパク質として発見された。しかしその後，熱ショックばかりでなく，遷移金属・酸化的ストレス・生体内での虚血・炎症・分化誘導試薬などの様々なストレス因子によっても誘導されることがわかり，より一般的にストレスタンパク質と呼ばれている。HSPには多くの種類があり，その分子量に由来した命名がされている。HSP70はもっとも一般的なHSPであり，熱ショックをはじめとする様々なストレスに対応して発現する。HSP47は近年，細胞接着や組織修復に重要な役割を果たしているコラーゲンの特異的分子シャペロンであることが明らかにされた。これらのHSPはそれぞれの刺激に対して迅速に発現されることから，材料と接触した細胞の応答を見積もるために有用と考えた。HeLa細胞を用い，種々の材料上の播種したHSP遺伝子の発現を解析した。図1に各高分子材料上で24時間培養後のHSP70Bの相対的な発現量を示す。HSP70Bは熱のようなストレスに対する細胞の応答の指標を表す最も一般的な熱ショックタンパク質である。HSP70Bの発現量は組織培養用ポリスチレン（TCPS，No. 7）を境として発現量に大きな差異が生じており，TCPSより親水性の材料では発現が大きく誘導され，ポリエチレン（PE），シリコーン膜（Silastic™），フッ素系高分子（6F）などの疎水性の高い材料ではTCPSとほぼ同程度の発現量を示した。これよりHSP70Bは親水・疎水の異なる材料に対して，それぞれ異なる発現挙動を示すことが分かる。TCPS上に接着した細胞に熱処理

第7章　バイオマテリアルの生体適合性の評価

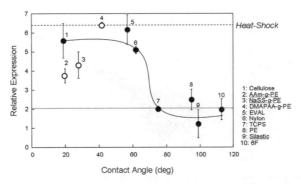

図1　RT-PCR法によるHeLaS3細胞におけるHSP70BのmRNA発現評価（●：固相表面，○：水和表面）*Heat-Shock*：熱処理（45℃，20分）時の発現

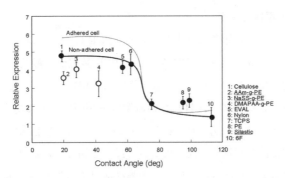

図2　RT-PCR法によるHeLaS3細胞におけるHSP70BのmRNA発現評価：接着細胞と非接着細胞の比較（●：固相表面，○：水和表面）

（45℃，20min）した場合の発現量と比較すると，親水性の材料に接着した細胞は，熱処理時と同程度の刺激を受けていることがわかる。また，親水性の材料ではTCPSや疎水性の材料と比較して細胞の接着数は少ないにも関わらず，細胞当たりに対してHSP70B発現の刺激を与えていると考えられる。さらに細胞接着数（性）とHSP70Bの発現結果を比較すると，NaSS-g-PE（p-styrenesulfonic acid sodium salt（NaSS）を表面グラフト重合したPE）とTCPS，ナイロンと疎水性材料（PE，Silastic™，6F）は同じような細胞接着数を示しているにも関わらず，HSP70B発現挙動には明らかな差異がみられ，両者の間に相関関係はみられなかった。

このように高分子材料に接着・接触した細胞のHSP発現評価では，疎水性の材料で発現が低く，親水性の材料で発現が高い結果が得られた。しかし，これら一連のHSP発現のシグナルがどの様な経路で細胞内に伝達されているかは明らかでない。考えられる要因の一例として，親水性材料表面は動的な状態にあると想定した場合，血清タンパク質の吸脱着と細胞の膜タンパクの吸脱着などが動的な環境におかれ，材料表面と直接接したり離れたりを繰り返し，周りの環境が刻々と変化していることが刺激となっているとも考えられる。同様の考察が由井らによって報告されている[18]。これより，材料上の吸着タンパク質同様に，材料表面の物理化学的性質もHSP発現に直接的な役割を果たしていると考えられる。

ものづくり技術からみる再生医療

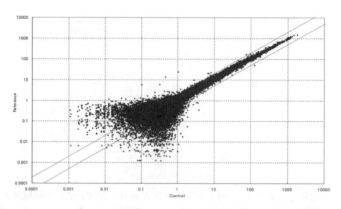

図3　DNAチップによる材料表面での細胞内遺伝子発現の網羅的解析の例

6.2　遺伝子解析技術の現在と将来

　遺伝子解析技術は，近年，飛躍的に進歩している。PCRについては，DNAの増幅量をリアルタイムでモニターし，定量化が可能なリアルタイムPCR装置が一般化しており，また細胞の遺伝子発現を網羅的に解析できるDNAチップも同様に広く用いられている。バイオマテリアルと相互作用した細胞の反応について，注目している遺伝子が明確である場合には定量PCRが短時間で簡便に測定が可能である。一方，DNAチップについては，細胞内での遺伝子発現ネットワークの網羅解析が可能であり，細胞の反応について詳しく知ることができる。それぞれの特徴を組み合わせることによって，細胞内での反応を詳細に検討することが可能であり，今後の生体適合性評価に新しい知見を与えることが期待されている。バイオマテリアルに接着した細胞に物理刺激を付加した場合のDNAチップによる発現パターンの一例を図3に示す。図中の一つ一つの点が解析対象の遺伝子を表しており，中央の2本線内の点は，コントロールと差が無いことを表し，2本線の上下に分散している点が発現促進および抑制を受けた遺伝子を表している。DNAチップで得られたデータについては，それぞれの点で表される遺伝子発現の上下ではなく，それぞれの遺伝子が構成する一連のカスケードの動静について考えなければならない。例えば，細胞増殖シグナル関連遺伝子の発現が強調されていたとしても，その遺伝子は単独で働くわけではなく，何らかの刺激をうけてから多段階の刺激伝達手段を経て発現が変動している。そこで，刺激伝達系全般の発現変異を観察し，これらの促進・抑制の制御機構が昂進していることが確認されて初めて，増殖刺激に対して反応していると判断できる。このような，いわゆるバイオインフォマティクスの技術を伴って細胞の反応を解析する技術である。一般に，バイオマテリアルとの相互作用のように非特異的相互作用が主体となるような場合には，明確な発現パターンの差異を見いだすことが困難になりがちであり，多くの情報集積が必要となる場合が多い。より高感度で高速，安価なシステムの登場が期待される。また，今後の応用が期待される技術として，遺伝子シークエンシング技術がある。いわゆる次世代シークエンサーと呼ばれる，遺伝子解析技術である。1分子シークエンシングが可能な装置もあり，これを用いると転写や増幅の必要が無く，発現したDNAをそのまま解析することも可能であり，より詳細な評価が可能になる。

第7章　バイオマテリアルの生体適合性の評価

7　再生医療におけるバイオマテリアルの生体適合性についての一考察

　再生医療におけるバイオマテリアルの役割を考えた場合の，生体適合性の意味について考察してみる。再生医療には様々な方法論があり，バイオマテリアルの用いられ方も様々である。ここでは，足場材料として用いる場合について考える。従来のバイオマテリアルについての生体適合性の考え方では，例えば生体とのなじみやすさ（炎症反応，カプセル化が少ない）によって判断をしていたが，再生医療の場合には，そこに細胞が組み込まれることになる。生体外もしくは生体内で組織再構築を行い，最終的に患部に組み込まれて治療効果を発揮することが期待される。その際，バイオマテリアル自身はどのように振る舞うべきであろうか。1992年に組織工学（Tissue Engineering）が提唱された際には，バイオマテリアルは，細胞を3次元に配置し組織を形作る機能を担い，細胞がマトリクスを形成した後には分解することが求められていた。分解・消失することが前提のため，求められる機能としては，3次元構造を維持する物性，細胞接着性，そして分解性であった。それぞれの機能についてはそれまでに集積された材料の知見を組み合わせることによって，要求に対応していた。当時の細胞ソースは，成体（組織）細胞であったが，再生医療の進展に伴い，成体幹細胞，ES細胞，iPS細胞などの幹細胞が含まれるようになった。幹細胞は，自己複製能および分化能を有する高機能な細胞であるが，見方を変えると，非常に不安定な細胞である。これらの細胞を用いた再生医療にバイオマテリアルが組み込まれる際には，幹細胞機能維持，あるいは分化誘導などの機能が期待される。バイオマテリアルの表面物性が，幹細胞の分化に影響を与える可能性を指摘する報告も行われている[19]。細胞とバイオマテリアルを一体として評価する必要が生じると思われる。

　また最近，バイオマテリアルのあるサイズの多孔質構造が，炎症反応を特異的に減弱することが報告された。現時点では一般的なコンセンサスが得られていないが，バイオマテリアルの3次元構造が生体適合性に影響している点で注目すべきである[20]。このように，再生医療の進展は，バイオマテリアルの性能評価についても影響を与えつつあり，幅広い技術・知見を集約して生体適合性について，再度確認する時期が到来していると思われる。

8　まとめ

　遺伝子発現評価および転写因子発現評価のほかにも細胞機能発現によって生体適合性の指標とする試みが報告されている[21,22]。これは材料に接触した細胞が細胞—細胞間連絡のためのギャップジャンクションを形成するか否かによって判定するものである。遺伝子およびタンパク質を用いるこれらの新しい方法が，生体内での適合性とどのように相関しているかはこれからの研究の積み重ねが必要である。そのためには，ゲノム，プロテオソーム解析の進展による情報を常に参照し，また動物を用いた適切な評価系を構築する努力が必要である。非毒性が最低の必要条件であった医用材料について「生体適合性」がそれに加わる日が遠からず来ると考えられる。我が国

159

ものづくり技術からみる再生医療

の医用材料・バイオマテリアルを国際的に通用するものにするために不断の努力が必要である。

文　　献

1)　筏　義人，"バイオマテリアル—人工臓器へのアプローチ"，日刊工業新聞社，（1988）

2)　筏　義人，"医用高分子材料"，共立出版，（1989）

3)　D. F. Williams ed. "Fundamental Aspects of Biocompatibility (Vols. I, II)", CRC Press, Boca Raton (1981)

4)　D. F. Williams, Definitions in Biomaterials, Elsevier, Amsterdam., (1987)

5)　J. H. Boss, Biomaterials and Bioengineering Handbook, D. L. Weiss ed., Marcel Dekker, Inc., New York. (2000)

6)　Guidelines for Basic Biological Tests of A Medical Materials and Devices. Unofficial translation of Japanese guideline. ISBN 4-8408-0392-7.

7)　http://www.iso.ch/iso/en/ISOOnline.frontpage, http://www.devicelink.com/mpb/archive/97/05/001.html

8)　K. Mullis, and F. Fallona, "in Methods in Enzymology", *Academic Press,* p. 155, (1987)

9)　D. A. Rappolee, *et al., Science,* **241**, p. 1823 (1988)

10)　石川冬木，実験医学，**8**，p. 1117 (1990)

11)　船渡忠男　ほか，臨床病理，**41**，p. 197 (1993)

12)　A. Kishida *et al., Biomaterials,* **17**, 1301 (1996)

13)　S. Kato *et al., J. Biomater. Sci. Polym. Edn.,* **8**, 809 (1997).

14)　S. Kato *et al., Biomaterials,* **19**, 821 (1998)

15)　A. Kishda *et al., Chem. Lett.,* 1267 (1999).

16)　S. Kato *et al., Biomaterials,* **21**, 521 (2000).

17)　S. Kato *et al., J. Biomater. Sci., Polym. Chem. Edn.,* **11**, 333 (2000).

18)　N. Yui *et al., J. Biomater. Sci. Polym. Ed.,* **7**, 253 (1995)

19)　A. J. Engler *et al., Cell,* **126**, 677 (2006)

20)　P. C. S. Bota *et al., J. Biomed. Mater. Res., Part A,* **95A**, 649, (2010)

21)　R. Nakaoka *et al., J. Biomed. Mater. Res.,* **35**, 391 (1997)

22)　T. Tsuchiya, *J. Biomater. Sci., Polym. Edn.,* **11**, 947 (2000)

第8章　再生医療のための研究に有用な培養装置・実験器具の開発

紀ノ岡正博*

1　はじめに

　組織や臓器の発生を解明する基礎研究の進展に伴い，足場を利用し立体的構造を有する組織を再構築する技術—いわゆる組織工学—が1980年代後半から展開し，3つの基盤要素（細胞・足場・成長因子）に対する調和環境の実現を目指してきた。1990年代後半では，東京女子医科大学の岡野光夫教授を中心とし立体的な足場を利用せずに板状の細胞シートを積層し，立体構造を有する培養組織の構築を目指した細胞シート工学技術が開発され，組織工学における新たな展開が提案された。現在では，本細胞シートで血管誘導技術の開発とともに，より複雑で大型の構造を有する組織再構築に対する研究が進められている。これらの技術の展開として，種々の疾患や傷害に対し，従来の薬剤投与や人工素材を用いた機能代替による対症療法に代わって，細胞の増殖・分化・代謝などの潜在能力を利用し，患者自身もしくは提供者（ドナー）の細胞を増殖・分化・組織化させて移植する治療，いわゆる細胞治療が，急速に普及しつつある。これまで，数多くの培養組織を用いた疾患の修復方法が提案され，多くの実績が挙げられてきた。現在では，図1に示すような自家（患者自身の細胞を由来とする）の培養組織（移植材）を対象とした生産においてのみならず，細胞・組織の培養技術を利用した創薬スクリーニングシステムへの応用へも

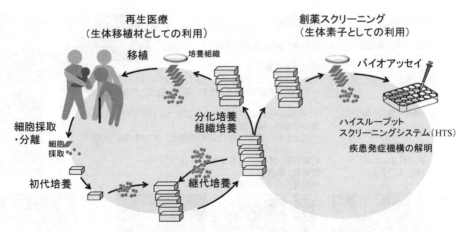

図1　再生医療における培養と創薬スクリーニングシステムへの展開

---

*　Masahiro Kino-oka　大阪大学　大学院工学研究科　生命先端工学専攻　教授

ものづくり技術からみる再生医療

展開され，細胞シート工学研究では，2003年に大阪大学の西田教授が角膜上皮細胞シートの疾患部位へ移植したことを皮切りに，種々の細胞シートの治療展開が期待されている。また，心疾患の治療用移植材として注目されている筋芽細胞シートは，移植後，サイトカイン群が移植材から分泌され，いわゆる，そのパラクライン効果により，血管新生が促進し，結果，心機能が回復すると考えられており，2007年に世界で初めて，大阪大学の澤教授のグループが移植に成功した。培養組織（移植材）の製造に関する工程管理および品質管理に関する道具の充実は，今後，製品の安全性だけではなく有効性に対する品質保証が，顧客である医師および患者に信頼を生み，普及へと続く重要な懸案の一つと考えられる。特に，工程管理としての，細胞採取や継代培養さらには分化・組織培養など，細胞加工（セルプロセッシング）が不可欠となる。その際，院内や企業内のセルプロセッシングセンター（CPC）にて，熟練オペレータが煩雑な一連の培養作業を実施しており，労力軽減のために，培養操作の簡略化や自動化が望まれている[1]。

これらの技術・医療には，細胞を培養する多岐にわたる複雑な操作が含まれており種々のレベルに応じた道具作りが不可欠となる。図2に示すように，小学校教育における，"目的"，"登場者"，"場"，"大道具"，"小道具" に類似しており，プロセスの環境の調整する場としては，クリーンルームなどを指し，統合された道具（プロセスの連続化，手ではできない操作）としての大道具（インキュベータ，安全キャビネット，遠心分離機，顕微鏡など），培養操作や機器同士のつなぎのための小道具（培養容器，ピペットなど）が挙げられる。特に，培養装置のような培養環境を調整するための道具は，場としての機能を有し，大道具や小道具も含めた複数の要素技術の統合されたもので，極めて重要である。一般的に，培養装置の主たる役割は，「人手に代わる操作」や「人手ではできない操作」を実施できる道具であり，細胞治療や再生医療のためのヒト細胞・組織を対象とする場合，これまでの微生物培養や動物細胞培養で培われてきた先行製造技術を活

目的	小学校教育	細胞を育む
登場者	先生，生徒，保護者	操作者，細胞，患者，医者
場	校舎 教室（電灯，空調設備）	細胞培養工場 セルプロセッシングセンター（CPC），クリーンルーム ⇒プロセスの環境（系そのもの，無菌，温度，ガスなど）
大道具	机，椅子，黒板，時計， プロジェクター	インキュベータ（温調，ガス調），安全キャビネット（無菌） 遠心分離機，顕微鏡 ⇒統合された道具，プロセスの連続化，手ではできない操作
小道具	鉛筆，消しゴム，ノート， はさみ，ものさし	培養容器，ピペット，遠沈管，ボトル，ビーカー， 顕微鏡，無埃服 ⇒培養操作のつなぎ，機器同士のつなぎ

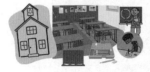
細胞観察装置の試作と種々の小道具

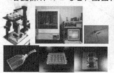
角形培養容器の試作

フィルム
底板

培養装置の試作と
無菌接続ジョイント

図2　細胞培養のための道具（小学校教育との類似性）

第8章　再生医療のための研究に有用な培養装置・実験器具の開発

かしつつ，ヒト治療への利用という特殊性と使用する細胞・組織培養の固有の特徴とを考慮した新たな技術展開が望まれている。本章では，細胞培養の特徴と道具の重要性，培養操作の自動化を担う培養装置と品質評価の道具について述べる。

2　細胞培養の特徴と道具について

　細胞を増幅する継代培養や構造・機能を付与する組織培養は，主要な工程の１つである。自家培養移植もしくは，同種培養移植を前提とした細胞・組織の培養では，図1に示すように，それぞれ，患者から必要最小量の細胞または組織片を採取し，CPC内にて目的とする細胞を分離，得られた細胞を培養容器に播種し，細胞の生体外における環境への馴化を主とする培養つまり初代培養を開始する。その際，滅菌することができない原料である細胞・組織を利用するため，無菌環境の維持が重要となり（無菌環境下における非滅菌原料の利用），さらに，すべての工程でクロスコンタミネーションなどのヒューマンエラーは許されない（エラーの低減）。培養容器内では，足場依存性細胞の場合，通気操作も表面通気を原則とするため，培養容器内では，気・液・固各相が存在する不均一系である（3相の存在）。また，培養中，接着，馴化，分裂，分化などの細胞挙動が起こる（個別時系列イベントの存在）。ここで，浮遊系細胞においても，接着を除いた同様な挙動が見られる。細胞が培養面をほぼ全面を覆ったとき（コンフルエント状態），培養面から細胞を剥離して再懸濁し，新たな複数の培養容器に再播種する。これは，細胞分裂とともに，容器内局所にて細胞密度の上昇が起こり（空間的不均一性），接触阻害による増殖低下が生じるためであり，その結果，1回の培養において，適度な播種密度と到達密度が要求され，足場依存性細胞の増幅には多回の継代培養が不可欠となる（多回の回分操作と継代操作の必須性）。よって，小型培養容器から大型培養容器まで段階的に変化させるマルチスケールでの培養工程である（マルチスケールの要求）継代培養を行い細胞数が十分確保された後，必要に応じ分化，構造，機能を付与する目的で組織培養を行う。組織培養においては，細胞の集塊を形成（板状，球状）するか，細胞をコラーゲンスポンジなどのスキャフォード（足場）に播種し立体的な構造物とし，自己組織化（分化）を誘導し，組織再構築をさせることが多い。

　培養操作の観点から，1回の継代培養の境界条件（細胞播種密度と到達密度）の設定は，操作を安定化させるために不可欠であるが，細胞挙動は，患者ごと，採取部位ごとや継代培養を経るごとに異なる特性（細胞集団的不均一性）を有する。また，患部の大きさや状態は患者ごとで変わるために，個別の要求量に対応した生産スケジュールを立てる必要がある（生産スケールの変動）。したがって，培養状態の把握は不可欠で，情報取得方法について種々検討されているが，培養細胞の希少性より，サンプリング等の侵襲的な手法によるモニタリングは避ける必要があり，非侵襲で，経時的に取得可能な細胞観察が有望な手段であると考えられている（非侵襲的モニタリング手法の利用）。

　以上，微生物を中心とする培養とは多くの点で異なったテーラーメイド的な生産プロセスであ

163

り，培養工程の安定化には多くの道具が必要とされている。下記に培養中の細胞観察ならびに培養容器形状についてを例示する。動的な細胞挙動を観察する目的で，大道具として細胞観察システムを構築することを考える。多くの足場依存性細胞の馴化・継代培養において，液流動による細胞へのストレスを低減させるために，静置培養を採用する。細胞挙動の動的観察には，細胞特性を把握するうえで重要な操作となるが，顕微鏡による多点での細胞挙動観察は，そのステージの移動により実施するために，ステージの断続的な移動による培養容器の振とうが避けられない。容器の振とうによる液流動は，足場依存性細胞の接着や浮遊系細胞の遊走など種々の挙動を観察することができず，従来の細胞観察では満足できないことがある。そこで，図2に示すように，容器を静置状態にて細胞観察できるカメラ移動型観察装置を提案した。また，その際，小道具としてのガス通気を実現するためのアタッチメントも合わせて開発し，種々の形状を有する容器での細胞観察を可能とし，細胞接着時の挙動や浮遊系細胞の遊走性について定量的評価を行うことができた[2~4]。

　また，小道具としての培養容器の形状について考える。細胞播種後の細胞密度の偏りは，局所での細胞密度上昇を招き，接触阻害による細胞増殖の低下が引き起こされる。初心者でも容易に行える培養容器の形状は，細胞増殖の観点からは，円形容器よりも角形容器が好ましいことが知られている[5]。ディッシュなどの円形容器では，細胞密度の偏りが見られる。これは，細胞播種時において，容器内への細胞懸濁液の添加後，培養面への細胞接着が十分行われる前に，種々の作業中に，懸濁液が滑らかな円形の側壁を利用して，容器全体で渦を伴った液流動が生じやすくなり，結果，容器中央に細胞が集まり，その後，細胞接着・伸展が進むためと考えられる。一般には，細胞播種時に，培養容器を8の字を描きながら揺すり細胞を分散させることで対処することが多い。しかし，特に初心者には，インキュベータへの容器移動などで，結局は，揺さぶり懸濁液の渦を生じることとなり，均一に播種することは難しい。一方，角形容器は，容器移動時において，容器の角において液の淀みを生じ，結果，懸濁液の渦を防止することができる。よって，初心者には操作しやすい容器となる。しかし，多くの培養容器は，ディッシュやウェルをはじめ円型容器である。そこで，著者らは，①均一な播種が容易，②フィルム面上での培養，③顕微鏡での観察が可能，④オートクレーブ滅菌可能，⑤クリーンベンチ内でのハンドリング性の項目を挙げ，角形培養容器を試作し，初心者でも安定した細胞増殖を得ることに成功した。この要素技術は，細かな作業が困難な培養装置での細胞播種も同様であり，展開できることを確認した[6]。このように，細胞挙動そのものによる特性と人為的動作に起因する特性の両者を把握してきてした道具を構築することが肝要である。

3　工程管理のための統合された培養装置の役割と周辺技術

　培養工学的観点から鑑みると，現状の培養工程は，依然，手技および観察力に長けた熟練オペレータの手作業によるもので，産業規模での生産には種々のレベルでの道具が不足している。培

第8章　再生医療のための研究に有用な培養装置・実験器具の開発

養装置は，作業者が装置外部から培養工程を実施するもので，主な装置の役割は，培養工程を実施するにあたり，ボックススケールでの培養環境の無菌化および調整，操作の自動化，情報の取得が挙げられる。また，人手ではできない操作（周期的加圧など）を実現することができ，人体に近い培養環境を実現し，より質の高い培養組織を生み出す可能性がある。

　大道具としての培養装置に対する要求事項は，無菌性，小型化，機械化，解析能，連続性，自律化，保証化が挙げられ，雑菌汚染に対するリスク軽減およびコストの観点から，小道具としての容器，送液ラインなどのディスポーサブル化が必要であることや無菌操作の簡略化が要求されている。

　培養装置に対する無菌性に関して，経験の異なる実験者10人を通じて，培地交換ならびに継代操作における雑菌汚染リスクを検討した[6]。なお，雑菌汚染の検出には，個々の操作，各人，5回ずつ行い（1日1回ずつ），汚染リスクを増幅させるために，抗生物質抜きの培地を使用し，日本薬局方に準じ，好気性，嫌気性微生物検出を行った。また，実施に際し，一般実験室内に設置された安全キャビネットを利用し，安全キャビネット外は清浄度が低く，汚染源となる状態にて実施した。図3に示すように，比較的単純な作業としての培地交換において，経験年数の低い（1年未満の）実験者が雑菌汚染を引き起こし，また，複雑な作業である継代操作においては，培地交換操作にて雑菌汚染した同一の実験者が，より早く雑菌汚染を引き起こすことが確認された。このことは，実際の細胞製造において，無菌操作に関する教育訓練が不可欠であることを示唆した。一方，培養装置においては，閉鎖空間が確保されているために，作業の複雑さにかかわらず雑菌汚染を生じることはなく，培養装置の利用は，無菌性を向上させることが明らかとなり，培養装置の無菌性担保に対する優位性を示唆した。

　一方，菌体による有用物質生産や動物細胞による抗体生産において培われてきた大量培養技術における小道具をそのままスケールダウンされた再生医療用途での培養へ転用することができないものも多い。例えば，培養装置運転時における容器同士や送液チューブの閉鎖系接続システムには，大容量を対象としたチューブの無菌接続は多く存在しているが，再生医療の少量送液を対象とした無菌接続ジョイントは存在しない。図2に示す自動継代培養装置にて内径2-3mm送液チューブを対象とし，接続時に，シリコン隔膜同士を密着させ針により隔膜を突き破ることで液流路を無菌的に接続できるジョイントを試作し，少量培養容器用として利用可能であることを確認した。

　今後，種々の先端技術要素を含む細胞評価技術および予測・規格化技術と統合したハード・ソフト両面からのシステムは，操作者による観察および予測する能力を含む洞察力を代替あるいは補助することを可能とし，アウトプットとして，操作の自動化，省力化，安定化を導くだけではなく，品質評価系の構築，品質の安定化などのアウトカムが得られ，培養細胞・組織製品の高品質かつ計画的生産を実現可能とするものと考えられる。

実験者	学籍	経験年数
T.F.	学部生	1年未満
Y.H.	学部生	1年未満
Y.M.	学部生	1年未満
Y.O.	博士前期（修士）課程	1年未満
M.K.	博士前期（修士）課程	1年
N.O.	博士前期（修士）課程	2年
Y.A.	博士前期（修士）課程	2年
Y.H.2	博士前期（修士）課程	2年
N.H.	博士後期課程	3年
S.Y.	博士後期課程	4年

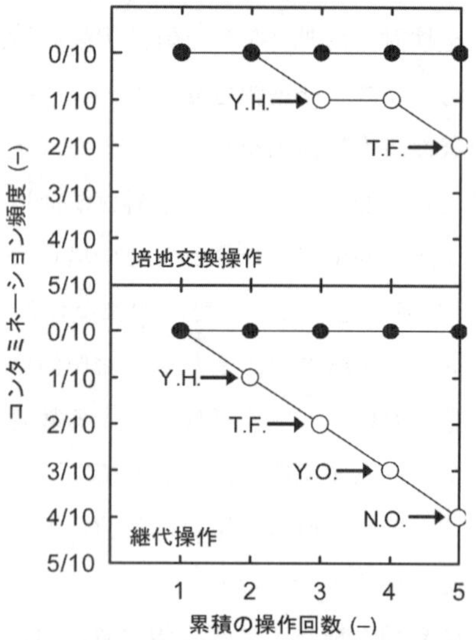

図３　学生の経験歴とコンタミネーションリスク
●は自動培養装置による操作，○は手作業，矢印は実験者のイニシャルを示す。コンタミネーション頻度は，実験者 10 人に対するコンタミした実験者数を表す。

4　品質管理での道具の必要性

立体的な培養組織の移植に対し，細胞挙動の空間的な把握は重要となり，定量的解析可能なツール構築は，移植用素材としての品質評価を行うだけではなく，創薬スクリーニングを目的としたハイスループットシステムを構築する上でも不可欠な技術であると考えられる。再生医療製品の品質管理は，その安全性と有効性を評価することを目指し，図４に示すように，移植物の一部を切り取り検査する方法と同一の代替物を作成し評価する方法の２つが挙げられる。著者らは，汎用性の高い実用的な技術構築を目指し，特に，筋芽細胞の積層細胞シートを対象として，大道具として，既存の共焦点レーザー顕微鏡にて，蛍光染色された細胞を培養組織内での空間的細胞分布ならびに立体的細胞形態評価について行ってきた。小道具としては，移植材の一部切り出しを目的とし，ペン型の打ち抜きツールを開発した。打ち抜かれた積層細胞シート片は，96 ウェ

第8章 再生医療のための研究に有用な培養装置・実験器具の開発

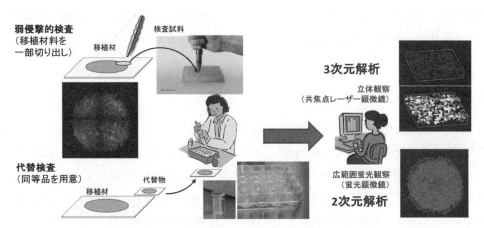

図4 積層細胞シートの品質評価と道具

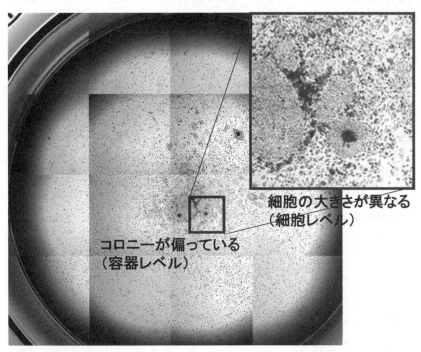

図5 広域観察技術による24ウェル内のiPS細胞コロニー分布とコロニー内の細胞形態評価

ル内で染色,観察が可能となり,蛍光色素などのコスト低減,操作簡便化の実現を目指している。一方,代替物を利用する方法においては,小型細胞シートを作成できる治具(スタンプ)を開発し,24ウェルで積層細胞シートを作成可能とした。定量解析については,空間内の細胞密度分布を測定可能とし,立体的構造内における細胞密度の不均一性を評価可能とした。

一方,平面的な広域蛍光観察により筋芽細胞シート内すべての内皮細胞ネットワークを定量的評価が可能となり,血管形成能を移植材の品質評価指標として利用することができた。広域観察技術は,μmからcmまでのマルチスケールで評価可能である。さらに図5に示すように,iPS

ものづくり技術からみる再生医療

細胞のコロニー形成（容器レベル観察）とコロニー内の細胞形態（細胞レベル観察）を同時に評価可能であり，今後の幹細胞研究における重要な大道具であると考えられる。

5 おわりに

再生医療の発展と伴なって細胞培養技術が改めて重要視されることとなり，様々な道具が生み出されてきた。しかし，細胞レベル（μm），コロニー・集塊レベル（mm），組織・臓器（cm），人体レベル（m）のマルチスケールに対する道具については，依然不足している。また，2006年におけるマウス iPS 細胞の創出以来，幹細胞研究が一層活性化され，現在では，その多様な分化能により，これまで増殖が困難であった細胞種の幹細胞からの大量分化が見込まれる。この技術は，これまで増殖能が低いために培養不可能であった，心筋細胞，膵島細胞，網膜色素上皮細胞，肝細胞などの大量調整を可能とし，これらの細胞由来の組織化を伴った再生医療への展開が期待されている。また，これらの細胞や形成された培養組織は薬剤動態評価の素材としても有望であり，今後，創薬スクリーニングツールへの展開が期待される。幹細胞に関する産業用途は，再生医療や創薬スクリーニング，物質生産などが挙げられ，幹細胞産業の広がりは，類を見ない大きな規模として発展するものと考えらる。その中で，種々のレベルでの道具構築は，幹細胞研究の進歩とともに，より一層必要とされ，本産業の発展の一端を担うと思われる。

謝辞

本研究の一部は，総合科学技術会議により制度設計された最先端研究開発支援プログラムおよび科研費（基盤研究 B，21360402）により，日本学術振興会を通して助成されたものである。

文　　献

1) M. Kino-oka *et al.*, *J. Biosci. Bioeng.*, **108**, 267 (2009)
2) M. Kino-oka *et al.*, *Biochem. Eng. J.*, **19**, 109 (2004)
3) H. Hirai *et al.*, *J. Biosci. Bioeng.*, **94**, 351 (2002)
4) H. Mori *et al.*, *J. Biosci. Bioeng.*, **104**, 231 (2007)
5) M. Kino-oka *et al.*, *Biotechnol. Bioeng.*, **67**, 234 (2000)
6) M. Kino-oka *et al.*, *Tissue Eng.*, **11**, 535 (2005)

第9章　幹細胞を用いての創薬研究技術

安田賢二*

1　はじめに

　一般によく知られているように，成体となったヒトや動物の組織（分化細胞）はほとんどの場合，組織切片から全体を再生する能力（全能性）を持たないため，失われた身体の部分を自力では再構築できない。しかし，次にあげる3つの要素技術が揃ったとき，われわれは試験管中でも臓器や身体の部分を作る臓器再生の実用化を視野に入れることができる。第1の最も重要な要素技術は，ちょうど受精卵のようにあらゆる組織に分化する能力（この場合は分化万能性）を持つ細胞を創り出す技術である。次に第2の要素技術は，実際にこの分化万能性細胞から心筋組織，神経組織などの身体の部分の細胞に分化させる技術，そして第3の技術は，分化した細胞を組み合わせて実際の組織・臓器を再構築する細胞の3次元配置技術の開発である。

　第1の要素技術である分化万能細胞の開発は，1998年にヒトの受精卵からヒト胚性幹細胞（ES細胞，Embryonic stem cells）を直接作製する技術が米国ウイスコンシン大学のトムソンらによって開発されたことによって道が開かれた。このヒトES細胞は生体外で分化万能性を維持したまま増殖したり培養条件の制御によって理論上すべての組織に分化することができる細胞である。この細胞の出現によって再生医療の研究開発が本格的に開始するという期待が高まった反面，ヒトの受精卵の初期胚を用いるため生命の萌芽を滅失してしまうという倫理的問題から米国等ではその研究開発が制限され研究開発や実用化に大きな障壁となっている。

　他方，2006年8月に京都大学の山中伸弥教授らが，受精卵を用いない分化万能細胞の作製に成功し，実際に分化細胞であるマウスの胚性線維芽細胞に4つの因子（Oct3/4，Sox2，c-Myc，Klf4の4遺伝因子）を導入することでES細胞のように分化多能性を持つ人工多能性幹細胞（iPS細胞；induced pluripotent stem cells）が樹立できることを発見し，さらに翌年11月20日にヒトの大人の分化細胞（線維芽細胞）に4種類の遺伝子（OCT3/4，SOX2，C-MYC，KLF4："山中因子（Yamanaka factors）"と呼ばれている）を導入することで，ヒトES細胞に似たヒト人工多能性幹（iPS）細胞を作製することができる技術を開発した。このヒトiPS細胞であれば，ヒトES細胞の作製時において問題となった受精卵使用の倫理的問題や拒絶反応の問題を一挙に解決できるため，ヒトES細胞に代わる細胞として大きな注目と期待を集めている。

　そして第2の要素技術であるヒトiPS細胞から分化細胞を創り出す（誘導する）分化誘導法の

＊　Kenji Yasuda　東京医科歯科大学　生体材料工学研究所　システム研究部門情報分野
　　教授

ものづくり技術からみる再生医療

開発が精力的に進められている。すでに再生皮膚や再生骨，再生軟骨は実用化が見えてきており，また，再生角膜や再生心筋も臨床研究に向けて精力的に研究が進められている。さらに再生肝臓や再生神経についても分化誘導技術には日々躍進しており多数の報告があるが，実用化という観点では成熟（成人）細胞まで分化させる技術の開発が一番大きな課題として残っておりまだ発展途上である。

第3の要素技術である身体の臓器を再構築するための細胞の3次元配置技術については，いろいろな研究機関で，まだ手法を模索している段階である。実は臓器や組織には「自己組織化」と呼ばれる自分自身で細胞集団の空間配置を制御する能力が備わっているのであるが，この能力だけに頼って細胞を集団化させた場合には，多くの場合，秩序だった組織は形成されず無秩序な細胞塊が作られるだけである。この観点から考えると，分化細胞の誘導に成功した後に臓器再生の鍵を握るのは「組織・臓器の高次構造を再構成するための技術」の実用化である。

日本で発明されたヒト iPS 細胞から作ったヒト細胞を実際に活用する最終的なゴールとして当然，再生医療が考えられているが，先に述べたように「細胞分化制御の完全制御」「細胞の3次元配置による臓器構築」という2つの課題を解決する技術開発が完了していない現状では，まずは医療応用よりもリスクが低い創薬支援技術などでの応用事例を積み上げるとともに，分化の程度を確認することが現実的なアプローチとなる。創薬の分野では，今までさまざまな動物細胞や遺伝子操作でヒト細胞の一部の機能を組み込んだ人工的な細胞株を用いて行っていたが，これらの細胞を用いるとどうしても臨床レベルでの結果とは異なる結果が出ることがある。これが創薬の分野で「偽陰性・偽陽性」という問題として広く知られているものである。この問題がヒトと他の動物との種差によるものであれば，従来の動物細胞の代わりにヒト細胞を用いる事で大きな改善がなされるはずである。このような観点から，製薬企業では，その効果を確認するためのヒト細胞を用いたスクリーニングテストが精力的に進められている。

また単に細胞を測るだけでなく，さらに細胞を構成的にバイオチップ中に配置して組織・臓器機能の最小モデルとなるような細胞ネットワークモデルを作ることができれば，先に述べた「組織・臓器の再構築技術」の開発に成功する前であっても，創薬に必要な組織・臓器レベルの応答を予測計測することが可能となる。その例として，実際にヒト心毒性を推定するバイオチップ技術を以下に紹介する。

2　ヒト幹細胞由来心筋細胞を用いた毒性検査技術

薬剤の心毒性の主なものは催不整脈作用と呼ばれている。これは，心臓を構成する各心筋細胞自体は拍動できるにも関わらず，その全体での規則性が失われてしまい心臓全体での収縮ができなくなるために血液を拍出することができなくなり突然死に至る症状である。さまざまな毒性のうち，特にこの心毒性は急性であることから肝毒性と並んで開発が中止される最大の理由となっている。実際に薬剤候補の化合物に対して心臓が不整脈を発生させることが臨床段階になって初

第9章　幹細胞を用いての創薬研究技術

めて発見されてきたものが，ヒト細胞を用いて探索段階（リード化合物）で早期に正確に予測することができれば，臨床段階で発見される場合に比べて，実に85％の開発費の無駄を予防することができるのである。

では，現状の心毒性検査はどのようなものなのであろうか。心筋活動電位の再分極の乱れの主原因となるカリウムイオンチャンネルである human Ether-a-go-go Related Gene（hERG）イオンチャンネルの遮蔽効果を見積もる *in vitro* hERG 計測や，個体の心電図計測による QT 延長計測は，現在，薬物の心毒性を検証するための主要な計測手法である。しかし既存の hERG イオンチャンネル計測や QT 延長計測によって得られる結果から，候補薬が致死性不整脈を引き起こす重大な副作用を持つかどうかを的確に予測することには限界があり，つねにヒトの臨床レベルでの結果とは異なる結果を示す偽陰性／偽陽性（false negative/false positive）の危険性を内在している。また，実際の創薬においてはリスク回避の観点から既存の計測法で陽性と判断されたものについては開発を断念することも多々あり，このように偽陽性／偽陰性かどうかをより正確に予測する新しい創薬スクリーニング技術の確立が期待されている。

他方，近年のヒト ES 細胞，ヒト iPS 細胞などのヒト幹細胞の出現は，従来の動物細胞やヒト細胞株ではなく，これらヒト幹細胞から分化して無限に供給される品質の揃ったヒト臓器細胞を用いて薬剤の効果や毒性検査が実用化される可能性を示唆している[1]。

細胞間の興奮収縮の伝達異常である致死性不整脈の発生を直接計測するには，従来の *in vitro* 系の単一細胞の細胞電位計測という細胞の階層の計測だけでは予測することができない細胞間の相互作用（興奮伝導）を計測するための細胞ネットワークの階層という，より *in vivo* に近い新しい *in vitro* プラットホームの利用が重要であり，また，細胞集団のサイズに依存した細胞応答の安定性（ゆらぎ応答）の違い「コミュニティ・エフェクト（集団効果）」の理解を織り込むことが重要である。すなわち，ヒト臓器細胞を用いて，実際の致死性不整脈を引き起こす「興奮伝導異常」を計測するということは，①細胞のカリウムイオンチャンネルの応答のゆらぎ解析による安定性変化の定量化［時間的観点］，②心筋細胞ネットワークでの伝達状態のゆらぎ解析による伝達異常の定量化［空間的観点］を，*in vitro* 系においてバイオチップテクノロジーの持つ1細胞レベルでの空間配置技術と，1細胞レベルでの細胞状態計測技術を駆使して実現することなのである。

3　オンチップ1細胞培養法の開発[2~4]

一般に細胞レベルでの研究とはランダムに配置した細胞を培養する分散培養法を指すことが多い。しかしこの従来の分散培養法では，細胞同士の距離や相互作用はランダムであり，培養中に自由に動きまわる細胞の時間的な集団効果も実験的に十分制御するのは困難である。臓器，組織が持つ細胞集団の特性，細胞の空間配置の中に隠された集団レベルでのルールを明らかにするために，われわれは1細胞レベルで細胞の種類，数，空間配置を制御して，構成的に任意の細胞ネ

ものづくり技術からみる再生医療

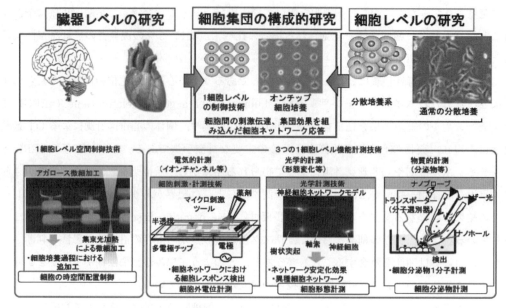

図1　1細胞レベルからの細胞集団ネットワークの構成的計測技術「オンチップ・セロミクス計測」の位置付けと要素技術

ットワークを構築する技術，オンチップ・セロミクス計測技術を開発している。この技術は，1細胞レベルでの空間配置が可能な微細加工技術，細胞を破壊することなく，長期にわたって細胞の状態変化を連続計測できる3つの1細胞計測技術，すなわち，細胞外電位（変化）計測，細胞形状（変化）計測，細胞分泌物計測技術からなる（図1）。

　まず細胞ネットワークを構成するために，細胞をバイオチップ上に配置するための微細加工技術について説明する（図2）。本技術の特徴は，低温の熱で容易に溶解するソフトマテリアルであるアガロース（寒天）をガラス基板上に塗布して薄層を作り，この薄層を光学顕微鏡に組み込んだ集束レーザー光の局所過熱によって溶かすことで自在な形状のマイクロチャンバを作ることができることである（集束光加熱エッチング法）。この技術を用いると，従来のガラス等の微細加工技術では困難であった，細胞培養中の微細加工も自在に行うことができる。たとえば，このようにして作成した各マイクロチャンバ内にマイクロピペットを用いて心筋細胞を1細胞ずつ配置し培養を行うことで，従来の分散培養では難しかった孤立1細胞の特性を確認した後に，隣接したマイクロチャンバー間を繋げる溝を追加工することで構成的に，かつ段階的に複雑な心筋細胞ネットワークを構築し，そのネットワーク状態の違いによる変化を検証することが可能となる。この1細胞レベルでの空間配置技術を非侵襲な1細胞レベルでの細胞電位計測電極や，細胞形状（あるいは内部状態）の光学計測技術，あるいは1細胞レベルでの分泌物計測と組み合わせることで細胞集団の中の1細胞の情報を計測する細胞ネットワーク計測ができるようになる。

　図3(a)に実際に心筋細胞ネットワークと細胞電位の計測を組み合わせたシステム構成の概念図を示す。システムは，光学顕微鏡に組み込まれたアガロース微細加工モジュール，細胞観察を

第9章 幹細胞を用いての創薬研究技術

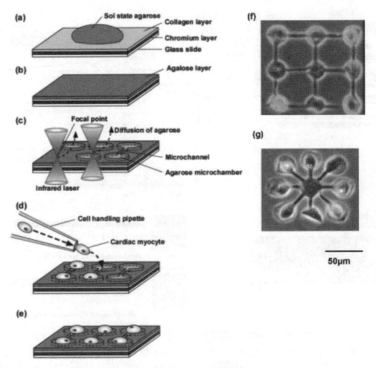

図2 構成的1細胞培養法

クロム蒸着したガラス基板にコラーゲンをコートし,その上にゾル上アガロースをスピンコートして薄層を塗布してゲル状態にする(a)-(b)。次に,水溶液中に基板を浸し,光学顕微鏡に組み込んだ集束幅2μmの近赤外集束レーザー光を基板表面に照射して走査することで,局所加熱によりアガロースを溶かしてチャンバを作製する(c)。アガロースが除去されたマイクロチャンバにマイクロピペットで心筋細胞を1細胞ずつ入れて培養する(d)-(e)。実際に作製した心筋細胞ネットワークの例(f)-(g)。

行うカメラ系,多電極チップが組み込まれた細胞培養観察モジュール,そして細胞外電位(field potential:FP)を計測解析する計測モジュールから構成されている。ここで図3(b)に示したような細胞培養用に加工した多電極細胞培養チップには,細胞と同程度のサイズである直径8μmの電極が直列に配置されており,この上に細胞を直列に配置して各細胞の細胞外電位を同時に計測することができる。図3(c)は多電極細胞培養チップの1電極上で計測された心筋の細胞外電位波形データの一例を示したものである。図からもわかるように,まず①細胞内へのナトリウムの内向き電流が観測され,次に②カルシウムの内向き電流,そして③カリウムの外向き電流をそれぞれ計測することができる。ここで細胞の拍動の安定性についてひとつ注意すべきことがある。図3(d)に示したように,孤立した1個の心筋細胞を1電極上に配置すると,この自律拍動は非常に不安定となるが,電極上に配置する心筋細胞が複数の心筋細胞とコミュニケーションを取る場合には拍動は非常に安定し,たとえば図3(e)の例では8細胞の集団となることで,拍動の揺らぎの標準偏差は0.08秒までになる。これは,細胞集団の階層になって現れるサイズに依存した応答の違い「コミュニティ・エフェクト(集団効果)」のひとつである[5,6]。このことからもわかるように特に自律拍動を用いた計測を行う場合には,細胞集団のサイズについても配慮が必要

ものづくり技術からみる再生医療

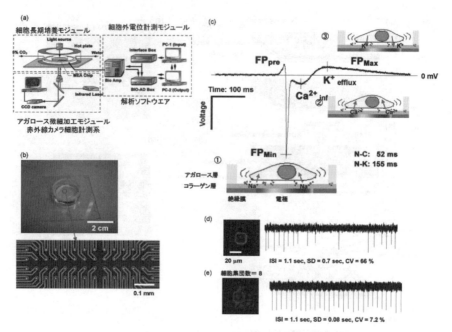

図3　オンチップ細胞培養計測系の構成と細胞外電位計測の概念図

装置システムの構成(a), 細胞培養計測チップの1細胞対応型電極アレイの構成(b)と, 実際の細胞外電位(FP)計測で得られた波形(c)。電極上に心筋細胞1細胞を孤立状態でおいた場合は, 心筋細胞の拍動は不安定(d)だが, 細胞集団になると拍動は安定化する(e)。

となる。

実際に細胞電位を多電極チップで計測した結果と既存の計測法との関係は次のようになる。図4(a)および(b)に心筋細胞ネットワークの一例を模式的に示したが, 細胞を直列に配置して細胞外電位を計測する場合には, 各心筋細胞の細胞外電位そのものを計測することができるだけでなく, 細胞間を伝搬する状態を計測することも可能となる。たとえば, 図4(c)に示すように, 1電極上の1細胞の細胞外電位波形データは細胞を出入りするイオン電流によって生じる細胞の電位変化を測定しており, 細胞の活動電位とは微分積分の関係にある。次に, 細胞ネットワーク中のすべての電極上の細胞の信号をコンピュータ内で重ね合わせた細胞ネットワーク電位波形は, ちょうど心筋細胞間を伝搬する信号のすべてを同時に全体として計測する心電図の信号と同様に, 空間的な伝搬の遅延情報や各細胞の協同性の状態を内在したものとなっている。すなわち, 細胞ネットワーク中の各細胞が各々拍動を行っていたとしても, 隣接する細胞間での伝搬が不規則になれば, 細胞ネットワーク計測の結果は乱れた波形となってしまうため, この細胞ネットワーク波形(各細胞の波形の重ね合わせ)を用いれば, 直接見るだけで, 興奮伝達が乱れているかどうかを瞬時に確認することができるのである。言い換えると, 細胞ネットワーク波形は, 各細胞の時間的応答という時間軸の情報と, 空間に直列に配置された細胞間の伝達情報という空間軸の情報の2つが含まれた情報であり, 空間伝搬の異常を簡便に見ることができることが細胞ネットワーク波形の一つの特徴なのである。

第9章 幹細胞を用いての創薬研究技術

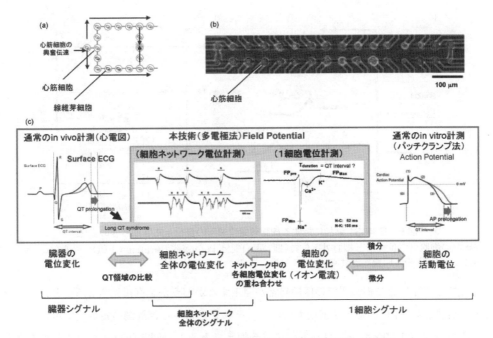

図4 細胞ネットワークの電位計測と通常の計測法との関係

　心筋細胞ネットワークの細胞配置を模式的に示したもの(a)と，実際に心筋細胞を1細胞単位で各電極上に配置して環状ネットワークを構築した例(b)。通常（既存）の心電図計測，細胞活動電位計測と，細胞ネットワーク計測との関係を模式的に示したもの(c)。

　また，このような細胞ネットワーク計測の利点には，従来の in vitro 計測系での心筋細胞1細胞そのものの計測だけでは取得することができないヘテロな細胞集団である心組織のモデルの計測も可能である。たとえば細胞間の同期の秩序の維持に対する繊維芽細胞の影響などについてであればネットワーク内に繊維芽細胞を組み込むことで計測することが可能となる。実際，心筋細胞の直接の接合であればわずか数細胞で細胞の拍動は安定するのに対し，心筋細胞間に線維芽細胞を組み込むと同期能力が低下することも観察されている[5,6]。

4　オンチップ多電極計測システムを用いたヒト幹細胞由来心筋細胞の細胞外電位計測と薬物毒性評価

　従来の hERG 試験等の in vitro 測定系ではパッチクランプ法による細胞侵襲的な方法で細胞内電位を測定するのに対して，この「オンチップ多電極計測システム」は細胞を電極上に播種して培養するため細胞に対して非侵襲的であり，長期にわたって細胞外電位の連続測定が可能である。本システムを用いて FPD を測定した時の典型的な波形を図5に示す。例えば，図5(a)で示されたように，hERG イオンチャンネル阻害剤である E-4031 の添加によって濃度依存的にカリウムのピークの位置が右側にシフトし FPD の延長が確認され，カリウムのピークの傾斜が緩やかになるとともにピークの高さも減少する（心電図の QT 延長に相当する）が，このグラフを見て

175

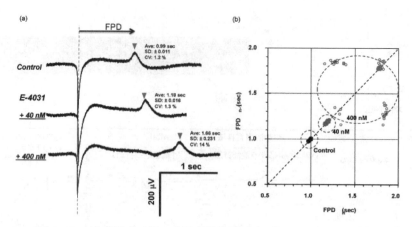

図5 E-4031添加に対する細胞外電位波形の変化と応答ゆらぎの変化
心筋細胞の細胞外電位波形と細胞外電位持続時間（Field Potential Duration：FPD）の変化(a)と，隣接する拍動でのFPDの時間ゆらぎ計測(b)。

いるだけでは実際に心筋細胞間での伝搬異常が発生するかどうかを直接見積もることは難しい。しかし，各細胞のFPDの応答を何度も計測し，それを通常ゆらぎ計測の定量化で用いるロジスティックマップ（ポアンカレプロット）に置き換えてみると（図5(b)），そのゆらぎの拡大の有無を簡単に可視化することができる。図5(a)のグラフからもわかるようにE-4031の濃度が40nM程度ではFPDの延長は見られるが，図5(b)を見てもわかるように隣接した拍動でのFPD（n番目とn+1番目）についてはほぼ同じ値を示しており安定している。しかし，400nMになるとFPDの更なる延長だけでなく，隣接した拍動間の相同性は低下し，大きなゆらぎ（不確実性）が増大することが観察できる。

図6はヒトES細胞由来心筋細胞を用いて，さまざまな薬剤についてのFPDの増大とFPDゆらぎの増大についての計測結果を2次元マップにしたものである。この図からもわかるように，特にFPDの増大という指標（X軸）のみからでは判別が難しかったTerfenadineやBepridilなどの偽陰性薬剤についても，FPDゆらぎ増大（Y軸）を加えた2次元での評価を行えばより容易に心毒性のリスクを換算することができることが確認された。

この結果からも心筋細胞の応答の不安定さを見積もるためにFPDが増大するかどうか，という情報に加えて，どの程度不安定になるかを直接計測することの意義が示唆された。

薬剤による副作用の一つに，心電図におけるQT間隔を延長させる，いわゆる「QT延長」に引き続き発生する致死性の心室性不整脈がある。心電図のQT間隔は心室筋全体の脱分極と再分極の持続時間の集合（重ね合わせ）として計測されるが，再分極の遅延によりQT延長が起こると，それに加えて拍動周期の組織中での伝達の安定性の減少が伴うとき，心室性頻拍型の致死性の高い不整脈，Torsades de Pointes（TdP）が誘発されることが知られている。Ⅱでも述べたが，ヒト心筋細胞と繊維芽細胞を直列に配置した最小構成の興奮伝導モデルとなる *in vitro* 心筋細胞ネットワークの各細胞の細胞外電位の重ね合わせの変化や伝導のゆらぎ計測によって，どこまで正確にTdPの発生を予測することができるか，その可能性を検討することが次の課題である。

第9章　幹細胞を用いての創薬研究技術

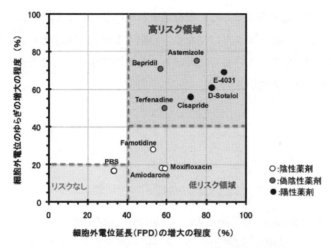

図6　ヒト心筋細胞を用いた新しい薬物毒性評価技術

　従来の細胞を用いた手法では，細胞の活動電位延長の程度から薬物毒性を見積もる1次元（X軸）の評価であったため，偽陰性の薬剤が実際に陽性（リスクあり）か陰性（安全）かを判断することが難しかったが，細胞の活動電位のゆらぎの結果を加えて2次元で判断することで，より正確な判断が可能となってきた。

5　おわりに

　いかにして早期の探索段階で臨床段階と同様な予測を可能にするか，という課題に対するひとつの答えは，上に述べた心筋細胞ネットワークを構築したバイオチップによる心臓の最小組織モデルを用いた催不整脈計測を行うことである。現在，この創薬スクリーニング法の実用化に向けた開発が NEDO を中心に推進されているが，その意義は，大きく2つあげられる。まず，日本で開発されたヒト iPS 細胞と，細胞ネットワークチップ技術の分野融合によってヒト臓器モデルを実際にチップ上に構築できた事，次に，実際に臨床結果と同様な検査結果を得ることができる化合物の安全性計測をバイオチップを用いて創薬開発初期に行う事で，使用する細胞と化合物が極微量で済むと同時に，いままで採択を見合わせていた化合物を，より積極的に臨床レベルまで検証できるようになる事である。

　ヒト ES 細胞，iPS 細胞等のヒト幹細胞から分化させた心筋細胞を用いた心毒性評価系は今後発展していくことが予想されるが，解決すべき点もまだ多く存在する。実際に，このようなヒト心筋細胞を用いた計測によって，今まで偽陽性・偽陰性ということで誤った結果を出していた化合物についても正しい応答を計測する事が確認され，我々の開発した評価系で得られたデータは既知の化合物の薬理効果を十分に反映するものであったが，既に膨大なデータが蓄積されている hERG 試験に対する優位性や有効性をより明確にし，この結果を広く創薬分野に認知させる必要がある。

　また，将来 GLP（Good Laboratory Practice）や信頼性基準に適合した医薬品製造申請や臨床試験申請の際の申請データとして利用できる評価法として確立するには，より多くの例を用いた

検証と本システムの標準化が必要である。細胞塊をバラバラにして心筋細胞をネットワーク状に配置することにより正常心臓モデルだけでなく，心肥大モデルや線維化モデル等も作製が可能となり，不整脈を起こすリスクの高い場合における不整脈抑制効果も測定できる真の創薬システムへの発展も期待できると考えている。

文　　　献

1)　T. Tanaka *et al., Biochem. Biophys. Res. Commun.,* **385**, 497 (2009)
2)　K. Yasuda, "Lab-on-chips for Cellomics", p. 225, Kluwer Academic Publishers (2004)
3)　K. Kojima *et al., Jpn. J. Appl. Phys.,* **42**, L980 (2003)
4)　K. Kojima *et al., Lab Chip,* **3**, 299 (2003)
5)　T. Kaneko *et al., Biochem. Biophys. Res. Commun.,* **356**, 494 (2007)
6)　T. Kaneko *et al., Analyst,* **132**, 892 (2007)

第10章　細胞の評価技術

上　大介[*1]，豊田雅士[*2]，板倉陽子[*3]，五條理志[*4]，梅澤明弘[*5]

1　再生医療の現状と細胞の評価

　近年の幹細胞研究とそれに付随するバイオマテリアル開発の急速な進歩は，再生医療を未来の医療技術ではなく，現在の実現可能な技術として着実に発展し続けている。特に疾患等により機能損失した，自然治癒の不可能な臓器・組織への細胞移植療法は，従来の治療法とは異なる根幹から治療できる新たな医療として，その発展が期待されている。既に日本でも皮膚や角膜といった比較的単純な単層構造の組織への細胞移植に対して臨床的な検討が行われており，一定の成果を上げているという報告がある[1]。この他にも骨髄単核球（埼玉医科大学総合医療センター）や骨格筋芽細胞（大阪大学未来医療センター），心臓幹細胞（京都府立医科大学）の心不全患者への移植が報告されている[2~5]。また温度応答性培養皿を用い，種々の移植細胞をシート化する技術（細胞シート工学）を用いた再生医療は，心筋再生パッチ，角膜再生上皮シート，食道再生上皮シートとして臨床試験に適用され，非常に注目されており[6,7]，本章でも詳しく後述する。こうした臨床試験へ展開しつつある移植技術に対して，現状の移植細胞に対する評価系は未熟である。このため，移植細胞を安定した商品として供給することは難しく，産業として成立しにくい状況である。

　このように未熟な細胞評価系は再生医療の産業化の大きな障害となっており，適切な細胞評価系の選択が非常に重要な役割を担っている。移植前の細胞評価は，その疾患部位への移植による機能回復の有効性について検証するという，科学的エビデンスを与え，医師が細胞を移植するかしないかの判断材料として活用できる。更に細胞や機能回復の評価をより詳しく解析することで，より優れた医療技術の開発・発展，並びに再生医療の社会全体への普及に繋がる。

　現在の再生医療用途に作製した移植用細胞は，患者由来の細胞・組織をもとに，体外で培養・増幅した後に分化誘導・組織化を経て移植材を形成し，患者へ移植される（図1）。患者からの細胞の採取と移植を除いたこれらのプロセスの多くは作業を単純化させ，産業化が可能である。そこで移植細胞を安定した商品として供給するための評価系の構築は大変重要な課題として認識

　＊1　Daisuke Kami　京都府立医科大学　人工臓器・心臓移植再生医学講座　助教

　＊2　Masashi Toyoda　㈱独東京都健康長寿医療センター　老年病研究チーム血管医学　副部長

　＊3　Yoko Itakura　㈱独東京都健康長寿医療センター　老年病研究チーム血管医学　研究員

　＊4　Satoshi Gojo　京都府立医科大学　人工臓器・心臓移植再生医学講座　教授

　＊5　Akihiro Umezawa　㈱独国立成育医療研究センター　研究所　再生医療センター　センター長

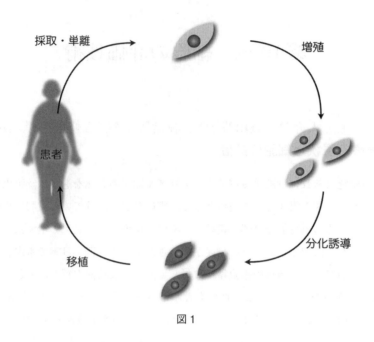

図1

され，その評価系の構築が期待されている。

2 再生医療のプロセスとビジネス可能領域

　現在，既に実施されている再生医療のプロセスは臨床研究を担う医師が中心となって進めており，このプロセスは患者由来細胞の採取，分離，保存，増幅，分化誘導，運搬，移植，機能回復に分類することができる（図2）。これらのうち，細胞の採取と移植は医療行為に当たり，現在の日本の仕組みとして民間企業の参入は認められていない[8,9]。一方で細胞の分離，培養といった加工・調製プロセスは，工学的なアプローチが可能なため，特許などによるビジネス化が期待されている。このプロセスで重要なことはウィルスや細菌の感染リスクを極力低く抑えるといった安全性の確保と臨床現場における設備の整備と適切な人的マネジメントである。これらの重要な項目を意識した各プロセスにおける評価系の開発は世界中の機関・施設にて利用される可能性があるため，大きなビジネスチャンスとなりえる。

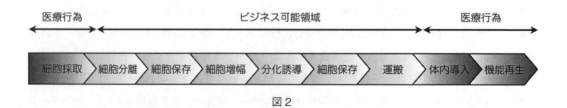

図2

第 10 章　細胞の評価技術

3　臨床現場で望まれている細胞の評価技術

　臨床現場で利用される細胞評価技術のほとんどは基礎研究で得られる成果に基づいていることが多い（表1）。これらの技術は細胞の分化状態や変異について評価できるため，厚生労働省が打ち出した「ヒト幹細胞を用いる臨床研究に関する指針（平成22年11月）」に盛り込まれている[10]（FACSや核型解析については後述する）。本指針の第4章「ヒト幹細胞等の調製段階における安全対策等」では，ヒト幹細胞等又は最終調製物を取り扱う調製機関は，当該ヒト幹細胞等又は最終調製物の特徴に応じて一貫性のある品質管理システムを構築する必要があるとしている。そこで移植に利用される細胞等は，標準操作手順書に則った形で調製された後，品質管理の試験として，「回収率及び生存率」，「確認試験」，「細胞の純度試験」，「細胞由来の目的外生理活性物質に関する試験」，「製造工程由来不純物試験」，「無菌試験及びマイコプラズマ否定試験」，「エンドトキシン試験」，「ウィルス等の試験」，「効能試験」，「力価試験」，「力学的適合性試験」らの例示された項目の評価が必要となる。これらの中でも細胞の純化と細胞数の確保，並びに細胞の癌化の否定は細胞移植医療にとって重要な評価項目であり，この評価にFACSや核型解析が利用されている。

　多くの場合，採取した組織から得られる細胞はヘテロな状態である。このため，細胞増殖の速さや分裂限界は細胞種によって異なり，目的とする細胞のみを何らかの方法で純化する必要がある。細胞の純化方法は，抗体に磁性体を付与し，抗体が結合した細胞のみを磁力で分離する

表 1

解　析　名	概　　　要
FACS	細胞表面のタンパク質（抗原）と結合する蛍光色素付与済抗体を反応させ，その蛍光量を定量することで細胞の状態を評価する。解析にはそれなりの細胞数（1×10^6 程度）が必要になる。
核型解析	染色体が複製を終えて凝縮する分裂中期における染色体の形態，数等から細胞の状態について評価する。通常は顕微鏡下で行われるため，特殊な技能と経験が解析に必要となる。更に細かく解析する手法としてFISH法があり，遺伝子の部位も判別可能である。
造腫瘍性解析	造腫瘍性の評価にも利用されており，細胞の癌化の否定に役立つ。またES細胞やiPS細胞の分化多能性を評価する際に利用される。通常，免疫不全マウスの皮下に細胞（1×10^6 程度）をシリンジにて移植し，2-3ヶ月後に移植片を取り出して評価する。
マイクロアレイ解析	細胞の網羅的な遺伝子発現が解析できる。細胞の分化状態等の評価に利用されるが，データ量が膨大なため解析にはバイオインフォマティクスとしての特殊な経験と数カ月の時間が必要とされる。また最近はマイクロRNAに関する解析も可能となっている。
エピゲノム解析	細胞の遺伝子発現を制御しているゲノムDNA上のメチル化やクロマチン構造について評価する解析法で，細胞の分化状態等の評価に利用される。マイクロアレイ同様，解析にはそれなりの細胞量と特殊な経験と数カ月の時間が必要とされる。

181

ものづくり技術からみる再生医療

MACS（Magnetic cell sorter）や蛍光標識した抗体を利用した FACS があり，医療現場では細胞表面抗原量の定量と選択的な細胞の純化を同時に可能とする FACS が利用されることが多い。しかし，FACS の操作やメンテナンスには特殊な知識と技術，経験が必要なため，敷居の高い技術となっている（近年市販された FACS は大幅な簡易化に成功しているものの，ある程度の経験や技術は必要である）。

　プラスチック培養皿（*in vitro*）内で数継代以上培養した細胞は染色体の形態が変異することがあり，この変異は細胞の癌化の原因になることが知られている。そこで移植前の細胞の染色体を解析し，培養前の細胞とその形態を比較することは細胞移植にとって重要な評価となる。この核型の解析方法は固定した細胞の核内にある染色体を顕微鏡下で取り出し，染色体数，形態等から正常核型であることを評価するため，非常に特殊な技術と労力，さらには時間が必要となる。

　このように細胞の純化や癌化の否定といった細胞評価は重要な項目であるものの，解析に特殊な技術や経験，知識が必要になる，もしくは解析に数週間以上の時間がかかることもある。また解析手法によっては必要な細胞数が合計で 1×10^7 以上になることもあり，移植に必要な細胞が不足する恐れがある。これらは現在の臨床現場で利用されている細胞評価技術のほとんどが基礎研究を端としているため，あまり臨床利用を意識したものとはなっていない。このため，時間や技術に（ある意味）制限のない基礎研究とごく限られた時間内で処置しなければならない臨床現場との間にギャップが生じている。このギャップを埋めるためには，誰でも簡単に利用でき，高感度，早期解析，高再現性が可能な細胞評価技術の開発が望まれている。

4　新たな細胞評価技術の先端医療への適応

　前述の通り，患者由来の細胞を疾患部位へ移植することで機能回復を期待した再生医療の臨床への応用は我が国でも先端医療として実施されている。これらの細胞移植による効能は，基礎研究の結果や評価を元に作成した標準操作手順書に沿って，目的に合致した患者に移植し，数ヶ月から1年後に細胞移植の効能を術前と術後の MRI 画像等の非侵襲性評価法にて比較することで評価している。ここでは移植前後の組織機能の回復については評価しているものの，移植細胞の培養中や移植前の細胞の評価はほとんどなされていない。これは FACS や核型解析を始めとする多くの細胞評価法にはある一定以上の細胞数，もしくは時間や技術が必要となるため，移植を目的とした細胞の解析には適さないからである。しかし，移植細胞の培養過程における細胞評価は，術後の機能回復の評価時に判断材料として役立ち，細胞移植後の患者の回復の評価の考察や新事実の発見に繋がるため，より良い医療技術の発展，並びに QOL の向上に役立つ（図3）。

5　将来の再生医療に利用される細胞評価技術

　これまで述べてきたように医療に利用される細胞評価技術は，臨床現場でも利用しやすい要素

第10章　細胞の評価技術

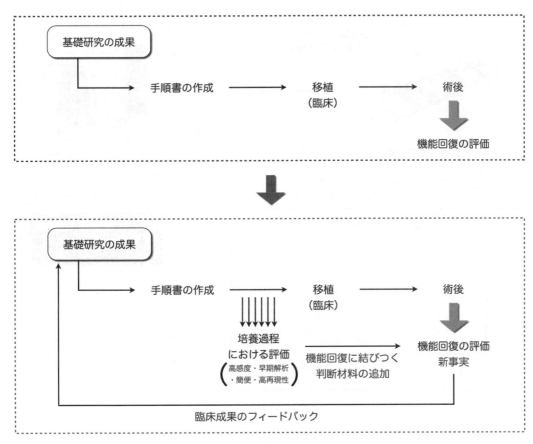

図3

（簡便，高再現性，小型な装置，高感度など）を含んでいることが重要である。このような背景の中，臨床現場でも利用できる細胞評価技術として，レクチンマイクロアレイシステムやComparative Genomic Hybridization（CGH）アレイ法といった比較的新しい評価法の開発が急速に発展しており，技術や知識，解析データの蓄積が進んでいる。それ故，これらの技術はFACSや核型解析に取って代わりうる評価方法として期待されている。

　生体内の糖鎖は多様な構造を有しており，生体内の様々なステージで関与していることが報告されている[11〜13]。このため，癌や感染症などの病態とも密接に関連しており，タンパク質のみでは説明しきれない複雑な生物学的現象を制御している。そこで，プロテオミクスの次世代研究として，グライコミクスという糖鎖に焦点を当てた新たな研究分野が注目を集め始めている。生体内糖鎖の網羅的解析技術が急速に発展する中，臨床応用を視野にした細胞評価技術が開発されつつある。この解析に利用されるレクチンと呼ばれるタンパク質は様々な糖鎖の部分構造を認識可能であり，生体内糖タンパク質の糖鎖解析などに利用されてきた。近年発展したレクチンマイクロアレイシステムはガラス基板上に90種以上のレクチンを固定することが可能であり，高速かつ高感度（一回の解析当たり数〜10ngのタンパク質量で解析可能），高再現性の簡便な解析法

183

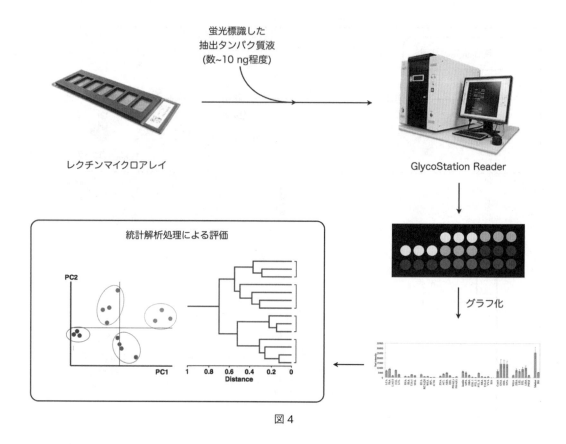

図4

として網羅的な糖鎖解析を実現している（図4）（文献11〜13)らの改編)。

　CGHアレイ法は，全染色体を対象にしてゲノムDNAの過剰，欠失，増幅などのコピー数異常を短時間で網羅的に検出する方法である（図5)[14,15]。この解析には組織や細胞から抽出したゲノムDNAを少量用いることで評価できるため，特別な技術や操作がほとんど存在しない。しかも従来の核型解析法では詳細な解析が困難であった組織のゲノム異常解析法として，広く利用され始めている。また網羅的な解析手法を取っているため，全ゲノムDNAの変異について評価できるため，採取直後の組織片と移植前の培養細胞の解析データを比較することで細胞のゲノム変異について，短時間で評価できる。

　これらレクチンマイクロアレイ法やCGHアレイ法の他にも，新たな細胞評価技術は日々開発されている。そのほとんどは高感度というキーワードで開発されており，少量のサンプルから解析できることを強みとしている。このため，今後の臨床現場にてこれらの技術が活用されることで安定した細胞の供給が可能となり，再生医療の発展へと繋がる。

6　新たな細胞培養方法の発展と評価系の構築

　これまで存在しなかった新しい培養方法の開発においては，新しい細胞評価系の構築が要求さ

第 10 章　細胞の評価技術

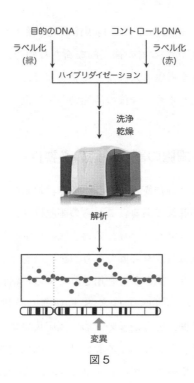

図 5

れることがある。当初の細胞移植はトリプシンやコラゲナーゼ等で処理した単一状態の細胞を移植してきた。このため，細胞—細胞間の接着がなくなってしまうため，移植した細胞の生着率の向上や損傷組織の機能回復に寄与していない可能性があった。そこで，細胞組織工学技術により，コンビネーションデバイスと呼ばれる細胞・増殖因子・Scaffoldを組合せた生体に近似させた環境の構築を目的とした研究がなされ，様々なScaffoldが開発されてきた。しかし，このScaffoldにも複数の細胞種を用いると分布制御が困難になること，増殖因子の濃度勾配を制御できないといった課題が残っている。

　近年，細胞組織工学のデフォルトと考えられてきたScaffoldを用いずに，細胞と最小の生体材料で3次元組織を構築する細胞シート工学と呼ばれる領域が発達してきた。細胞シート工学は温度感受性ポリマーpoly（N-isopropylacrylamide）（PIPAAm）により，細胞回収時に酵素処理が必要とされないため，シート状に細胞を回収することができ，細胞—細胞間の接続を維持したまま移植が可能となる[16～18]。大阪大学では重症心不全に対して，この細胞シート工学を用いて作製した骨格筋芽細胞シートを使った心機能改善を目標とした臨床研究が行われており，4層の重層化細胞シートが臨床の場で数例使用され，効果も認められた。このような細胞培養というステップを踏んだ再生医療の実用化の報告は徐々に増えており，今後の再生医療の一般社会への浸透に一役担うことが期待される。

　更に現在では，より生体に近似している環境を作るために細胞—細胞間に，被移植部（患部）として意識されたマトリックスやScaffoldを接触させた研究が進められている。動物実験の場合，動物個体から移植細胞・組織に与えられる様々な因子がin vivoの正確な評価を困難にしているが，

この系は単純化した細胞—細胞—Scaffold 間の再現性の高い解析が可能な上に，被移植部（患部）の影響を考慮した動物個体へ移植する前の補完的な新たな動物代替法としても利用できる[19~22]。これは培養細胞の生体への移植を考慮に入れた重要な研究であり，この評価系の構築は今後の再生医療の発展に大きな役割を担うため，今後の研究動向を注視すべき課題である。

7 臨床応用に向けた幹細胞の評価技術の必要性

今，最も必要とされる細胞の評価技術の一つは，多能性幹細胞や体性幹細胞等の幹細胞としての能力を維持していることへの評価である。これらの細胞は移植用の細胞として，患部の機能回復や微小環境の改善等が期待されており，今後の再生医療の中心的な存在となり得る。このため，これらの細胞の幹細胞能の証明は重要な評価であり，細胞培養とともに定期的に評価する必要があるため，利用価値が高い。現在，主として利用されている幹細胞評価技術は，アルカリフォスファターゼ染色や未分化マーカー（Tra-1-60 や SSEA4 等）抗体を用いた蛍光免疫染色法なのだが，必要とされる細胞数や時間，労力が多いため，臨床現場には適しておらず，これらに代わる新たな手法が求められている。さらに，この評価は，幹細胞能の維持に必要とされる化合物やマトリックス，Scaffold のスクリーニングにも利用できるため，より良い幹細胞培養環境の構築に役立つ。このシステムを利用することで樹立・維持された幹細胞は，臨床応用に適しており，今後の再生医療の臨床応用の実現化の加速へと繋がることが期待されている。

これまで述べてきたように細胞の評価技術の解析感度，速度，理論は日進月歩であり，常に新しい評価方法が誕生している。そのため，以前では細胞量の問題等で困難であった評価も，現在では評価できることもある。そこで，我々は常にこれらの新規評価方法についてアンテナを張り巡らし，理論的に正しく解析が可能なのか，どういった分野で役立つのか，更に新たな評価方法の開発はできないのかについて考察し，より良い再生医療の発展と一般医療への普及に一役を担うことで社会還元していく必要がある。

文　献

1)　Koizumi, N. *et al., Ophthalmology,* **108**（9），1569-74.（2001）
2)　Gojo, S. *et al., Ann Thorac Surg,* **83**（2），661-2.（2007）
3)　Matsubara, H., In ClinicalTrials. gov：2009-2011.
4)　Miyagawa, S. *et al., Surg Today,* **39**（2），133-6.（2009）
5)　Sawa, Y., *Kyobu Geka,* **60**（5），355-61.（2007）
6)　Takezawa, T. *et al., J Biotechnol,* **131**（1），76-83.（2007）
7)　Miyagawa, S. *et al., Transplantation,* **90**（4），364-72.（2010）

第 10 章　細胞の評価技術

8)　大野邦夫, 実験医学, **24** (**2**), 190-196. (2006)

9)　特許庁総務部企画調査課技術動向調査班, 平成 20 年度特許出願技術動向調査報告書　再生医療.
　　(2009)

10)　厚生労働省, ヒト幹細胞を用いる臨床研究に関する指針（平成 22 年 11 月 1 日全部改正）.
　　(2010)

11)　Kuno, A. *et al., Nat Methods,* **2** (**11**), 851-6. (2005)

12)　Uchiyama, N. *et al., Proteomics,* **8** (15), 3042-50. (2008)

13)　Toyoda, M. *et al., Genes Cells,* **16** (1), 1-11. (2011)

14)　Natrajan, R. *et al., Genes Chromosomes Cancer,* **46** (**6**), 607-15. (2007)

15)　Shinawi, M. & Cheung, S. W., *Drug Discov Today,* **13** (**17-18**), 760-70. (2008)

16)　Kwon, O. H. *et al., J Biomed Mater Res,* **50** (1), 82-9. (2000)

17)　Yamato, M. *et al., Tissue Eng,* **7** (4), 473-80. (2001)

18)　Shimizu, T. *et al., Circ Res,* **90** (3), e40. (2002)

19)　Mori, H. *et al., J Biosci Bioeng,* **103** (4), 384-7. (2007)

20)　Mori, H. *et al., J Biosci Bioeng,* **104** (3), 231-4. (2007)

21)　Kino-Oka, M. *et al., Biotechnol Bioeng,* **99** (5), 1230-40. (2008)

22)　Kino-Oka, M. *et al., J Biosci Bioeng,* **110** (3), 363-6. (2010)

―第3編:ものづくり技術を生かした再生医療の臨床応用―

第1章　再生誘導スペース確保のためのバイオマテリアル―歯周組織再生誘導法（GTR法）

秋月達也[*1]，和泉雄一[*2]

1　歯周病と歯周組織の破壊

　歯周病は炎症性の疾患であり，その原因としていくつかの歯周病原細菌があげられる。歯周病原細菌を含むプラークが歯肉辺縁に付着することにより，歯肉に炎症性の変化が起こり，種々の生理活性物質が放出され破骨細胞の活性化により，結果として歯根周囲の歯槽骨を含む歯周組織（歯槽骨，歯根膜，セメント質，歯肉）の破壊がおこる。歯周病はプラークコントロールを主体とする歯周治療を行い，歯周病原細菌の除去を行うことで治癒に導くことができるが，失われた歯周組織は従来の治療では健康なもとの状態に戻すことはできない。

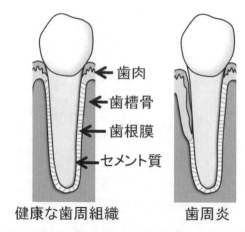

図1　健康な歯周組織と歯周炎に罹患した歯周組織
健康な歯周組織では，歯槽骨が高い位置にある（左）。歯周病は歯肉炎（炎症が歯肉に限局し骨吸収は無い）と歯周炎（炎症が歯周組織全体に波及し，骨吸収を伴う）に分けられるが，特に歯周炎に罹患した歯周組織では，歯槽骨が吸収し，歯肉が歯槽骨欠損内を占めている（右）。

---

*1　Tatsuya Akizuki　東京医科歯科大学　大学院医歯学総合研究科　生体硬組織再生学講座　歯周病学分野　助教
*2　Yuichi Izumi　東京医科歯科大学　大学院医歯学総合研究科　生体硬組織再生学講座　歯周病学分野　教授

第1章　再生誘導スペース確保のためのバイオマテリアル—歯周組織再生誘導法（GTR法）

2　歯周組織再生の原理

　歯周組織は歯肉，歯根膜，セメント質，歯槽骨の4つからなる組織であり，これら4つが再生することを歯周組織再生という。歯肉，歯根膜は軟組織であり，セメント質，歯槽骨は硬組織であり，歯周組織欠損に対してこれらの組織を適切に再生することは困難とされてきた。通常の歯周外科手術（歯肉剥離掻爬術，フラップ手術）を行うと，歯周組織の欠損内に歯肉から上皮がいち早く増殖，埋入し，欠損内の歯根の表面は上皮と付着する（長い上皮性付着）。この付着はヘミデスモゾーム結合であり，一般的に不安定で再発の可能性が高い（生物学的防御機構が弱い）とされている。

　1976年にMelcherは歯周組織の再生には，歯根膜由来の細胞（歯根膜細胞）が重要な役割を果たすということを提唱した[1]。歯周外科手術を行った後には歯肉由来の細胞（歯肉線維芽細胞）の増殖がはじめにおこるため，本来再生に必要な歯根膜由来の細胞が歯周組織欠損に増殖する前に歯肉由来の細胞で欠損が埋められてしまい，歯周組織の再生が得られない。歯肉由来の細胞が，歯周組織欠損に増殖するのを防ぐことを目的として遮蔽膜（GTR膜）で欠損を覆い，歯根膜由来の細胞を欠損内に誘導するのが歯周組織再生誘導法（Guided Tissue Regeneration：GTR法）である。この方法は北欧で研究され，1982年にNymanらが抜歯予定のヒトの前歯に対しこの方法を応用し，セメント質，歯槽骨，歯根膜といった新付着を伴う歯周組織の再生が，組織学的に認められたということを初めて報告した[2]。

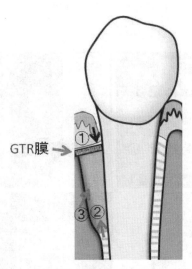

図2　GTR法の原理

通常の歯肉剥離掻爬術と同様に歯肉を剥離し，歯周組織欠損内の不良肉芽の除去，歯根面の歯石除去（スケーリング・ルートプレーニング）後，歯肉を戻す前に，歯周組織欠損を覆うようにGTR膜を設置する。通常であれば欠損内に最初に増殖する歯肉由来の細胞（①）を防ぎ，歯周組織の再生に有用である歯根膜由来の細胞（②），歯槽骨由来の細胞（③）を歯周組織欠損に誘導する。

3 GTR膜の種類

GTR膜には，非吸収性膜と吸収性膜の2種類がある。非吸収性膜は吸収しないため，GTR膜を撤去する2次手術が必要となる。吸収性膜は生体内で吸収されるため，膜の除去のための2次手術が不要となり，手術が1回で済む利点がある。

非吸収性膜としては，Gore-Tex社のゴアテックス®GTRメンブレンがある。この膜は，四フッ化エチレン樹脂（expanded polytetrafluoro-ethylene：ePTFE）の膜で，GTR法が開発された初期から使用されてきた。吸収性膜としては，合成高分子膜であるポリ乳酸ポリグリコール酸

表1 GTR膜の種類と特徴

1. 非吸収性膜
    - ゴアテックス®GTRメンブレン　ジャパンゴアテックス株式会社
      延伸多孔質ポリテトラフルオロエチレン（ePTFE）

2. 吸収性膜
 (1) 合成高分子膜
    - ジーシーメンブレン　株式会社ジーシー
      乳酸—グリコール酸共重合体　16週後に完全に吸収　平均20μmのポアサイズ

 (2) コラーゲン膜
    - バイオメンド™　株式会社白鳳
      ウシアキレス腱由来の不溶性コラーゲン　6～7週は構造が維持され，8週以降に吸収
    - コーケンティッシュガイド™　株式会社高研
      仔ウシ真皮由来のアテロコラーゲンとウシアキレス腱由来のテンドンコラーゲン
      4～6週で吸収が始まり，12週程度で完全に吸収される

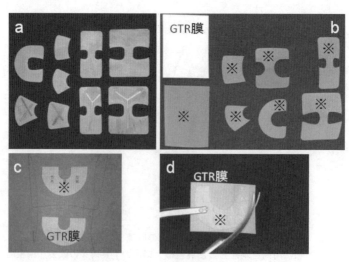

図3　GTR膜
(a)ゴアテックス®GTRメンブレン　(b)ジーシーメンブレン　(c)コーケンティッシュガイド™
(d)バイオメンド™　※試適膜
吸収性膜は口腔内で試適膜で調整し，それに合わせてGTR膜を調整する。

第1章 再生誘導スペース確保のためのバイオマテリアル―歯周組織再生誘導法（GTR法）

の株式会社ジーシーのジーシーメンブレン，生物由来の材料を使用した，株式会社高研のコーケンティッシュガイド™（アテロコラーゲン，仔ウシ真皮由来），株式会社白鳳のBioMend™（ウシテンドンコラーゲン）などがある[3]。

4 GTR法の実際

GTR法には適応があり，どのような歯周組織の欠損でも再生できるわけではない。GTR法の適応としては，2度の根分岐部病変，垂直性の骨内欠損があげられる。その中でも特に下顎2度の根分岐部病変，3壁性，2壁性の骨内欠損がより確実な再生が得られることが報告されている。実際行う際には，これに加えて，膜を維持できる形態の歯周組織欠損であるかどうかという点も考慮する必要があり，実際に応用できる症例は限られる。

3度の根分岐部病変，水平性骨欠損に関しては，適応ではなく，GTR法を行ったとしても期待されるような再生が得られないことが知られている。再生では，骨欠損の形態が重要であるとされており，歯周組織欠損周囲の歯周組織（歯槽骨，歯根膜）の量が十分でないような重症な骨欠損では再生がおこりにくいと考えられている[4]。

GTR法の手術は，非吸収性膜では，GTR膜の設置，GTR膜の除去手術の2回行い，吸収性膜では，GTR膜の設置手術の1回行う。非吸収性膜を用いた場合には，GTR膜の設置から膜の

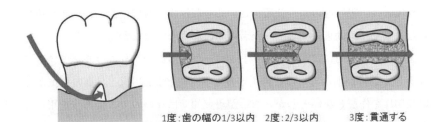

1度：歯の幅の1/3以内　2度：2/3以内　3度：貫通する

図4　根分岐部病変の分類（Lindheの分類）[5]

複根歯の根分岐部の歯周組織の破壊の程度により，1度〜3度に分類する。3度は貫通しており，GTR法による歯周組織の再生は得られない。

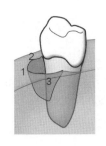 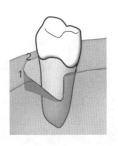 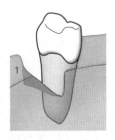

図5　垂直性骨内欠損の分類

3壁性（左），2壁性（中央），1壁性（右）。欠損周囲に維持されている骨壁の量が多いほど再生しやすいとされており，3壁性，2壁性は再生の確率が高いとされており，1壁性では確率が低い。

ものづくり技術からみる再生医療

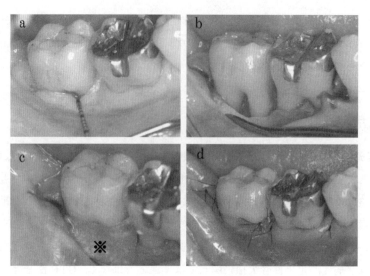

図6 GTR法の実際
(a)術前の状態。下顎右側第二大臼歯頰側に2度の根分岐部病変が存在している。(b)歯周組織欠損内の不良肉芽，歯石を除去したところ。(c)GTR膜（※）を設置したところ。欠損を覆うようにGTR膜を設置する。ジーシーメンブレン使用。(d)歯肉を元に戻し縫合し，手術を終える。

除去までは，最低でも6週間は間を空け，その間に歯周組織欠損内に歯根膜由来の細胞が増殖することを期待する。吸収性膜では，同程度の期間は生体内で吸収されず維持されるように設計されており，必要な期間を経たのち，生体内で吸収される。膜を設置する際に使用する糸も吸収性膜を使用した場合は，吸収性の糸を使用する。非吸収性膜，吸収性膜の歯周組織再生への効果を比較検討した文献では，効果は同等で，両者の間に有意な差はなかったとしている[6]。

再生の評価には，臨床的には歯周ポケットプローブを用いたクリニカルアタッチメントレベルの変化で評価し，数値が小さくなると再生が獲得されたと判断する[7]。真の再生が得られたかどうかは，組織切片を作製しないとわからないが現実的ではないのでこの方法を用いている。また，X線写真上での陰影の減少（不透過性の亢進）により，歯槽骨の再生を観察し，間接的な歯周組織の再生の評価として用いる。最近では，デンタルCTを用いた評価も行われている。

文　　献

1) Melcher AH. *J Periodontol.* 47 (5)：256-60. (1976)
2) Nyman S, et al., *J Clin Periodontol.* 9 (4)：290-6. (1982)
3) ステップアップGTR—歯周組織再生誘導法，編者　山田了，臨床編　PHASE I　GTR法の術式，和泉雄一ほか，P36-47，2008.6.1，医歯薬出版株式会社，東京
4) Gottlow J, et al., *J Clin Periodontol.* 13 (6)：604-16. (1986)
5) Hamp SE, et al., *J Clin Periodontol.* 2 (3)：126-35. (1975)
6) Murphy KG, Gunsolley JC. *Ann Periodontol.* 8 (1)：266-302. (2003)
7) Garrett S., *Annals of Periodontology* Vol. 1, No. 1：621-666. (1996)

第2章　再生治療に必要なドラッグデリバリーシステムとバイオマテリアル技術

田畑泰彦*

1　再生治療の基本概念とそれを実現するものづくり技術

　イモリのしっぽが再生する現象をヒトで誘導し，治療に役立てようとする試みが，再生治療である。その基本概念は，細胞の増殖，分化能力（細胞力）を促し，体のもつ自然治癒力により生体組織を再生修復させることである。細胞の利用法によって，この治療には2つのアプローチに分けることができる。1つ目が外から細胞を移植する方法であり，2つ目は体内に存在している細胞を活用する方法である。いずれの場合にも，ものづくり技術が必要となる。しかしながら，最終目的は治療であるため，利用できる技術は，工業製品や日常製品とは異なり，厚生労働省からの許認可をうける必要がある。これまで，治療に用いられてきた医療材料，医療機器，あるいは治療薬に関する技術がこれに当たる。

　バイオマテリアルとは，体内で用いる，あるいは細胞，タンパク質，細菌などの生物成分と触れて用いるマテリアルのことである。その代表例が，治療用材料や人工臓器，それに加えて，治療薬の投与技術としてのドラッグデリバリーシステム（Drug Delivery System, DDS）である。これらのバイオマテリアルは，すでに，今日の外科・内科治療において広く利用されているが，このバイオマテリアル技術を活用して，移植した細胞あるいは体内にある細胞の増殖分化能力を高めたり，病的部位にそれらの細胞を集めたりすることで，自然治癒力を高め病気の再生治療の可能性が広がっている。

　体は，基本的に2つの要素からなりたっている。1つは細胞で，もう1つがその周辺環境である。周辺環境を理解しやすいように，細胞をヒトにたとえて話を進める。ヒトが生きていく上で必要となるのは，家と食べ物である。いかに丈夫なヒトでも，家や食べ物がなければ弱ってしまう。細胞でも同じである。いかに元気な細胞であっても，家と食べ物がうまく与えられなければ，体内でその生物機能をうまく発揮できない。再生治療の実現には，細胞自身と同じように，細胞力を高めるための細胞の周辺環境を作る技術，方法論の研究開発が必要となる[1~4]。この研究領域は，生体組織工学と呼ばれ，次世代のバイオマテリアル学と位置づけられる。再生治療のためのバイオマテリアル技術を図1に示す。バイオマテリアルを活用することで，「細胞の家」として細胞増殖や分化を促す細胞足場[2~6]，「細胞の食べ物」である生体シグナル因子の生物活性を高める

＊　Yasuhiko Tabata　京都大学　再生医科学研究所　生体組織工学研究部門　生体材料学分野
　　教授

ものづくり技術からみる再生医療

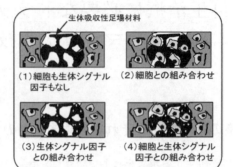

(1) 体内での生体組織の再生誘導のための
　　足場バイオマテリアル

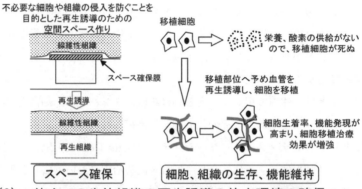

(2) 体内での生体組織の再生誘導の体内環境の確保
　　のためのバイオマテリアル

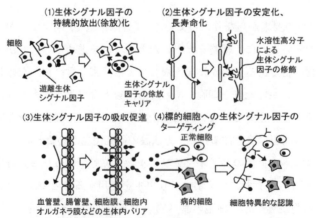

(3) 体内での生体シグナル因子の生物活性発現の
　　ためのDDS用バイオマテリアル

第2章 再生治療に必要なドラッグデリバリーシステムとバイオマテリアル技術

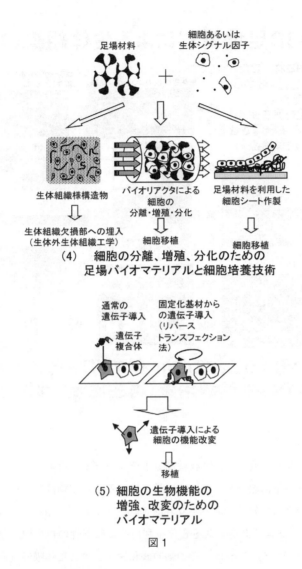

図1

DDS[2,4,7,8]，細胞の生物機能の増強や改変のための細胞内への物資導入[9]などの多くの技術が進歩し，細胞力アップによる再生治療が実現してきている．

2 バイオマテリアル足場技術を利用した再生治療

欠損部周辺組織の細胞力が望める場合には，欠損部に3次元構造をもつバイオマテリアル足場を入れることで，組織欠損部の再生修復が実現する（図2）．細胞親和性のよいコラーゲンからなるスポンジを用いることで皮膚真皮組織[10]，気管[11]，食道[12]，などの組織の再生治療が可能となっている．また，膜を利用することで，再生誘導する場を確保し，周辺組織からの不要な組織の侵入を抑制する隔離技術も有効である（図1）．例えば，スポンジではなく，生体吸収性の合成高分子繊維で力学補強したコラーゲン膜を利用することで，脳硬膜の再生修復が行われてい

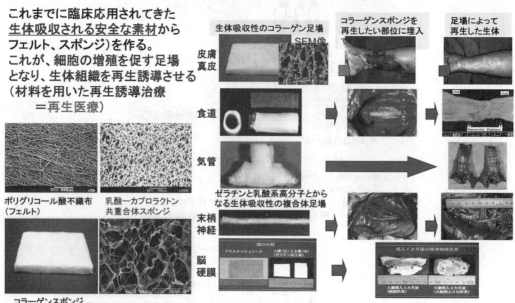

図2

る[13]。加えて，末梢神経の欠損を生体吸収性高分子チューブでつなぐことで，チューブ内に神経再生が促進され，神経再生治療[14,15]，さらには膜を用いることで歯周組織の再生治療[16]が実現している。生体吸収性の合成高分子であるポリ乳酸メッシュトレーを用いた下顎骨の再生[17]，セラミクス含有L乳酸-εカプロラクトン共重合体を利用した眼下骨の再生[18]，などの臨床研究も報告されている。コラーゲンスポンジは，その細胞親和性のよさと生体吸収性から，広く臨床応用されている。しかしながら，足場として改良の余地が残されている。その最も重要なものが力学強度である。力学強度が乏しいため，体内埋入後に変形が生じ，スポンジ内に細胞増殖のためのスペースがなくなり，また，再生された組織サイズが小さくなる，あるいは組織再生が見られないという問題が生じる。この問題を解決する1つの方法として，臨床応用可能な生体吸収性の縫合系，骨補填材としてのβ-トリカルシウムリン酸（TCP）粉末をスポンジ内に組み込み，スポンジの力学の補強が試みられている。この力学補強スポンジは埋入時に変形することなく細胞のよい足場となることがわかった[5,6]。β-TCP組み込みゼラチンスポンジに歯根膜細胞を播種した後，歯周欠損に埋入したところ，その部位での歯周軟組織の再生修復が認められた（図3）。

第2章 再生治療に必要なドラッグデリバリーシステムとバイオマテリアル技術

力学的工夫を加えることによって、足場材料は変形せず、効率よく幹細胞の相互作用が起る再生誘導の場を与える

PGA繊維力学補強コラーゲンスポンジ

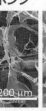

通常の柔らかいコラーゲンスポンジ

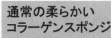
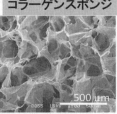

力学補強コラーゲンスポンジによって毛髪関連の2つの幹細胞の相互作用が効率よく起こり、体内発毛を確認

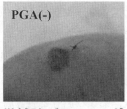
PGA(-)

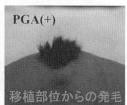
PGA(+)
移植部位からの発毛

β-TCP顆粒力学補強ゼラチンスポンジ

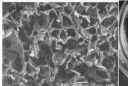

細胞の播種増殖が可能　患者さんの骨膜細胞を複合スポンジ内で培養（2日間）

力学補強ゼラチンスポンジによって、効率よく骨膜細胞が増殖・分化し、歯肉組織が再生

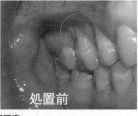
処置前

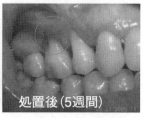
処置後（5週間）

エジプトアレキサンドリア大学歯学部Prof. Marei 教授との共同研究

図3

3　ドラッグデリバリーシステム（DDS）を利用した再生治療

　DDSはバイオマテリアルの中の大きな研究領域である[1,2,7,19]。ところが，これまでの発展の経緯から，drug＝治療薬＝薬物治療という固定概念にとらわれ，DDSとは薬学技術の1つであると考えられていることが多い。しかしながら，このような狭い領域にとどまる技術ではない。DDSとは，体外と体内の両方に応用でき，不安定かつ作用部位の特異性もないdrug（物質）の動きをバイオマテリアルと組み合わせてコントロールし，最大の生物効果を得るためのきわめて普遍性の高い技術である。「細胞の食べ物」をdrugと考えれば，それを細胞に届ける技術はまさにDDSである[1〜3]。

　前述のように，欠損部位周辺組織の細胞力が高い場合には，欠損部へバイオマテリアル足場を与えるだけで，組織再生が誘導される[20,21]。しかしながら，欠損部周辺組織の再生能力が低いあるいは望めない部位では，生体組織の再生治療には別のアプローチが必要となる。その1つとして，細胞の食べ物であるタンパク質の活用がある[1〜3,7,8,22]。細胞増殖因子をDDS技術によって細胞に効率よく作用させ，細胞力を高めることによって生体組織の再生修復を実現する。われわれは，生物活性をもつ細胞増殖因子タンパク質および遺伝子などの徐放化を可能とする生体吸収性のゼラチンハイドロゲルを開発してきた。このハイドロゲルシステムでは，徐放される因子は

ものづくり技術からみる再生医療

ゼラチン分子に物理化学的相互作用しているため，ハイドロゲルの分解によるゼラチン分子の水可溶化によってのみ因子が放出される。この点が本徐放システムの特徴であり，因子の徐放期間は徐放担体であるハイドロゲルの分解吸収期間のみにより制御される。徐放メカニズムは，従来から報告されているハイドロゲル内の水相中での薬の拡散速度による徐放制御ではない。生物活性をもつ細胞増殖因子の5日から数カ月にわたる徐放化が可能となる。ゼラチンの化学修飾による相互作用力を変えることで低分子や高分子量の薬が徐放できる。徐放担体ハイドロゲルの形状は，その使用目的に応じて変えることができる。すでに，このハイドロゲル技術によって異なる細胞増殖因子の徐放化が可能となり，様々な生体組織の再生誘導が実現されている[1~3,7,8,22,23]。例えば，塩基性線維芽細胞増殖因子（bFGF）の徐放化技術は，虚血性疾患に対する血管誘導治療，骨，軟骨，脂肪，皮膚真皮，および胸骨と胸骨周辺軟組織の再生治癒促進治療を可能としてきた。徐放化 bFGF による血管誘導治療効果は，正常動物だけではなく，自然治癒力のおとっている糖尿病[24]，あるいは高脂血症疾患動物[25]においても認められている。すでに，血管誘導治療のヒト臨床試験が始まり，よい成績が得られている[26]。bFGF 徐放化による糖尿病性皮膚潰瘍，軟骨，および歯周組織などの再生誘導治療の臨床試験もよい治療効果が認められている[27,28]。bFGF 以外の細胞増殖因子として，神経細胞のアポトーシスを抑制する作用をもつインシュリン様増殖因子（IGF）-1 の徐放化による難聴治療の臨床試験も始まっている[29]。ハイドロゲルと組み合わせることで，多血小板血漿（PRP）中に含まれる細胞増殖因子の混合物が徐放化され，骨，半月板，脊髄核などの再生修復も実現されている[20]。現在，19 施設で異なる疾患に対する臨床トライアルが進められている（表1）。

　細胞増殖因子の徐放技術を利用した再生治療は細胞移植治療の効果向上にも有効である。体内では，細胞は血管から酸素および栄養の供給をうけている。そこで，移植細胞の体内の生物機能

表1　細胞増殖因子の徐放化技術を用いた再生誘導治療の臨床研究

疾患・手術名	増殖因子	効　　　用	施設数
心臓グラフト手術	bFGF	血管新生	1
ASO，Burrger 症	bFGF	血管新生	4
糖尿病症皮膚潰瘍	bFGF	血管新生，皮膚創傷治癒促進	3
歯周組織炎	bFGF	歯槽骨再生	3
感音声難聴	IGF1	神経変性の抑制	2
半月板損傷	PRP	軟骨再生	1
顔面形成	bFGF	軟骨再生，軟組織再生	1
術後正中創形成	bFGF	胸骨再生，血管新生	1
軟組織形成	bFGF	脂肪組織再生	1
顔面神経麻痺	bFGF	神経機能回復促進	1
指切断形成	bFGF	血管新生，組織再生	1

IGF1；インシュリン様細胞増殖因子1，PRP；血小板豊富血漿

第2章 再生治療に必要なドラッグデリバリーシステムとバイオマテリアル技術

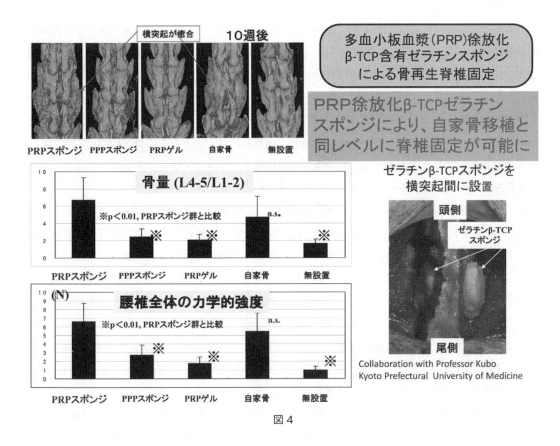

図4

の発現には血管新生が必要不可欠となっている．徐放化 bFGF による血管誘導技術は，膵ランゲルハンス島，肝細胞，心筋細胞，腎尿細管上皮細胞，あるいは ES 細胞などの生体内での機能維持ならびに治療効果を有意に増強させた[30, 31]．心筋由来前駆細胞と bFGF 徐放技術との組み合わせが，心不全治療に有効であることが報告されている[32]．加えて，体外で作製した組織様構造物の移植効率と治療効果とを改善させることもわかっている[21, 33]．PRP 中に含まれる細胞増殖因子混合物を徐放化できる性質をもつゼラチンから，β-TCP 粉末を組み込んだ力学補強ゼラチンスポンジを調製した．このゼラチンスポンジに PRP を含浸させ骨欠損部へ埋入したところ，埋入部位に骨形成が認められた[34]．この PRP 徐放化ゼラチンスポンジを脊柱骨固定術に使用した．この手術法のゴールドスタンダードである自家骨移植に比べて，骨形成率と骨固定強度の有意な増強が見られた（図4）．

4 ますます高まる再生治療におけるものづくり技術の重要性

増殖，分化能力の高い"万能"細胞が入手でき，ますます，再生治療＝細胞移植治療という概念が定着してしまった感が強い．この概念が間違っていると言っているわけではない．しかし，細胞を移植することなく，もともと体内に存在する細胞の能力をうまく活用することで，再生修

199

ものづくり技術からみる再生医療

復を可能とする次世代のバイオマテリアル学が現実となってきている。バイオマテリアル足場や細胞増殖因子の DDS 技術による体内再生治療法が研究開発され，すでに臨床においてその治療効果が確認されている（表1）。細胞の増殖分化が完全にはコントロールできない現在の科学技術レベルを考慮すると，現時点では，体内に存在する細胞の能力を活用するという治療アプローチが現実的である。細胞を商いしている企業は存在せず，バイオマテリアル，DDS，因子などを商品化できる企業は現存している。再生治療の最終目的は，再生現象の科学的解明ではなく，患者の病気を治すことである[23]。再生治療の実現に対するバイオマテリアル技術の重要性と高い必要性を，今一度，はっきりと認識していただきたい。

　再生治療には3つの目的がある。1つ目の目的は，これまでにない新しい治療法を創製することである。2番目は治療適用の拡大である。従来の治療が適用外となる高齢の患者や合併症をもつ患者に対して，自己の自然治癒力を高めることによって治療をうけられるようにすることである。第3の目的は，自然治癒力のもとである細胞の増殖分化能を増強することによって，病気の悪化進行を抑制することである。再生治療では，その目的として1番目のイメージが強いが，いずれの目的も治療の観点からは重要であり，むしろ，2，3番目の目的のほうが，その実用化は近いと考えられる。例えば，細胞増殖因子，プラスミドDNA，およびsiRNAのDDS化により，線維化組織を消化分解することで，臓器内に再生誘導の場を確保し，周辺の正常組織の再生誘導能力を介して，線維化疾患の悪化抑制とその発症抑制も可能となってきている[1, 3, 8, 35]。このように，足場DDS技術，およびそれらの組み合わせバイオマテリアル技術を活用して，体内に存在している細胞の能力をアップすることで，自然治癒力を介した病気の治療，すなわち，ものづくり技術を活用した再生治療が現実のものとなってきている。患者は，新しい治療法を待っている。

文　　　　献

1) Tabata Y, *Drug Discovery Today,* **10**：1639-1646.（2005）
2) 田畑泰彦，editor. 再生医療のためのバイオマテリアル，コロナ社（2006）
3) Tabata Y, *Reproductive BioMedicine Online,* **16**（1）：70-80.（2008）
4) 田畑泰彦，ますます重要になる細胞周辺環境（細胞ニッチ）の最新科学技術，メディカルドゥ（2009）
5) Hiraoka Y, *et al., Tissue Eng,* **9**：1101-1112.（2003）
6) Itoh M, *et al., Tissue Eng,* **10**：818-824.（2004）
7) 田畑泰彦，editor. ドラッグデリバリーシステム DDS 技術の新たな展開とその活用法，メディカル　ドゥ（2003）
8) Yamamoto M, Tabata Y., *Adv Drug Deliv Rev,* **58**：535-554.（2006）
9) 田畑泰彦，editor. ウィルスを用いない遺伝子導入法の材料，技術，方法論の新たな展開，

第2章　再生治療に必要なドラッグデリバリーシステムとバイオマテリアル技術

　　　メディカル　ドゥ（2006）

10) Takemoto S, *et al.*, *Tissue Eng Part A*, **14**：1629-38.（2008）

11) Komuro H, *et al.*, *J Pediatr Surg*, **37**：1409-13.（2002）

12) Komura M, *et al.*, *J Pediatr Surg*, **43**：2141-6.（2008）

13) 脳硬膜の再生，週刊医学界新聞，**2468**；10.（2002）

14) 高松　聖仁　ほか，移植，**39**；353.（2004）

15) Kiyotani T, *et al.*, *Brain Res.* **18**；740（1-2）：66-74.（1996）

16) 中原　貴　ほか，歯科臨床研究，**2**：28-34（2005）

17) Kinoshita Y, *et al.*, *J Oral Maxillofac Surg*, **55**：718-24.（1997）

18) Isogai N, *et al.*, *Tissue Eng*, **10**（5-6）：673-87.（2004）

19) 田畑泰彦，editor. 絵で見てわかるナノ DDS〜マテリアルから見た治療・診断・予後・予防，ヘルスケア技術の最先端〜，メディカル　ドゥ（2007）

20) 田畑泰彦，editor. ここまで進んだ再生医療の実際．羊土社（2003）

21) 田畑泰彦，editor. 再生医療へのブレイクスルー，メディカル　ドゥ（2004）

22) 松本邦夫，田畑泰彦，editors. 細胞増殖因子と再生医療，メディカルレビュー社（2006）

23) 田畑泰彦，患者までとどいている再生誘導治療，メディカル　ドゥ（2009）

24) Iwakura A, *et al.*, *Circulation*, **104**：I325-329.（2001）

25) Arai Y, *et al.*, *Circulation Journal*, **71**：412-417.（2007）

26) Marui A, *et al.*, *Circ J*, **71**：1181-1186.（2007）

27) 田畑泰彦，*Medical Science Digest*, **34**：103-126.（2008）

28) Kawanaka H, *et al.*, *Am J Med Sci*, **338**（4）：341-2.（2009）

29) Nakagawa T, *et al.*, *BMC Med*, **8**（1）：76（2010）

30) 田畑泰彦，進み続ける細胞移植治療の実際＜上巻＞．メディカル　ドゥ（2008）

31) 田畑泰彦，進み続ける細胞移植治療の実際＜下巻＞．メディカル　ドゥ（2008）

32) Takehara N, *et al.*, *J Am Coll Cardiol*, **52**（23）：1858-65.（2008）

33) Tsuji-Saso Y, *et al.*, *Scand J Plast Reconstr Surg Hand Surg*, **41**：228-235.（2007）

34) Hokugo A, *et al.*, *Tissue Eng*, **11**：1224-33.（2005）

35) 山本雅哉，*Drug Delivery System*, **20**：110-117.（2005）

第3章　細胞増殖因子徐放化ハイドロゲルを応用した血管新生誘導

丸井　晃[*1]，坂田隆造[*2]

1　はじめに

　虚血性心疾患や重症下肢虚血に対する血管新生療法が近年脚光を浴びているが，一方で血管新生療法の問題点・課題が指摘されており，より安全で効果的かつコスト面で有利な方法が必要とされている。我々は血管新生療法のひとつの試みとして生体吸収性材料のゼラチンを細胞増殖因子のドラッグデリバリーシステム DDS を応用しており，ここではその心臓血管外科領域における臨床例を紹介する。

2　さまざまな血管新生療法

　現在臨床では主として細胞増殖因子タンパク・遺伝子・細胞移植による血管新生療法が行われている。タンパク治療は組織再生を促す増殖因子タンパクを投与し，遺伝子治療は増殖因子タンパクをコードした遺伝子をウイルスベクターもしくはプラスミド DNA などにより投与する。細胞移植治療は，骨髄幹細胞・間葉系幹細胞などを移植することによって血管新生を促す。

　しかしタンパク治療では通常高濃度の増殖因子の反復投与を必要とする点，遺伝子治療ではウイルスやプラスミドなどの遺伝材料の短期・長期的な安全性が懸念される点，増殖因子の徐放コントロール性を十分に持ったベクターがいまだ存在しない点，目的臓器以外での遺伝情報の発現などの問題点も指摘されている。細胞移植治療においても自己骨髄幹細胞移植では細胞採取時に全身麻酔を必要とし，細胞種の適否，免疫反応，十分な細胞数の確保などの問題もいまだ解決されていない。また細胞の採取・培養・管理などにかかるコストは細胞移植治療の課題となっている。

3　生体吸収性ゼラチンハイドロゲルによる DDS

　そこで我々は新たなアプローチとして生体吸収性材料のゼラチンから作製した「ゼラチンハイドロゲル」を DDS に応用し，塩基性線維芽細胞増殖因子 bFGF 徐放を中心としたタンパク治療

---

　*1　Akira Marui　京都大学医学部附属病院　探索医療センター・心臓血管外科　准教授
　*2　Ryuzo Sakata　京都大学大学院医学研究科　器官外科学講座　心臓血管外科学　教授

第3章　細胞増殖因子徐放化ハイドロゲルを応用した血管新生誘導

を行っている[1,2]。bFGF は FGF ファミリーに属する人体に広く分布する強力な血管新生・組織再生因子であり，血管新生 angiogenesis のみならず動脈形成 arteriogenesis（小動脈レベルの血管拡張，リモデリング）を促進する特色を持つ。さらに bFGF は血管内皮増殖因子 VEGF，肝細胞増殖因子 HGF などの増殖因子を upregulate する特徴を持っている。

　ゼラチンハイドロゲルは酸性ゼラチンを化学架橋して作製する。ゼラチンハイドロゲルは生理活性を保ったままサイトカインを静電気力により吸着し，これを生体内に投与するとゼラチンハイドロゲルが生体内で分解されるに従い増殖因子の効果が発現する。この方法の利点は①ウイルスベクターやプラスミドなどの遺伝材料を使用しないこと，②ハイドロゲルの含水率を変えることにより徐放期間を自由に調節できること，③徐放量が自由に調節できること，④投与形態（粒子状，シート状，ディスク状）を自由に変化できること，⑤サイトカイン以外にもさまざまな薬剤を徐放できること，⑥低コストであること，などがあげられる。

4　心臓血管外科領域におけるゼラチンハイドロゲルの応用

4.1　バイオ CABG

　薬物治療が無効な虚血性心疾患に対する治療法としてカテーテルインターベンションや冠動脈バイパス手術 CABG が行われているが，冠動脈がびまん性に狭窄している症例や重症虚血性心筋症に対しては有効性に限界がある。腹腔内臓器の大網は豊富な血流をもち，また種々の増殖因子を放出することで知られている。我々はウサギの鈍縁枝を結紮した急性[3]および慢性心筋梗塞モデル[4]を作製し，梗塞部に bFGF 徐放化ゼラチンシートを塗布し，その上から有茎大網を胃大網動脈ごと梗塞部に巻きつけたところ，豊富な血管新生と胃大網動脈から可視可能な側副血管を介して直接鈍縁枝に流入する血流を確認した[4]。また大網からの複数のサイトカインの経時的協調作用が心機能の著明な改善に寄与していることを示した。

　我々はこの血行再建法を生物学的バイパス吻合（バイオ CABG）と命名し，血行再建不可能なびまん性虚血領域を持つ患者に応用した[5]。bFGF は皮膚科領域で褥瘡治療薬として製造販売されている bFGF スプレー製剤（フィブラストスプレー®）を使用した。手術は通常の CABG に加えてバイパス困難な虚血領域にバイオ CABG を行った。術後血管造影では胃大網動脈から直接に流入する血流を確認し，さらに MRI による局所心機能の改善と心筋シンチグラフィーによる血流の改善を確認した（図 1）。

4.2　胸骨治癒促進・感染予防

　心臓外科手術では通常胸骨正中切開を必要とするが，術後の胸骨感染は致命的な合併症であり，特に糖尿病患者で両側内胸動脈を使用した CABG に合併しやすい。我々は bFGF 徐放化ゼラチンハイドロゲルシートを両側の内胸動脈採取部に貼り付けることにより血管新生・骨再生を促す研究を行った。ストレプトゾトシン誘導糖尿病ラットにおいて胸骨正中切開後に両側内胸動脈を

203

ものづくり技術からみる再生医療

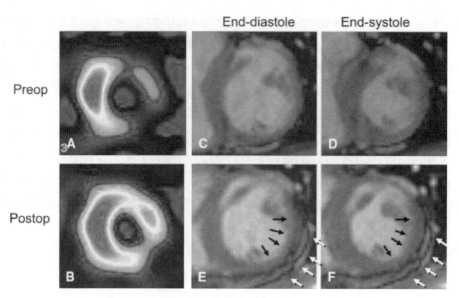

図1　バイオCABGによる血管新生（文献5より引用）
白矢印：bFGF徐放化シートと大網を塗布した部分（バイオCABG）
A, B：タリウムSPECT（短軸像）
C-F：シネMRIによる拡張末期および収縮末期像（短軸像）
＊ストレス時の左室側壁〜下壁の血流がバイオCABGにより改善している（A, B）
＊黒矢印：拡張期および収縮期ともに心筋壁厚が改善している（C〜F）
術前：A, C, D
術後：B, E, F

切離し，胸骨虚血モデルを作製した[6]。bFGF治療群では胸骨周囲の良好な血流改善と，それに伴う胸骨再生効果が得られ，胸骨感染の発生頻度を著明に低下させた（図2）。同様の結果はイヌモデルにおいても確認した。我々はbFGF徐放化ゼラチンシートによる胸骨再生臨床試験を行い胸骨治癒促進，疼痛軽減効果などを確認した。

4.3　重症下肢虚血

下肢動脈の閉塞による末梢性動脈疾患は，下肢の冷感・しびれや歩行距離の減少にて発症し，進行すると慢性疼痛や下肢潰瘍を合併する。カテーテル治療や外科的バイパス手術が適応となるが十分な効果が得られないこともあり，重症例では下肢切断となることも多く，患者のQOLに非常に影響する疾患である。我々はウサギ大腿動脈を結紮し下肢虚血モデルを作製し，bFGF徐放化ゼラチンハイドロゲル粒子の大腿部筋肉内注射を行ったところ，投与4週後に血流改善効果ならびに組織像でも有意な血管新生を認めた[7]。

さらに，その有用性を検証すべく閉塞性動脈硬化症ASO 3名，バージャー病4名，計7名の重症下肢虚血患者に対して第Ⅰ-Ⅱ相臨床試験を行った[8]。bFGF 200μg含有したゼラチンハイドロゲル粒子を腰椎麻酔下に重症下肢虚血患者の下腿を中心に40ヶ所筋肉内投与を行い（単回投与），4週・24週後に臨床効果の評価を行った。投与時間はbFGF徐放化ゼラチンハイドロゲ

第3章　細胞増殖因子徐放化ハイドロゲルを応用した血管新生誘導

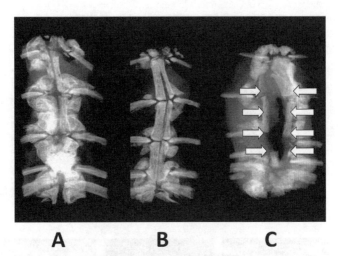

図2　糖尿病ラットの胸骨正中切開，両側内胸動脈剥離4週間後の胸骨X線写真（文献6より引用）
　　　A：bFGF治療群では著明な胸骨再生が見られる。
　　　B：無治療群では胸骨治癒が遅延している。
　　　C：胸骨感染による胸骨離開・破壊像（矢印）

ルの準備時間を含めて約1時間程度であった。7症例の経験では明らかな有害事象は認めず，有効性評価としては，潰瘍を有した6例中3例で潰瘍消失，1例で縮小を認めた。また6分間歩行距離・疼痛スコアおよび経皮的酸素分圧 TcO2・Laser Doppler 血流計での評価血流は4週後・24週後共に有意に改善した（図3）。また局所効果の指標である bFGF の血中濃度の有意な上昇も認めなかったことから，この手法がすぐれた DDS であることが示唆された。

5　「患者さんに届く」再生医療のために

　以上の試みにより，bFGF 徐放化ゼラチンハイドロゲルの有効性が示唆されたが，「患者さんまで届く」にはまだ多くのハードルが存在するのも事実である。製剤の市販化を目指すためには医師主導治験もしくは企業治験が必要であるが，相応の臨床実績および有効性のデータがなければ，一朝一夕に企業と合意に至ることは現実には困難である。そこで我々は厚生労働省の「第三項先進医療（高度医療評価制度）」に着目した。薬事法の承認等が得られていない医薬品・医療機器の使用を伴う先進的な医療技術については，現時点では原則として保険との併用が認められていない。そこで高度医療評価制度は，これらの医療技術のうち一定の要件下に行われるものについて保険診療との併用を認め，薬事法による申請等に繋がる科学的評価可能なデータ収集の迅速化を図ることを目的として 2008 年 4 月に創設された。

　そこで今回，前述の重症下肢虚血患者に対する第Ⅰ-Ⅱ相臨床試験をさらに進め，bFGF（フィブラストスプレー®）の効能外使用を含む高度医療評価制度の下で，保険医療に向けた臨床試験を開始した。対象患者は先行試験同様に重症下肢虚血の ASO およびバージャー病患者で，

ものづくり技術からみる再生医療

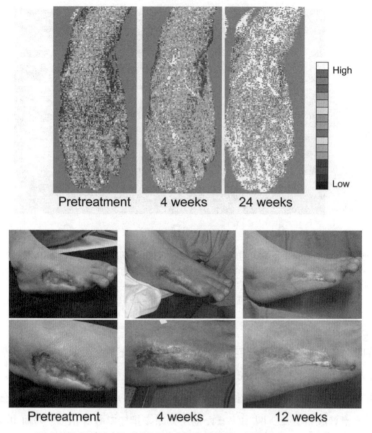

図3　重症下肢虚血に対する血管新生療法（文献5より引用）
　　上：レーザードップラー血流計による血流改善効果の確認
　　下：下肢潰瘍の著明な改善

bFGF徐放化ゼラチンハイドロゲルの安全性および有効性を評価することを目的としている。

また今回の試験では，将来実施する予定の治験を勘案し，ゼラチンハイドロゲルの製造を「治験薬の製造管理，品質管理等に関する基準（治験薬GMP）」に準じて調製を行っている。治験薬GMPとはgood manufacturing practiceの略で，医薬品や医療用具，食品などの安全性を含む品質保証の手段として，工場などの製造設備（ハード）およびその品質管理・製造管理（ソフト）についての基準であり，臨床治験に使用する薬剤は，治験薬GMP基準を満たしていることが要求される。今回の試験では京都大学薬剤部にGMP基準に則った特殊無菌製剤室を設置し，製造の手順書および記録書の整備・無菌試験や安定性試験などの品質管理項目を設定し，安全で高品質な試験薬を製造している。高度医療評価制度下での新規臨床研究は2010年9月より患者登録を開始し現在試験を遂行中である。

第3章　細胞増殖因子徐放化ハイドロゲルを応用した血管新生誘導

6　おわりに

　再生医療の先駆けとして脚光を浴びた血管新生療法であるが，残念ながら製品化・保険診療化
されたものは現時点では存在しない。血管新生療法にはさまざまなアプローチがあるが，組織再
生や臓器再生と比較して血管新生というシンプルな現象を誘導するには，同等の効果が得られる
なら細胞移植や遺伝子治療よりも安全・簡便かつ低コストと考えられるゼラチンハイドロゲルの
ようなDDSがより臨床応用に近いと思われる。

　今後は，さまざまな応用法を探求するとともに，臨床での応用を視野に入れ，各疾患の適切な
増殖因子の選択・至適投与量・徐放期間・部位などの検討を重ね，安全性に最大限配慮しつつも
なるべく早期の臨床応用を目指すことが，難治性疾患に苦しむ多くの患者の方々の救済に必要不
可欠と考える。従来の遺伝子治療・細胞移植治療に加えて，このゼラチンハイドロゲルでの
DDSが今後の再生医療の一領域として発展していくことを願っている。

文　　　　献

1)　Tabata Y, *et al., J Control Release* 31：189-199,（1994）

2)　Tabata Y, *et al., J Biomater Sci Polym Ed.*；10：79-94,（1999）

3)　Ueyama K, *et al., J Thorac Cardiovasc Surg*；127：1608-15,（2004）

4)　Takaba K, *et al., J Thorac Cardiovasc Surg.*；132：891-99,（2006）

5)　Marui A, *et al., J Thorac Cardiovasc Surg.*；138：775-7,（2009）

6)　Iwakura A, *et al. Circulation.*；104（Suppl 1）：I325-9,（2001）

7)　Doi K, *et al. Heart Vessels.*；22：104-8,（2007）

8)　Marui A, *et al. Circ J.*；71：1181-6,（2007）

第4章　足場材料による骨欠損再生

—眼窩下壁骨折に試用したバイオマテリアルの骨形成能とその長期成績—

磯貝典孝[*1]，中尾仁美[*2]，伊谷善仁[*3]，上原真紀[*4]，松永和秀[*5]

要旨

近年われわれは，眼窩下壁骨折において生じる骨欠損部の再建材料として，吸収性バイオマテリアルである骨誘導型吸収性ポリマー，Hydroxyapatite-[poly (l-lactide-ε-caprolactone)]（HA-P（LA/CL）を試用した下壁再建を行っている。本章では，術後2年経過した7症例を対象として，移植した骨誘導型吸収性ポリマーにおけるCT値を測定し，CT値の経時的変化から骨形成能を客観的に評価した。さらに術後合併症の調査を行い，長期成績から見た骨誘導型吸収性ポリマーの有効性と安全性について検討した。骨誘導型吸収性ポリマーとして，HA-P（LA/CL を作製した。眼窩下壁の骨欠損部に骨誘導型吸収性ポリマーを移植した後，術直後，6ヶ月，2年におけるCT値を測定して骨形成能を評価した。その結果，術中の最大骨欠損幅が15mm 以下であった5症例では，術後2年目のCT値は高値（495.2〜787.4）を示した。眼窩下壁骨折の骨折形態は，線状型 linear もしくはトラップドア型 trapdoor に分類された。一方，術中の最大骨欠損幅が16mm 以上であった2症例（17mm および18mm）では，術後2年目のCT値は低値（28.0 および173.4）を示した。骨折形態は，punched out 型に分類された。すべての症例において，術後合併症（眼球運動障害，感染，異物反応など）は認められなかった。これらの結果より，術中の最大骨欠損幅が15mm 以下である場合，骨誘導型吸収性ポリマーは良好な骨再生を示し，自家骨採取を必要としないためドナーの犠牲がなく，有用で安全な再建材料となりうることが示唆された。

1　はじめに

眼窩下壁骨折の治療において，生じた下壁の骨欠損部を被覆するための再建材料として，現在，腸骨を代表とする自家骨移植，もしくはシリコンなどの非吸収性バイオマテリアルの選択が主流となっている。再建材料を選択する上で，前者では採形性が不良，予測不能な骨吸収，およびド

---

*1　Noritaka Isogai　近畿大学　医学部　形成外科　教授

*2　Hitomi Nakao　近畿大学　医学部　形成外科

*3　Yoshihito Itani　近畿大学　医学部　形成外科

*4　Maki Uehara　近畿大学　医学部　形成外科

*5　Kazuhide Matsunaga　近畿大学　医学部　形成外科

第 4 章　足場材料による骨欠損再生

ナーの犠牲が，後者では感染，異物反応，および骨再生が生じない，などが大きな問題点とされている。これまでわれわれは，バイオマテリアルの中で，特に骨形成を可能とする吸収性ポリマーとして Hydroxyapatite-[poly（L-lactide-ε-caprolactone）]（HA-P（LA/CL）に注目し，動物モデルを用いて骨形成能に関する基盤研究を行ってきた[1,2]。その後，近畿大学医学部倫理委員会の承認を得て，2006 年から眼窩下壁骨折の下壁再建に臨床試用し，骨誘導型吸収性ポリマーの治療成績および合併症について一連の報告を行ってきた[3~5]。本章では，長期成績を検討するため術後 2 年経過した 7 症例を対象として，移植した骨誘導型吸収性ポリマーにおける CT 値の経時的変化を客観評価した。骨形成能と術後合併症に関する長期結果に基づき，骨誘導型吸収性ポリマーの有効性と安全性について検討した結果について報告する。

2　対象

2006 年 3 月から 2010 年 2 月の 4 年間において，眼窩下壁骨折の骨欠損部に骨誘導型吸収性ポリマーを移植した症例は 20 症例であった。この中で，術後 2 年を経過した 7 例を対象とした（表1）。平均年齢は 34.9 歳（17～69 歳），性別は男性 3 例，女性 4 例であった。眼窩下壁骨折の骨折形態分類では，線状型 linear1 例，トラップドア型 trapdoor4 例，punched out 型 2 例であった。受傷から手術までの平均期間は，18.3 日（8～25 日）であった。また，CT 冠状断層面（前額断）を用いて測定した平均最大骨欠損幅は，11.6mm（3～18mm）であった。

3　骨誘導型吸収性ポリマー

PolyL-lactide（PLLA）と polycaprolactone（PCL）の共重合体に，骨伝導能を高めるためにハイドロキシアパタイト顆粒（Hydroxyapatite, HA, 粒子径：$30\,\mu$m）を複合化させて，Hydroxyapatite-[poly（L-lactide-ε-caprolactone）]（HA-P（LA/CL）を作製した（図 1-a）[1]。

表 1

症例	年齢	性別	骨折型	受傷から手術までの期間（日）	最大骨欠損幅（mm）
1	24	女	trapdoor	20	15
2	17	女	trapdoor	13	6
3	32	女	trapdoor	23	15
4	43	男	punched out	16	17
5	69	女	trapdoor	8	7
6	20	男	linear	23	3
7	39	男	punched out	25	18

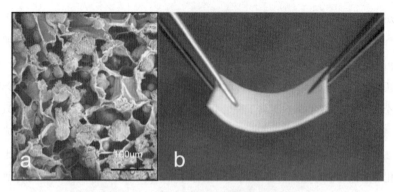

図1　HA-P（LA/CL）の構造と特徴
a. PLLAとPCLの共重合体にHA顆粒を含有させた
b. 柔軟性に富み，眼窩下壁の形状に適合しやすい

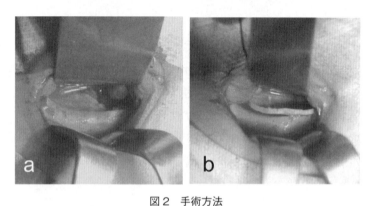

図2　手術方法
a. 下眼瞼縁切開より眼窩内組織の整復
b. 骨誘導型吸収性ポリマーを用いた眼窩下壁の再建

この骨誘導型吸収性ポリマーの厚さは0.9mmで，柔軟性に富み，眼窩下壁の形状に適合しやすく，ハサミで容易に採形できる点が大きな特徴である（図1-b）。

4　手術方法

　下眼瞼に瞼縁切開を加えて，眼窩下壁の骨折部へ到達した。次に，下壁骨膜下に剥離を進めた。骨折部前縁の骨片を少量摘出した後，上顎洞に脱出した眼窩内容を挙上・整復した（図2-a）。下壁の骨欠損の大きさを直視下に測定し，術中の最大骨欠損幅を求めた。骨誘導型吸収性ポリマーは，下壁の骨欠損の範囲に準じた大きさと形状に加工し，周囲の正常下壁骨と充分に密着させるように骨膜下に挿入，移植した（図2-b）。患側の眼球位置が上昇していないこと，および眼球運動障害がないことを確認して手術を終了した。

第4章　足場材料による骨欠損再生

5　CT値による骨形成能の評価

　眼窩下壁の骨欠損部に骨誘導型吸収性ポリマーを移植した後，術直後，6ヶ月，2年におけるCT値を測定して骨形成能を評価した。CT値の計測方法は，CT冠状断層面（前額断）の中で，最大骨欠損幅を示す断面を選択し，同一断面において任意に設定した5点におけるCT値の平均値を算出した（図3）。正常な眼窩下壁のCT値は500以上であることから，骨誘導型吸収性ポリマーの術後CT値が500以上を示した場合に，良好な骨再生が生じたと判定した。

6　結果

　各症例の骨折形態，術中の最大骨欠損幅，および術後CT値の経時的推移を図4に示した。術後2年目において，全症例の約70%（5/7症例）に良好な骨再生が生じた。

　術中の最大骨欠損幅が15mm以下であった5症例において，CT値は術後経過に伴って上昇し，術後2年目において高値（495.2〜787.4）を示した。眼窩下壁骨折の骨折形態は，線状型linearもしくはトラップドア型trapdoorに分類された。一方，術中の最大骨欠損幅が16mm以上であった2症例（17mmおよび18mm）において，CT値は術後6ヶ月以降に低下し，術後2年目において低値（28.0および173.4）を示した。骨折形態は，punched out型に分類された。

　すべての症例において，術後の合併症（眼球運動障害，感染，異物反応など）は認められなかった。

7　代表症例

　症例1：骨折形態は，トラップドア型trapdoorを示し，術中の最大骨欠損幅は15mmであった。

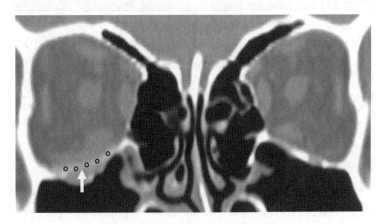

図3　CT値の計測方法

CT冠状断層面の中で，最大骨欠損幅を示す断面を選択し，移植した骨誘導型吸収性ポリマーのCT値（任意に設定した5点における平均値）を算出した。

ものづくり技術からみる再生医療

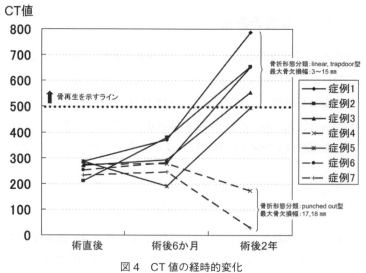

図4　CT値の経時的変化

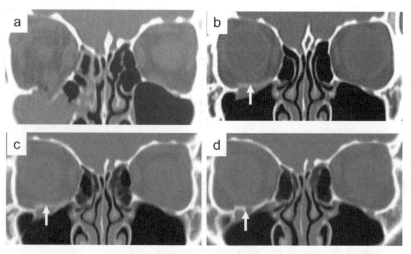

図5　症例1のCT所見
a. 術前（骨折形態分類：trapdoor型）　　b. 術直後（CT値：286.6）
c. 術後6ヶ月（CT値：369.0）　　　　　　d. 術後2年（CT値：787.4）

骨誘導型吸収性ポリマーの術後CT値は，286.6（術直後），369.0（術後6ヶ月），787.4（術後2年）であり，経時的に上昇した．術後2年目において骨誘導型吸収性ポリマーは，画像上，骨化を示した（図5）．

　症例7：骨折形態は，punched out型を示し，術中の最大骨欠損幅は18mmであった．骨誘導型吸収性ポリマーの術後CT値は，213.6（術直後），246.0（術後6ヶ月），28.0（術後2年）であり，術後6ヶ月以降にCT値は低下した．術後2年目において骨誘導型吸収性ポリマーは，画像上，消失傾向を示した（図6）．

212

第4章　足場材料による骨欠損再生

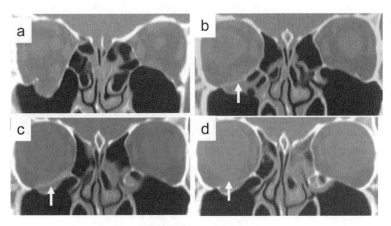

図6　症例7のCT所見
a. 術前（骨折形態分類：punched out 型）　　b. 術直後（CT値：213.6）
c. 術後6ヶ月（ポリマーCT値：246.0）　　　　d. 術後2年（CT値：28.0）

8　考察

　吸収性バイオマテリアルを用いた眼窩下壁骨折の治療では，これまで，poly（L-lactide）（PLLA）および poly（L-lactide/glycolide）（PLA/PGA）の臨床試用が報告されている。これらの吸収性ポリマーは，吸収までの期間が比較的長く，そのため炎症反応や異物反応が引き起こされることが報告されている[6〜9]。また，ポリマーがメッシュ構造を有する場合，網状のすきまに沿って線維化が進みやすく，眼球運動が障害される問題点が指摘された[10]。PLLA，PLA/PGA いずれにおいても，骨再生は生じない。

　これらの欠点を克服するため，われわれは，PLLA と PCL の共重合体の内部に骨伝導促進作用のあるハイドロキシアパタイトを複合化させて骨誘導型吸収性ポリマー，HA-P（LA/CL）を作成した。動物実験の結果，HA-P（LA/CL）は，①吸収までの期間が短い（4〜6ヶ月），②炎症反応や異物反応が少ない，③採形性に優れ，湾曲した眼窩下壁の形状に適合しやすい，④骨再生が可能である，などの特徴を有することが判明した[1,2]。さらに朝村ら[5]は，この骨誘導型吸収性ポリマーを眼窩下壁骨折に臨床試用し，術後成績と予後について検討した。その結果，炎症反応や異物反応，および感染は認めなかったと報告したが，骨誘導型吸収性ポリマーの骨再生に関する長期的評価には至らなかった。

　そこで今回，眼窩下壁骨折の骨欠損部に骨誘導型吸収性ポリマーを再建材料として選択した症例の中で，術後2年経過した7症例を対象として，骨誘導型吸収性ポリマーの骨形成能と術後合併症に関する長期結果を検討した。骨膜が骨形成能を有することは広く知られているが，本研究の結果から，骨膜損傷の程度が骨誘導型吸収性ポリマーの骨形成能に強く影響する可能性が考えられた。すなわち，眼窩下壁の骨欠損が小さく，骨折形態が線状型 linear もしくはトラップドア型 trapdoor に分類される場合，骨膜損傷の程度は比較的軽度であり，骨膜から骨誘導型吸収性

ものづくり技術からみる再生医療

ポリマーに向けて遊走する骨形成細胞によって骨形成が促進される機序が推察された。一方，眼窩下壁の骨欠損が大きく，骨折形態がpunched out型を示す場合，骨膜損傷は著しく，骨膜から骨誘導型吸収性ポリマーへの骨形成細胞の遊走が制限される結果，骨再生が生じないことが予想された。

　今後，骨誘導型吸収性ポリマー，HA-P（LA/CL）を再建材料として用いる眼窩下壁骨折の治療法は，自家骨採取を必要としないためドナーの犠牲がなく，有用で安全な治療方法の1つになりうることが示唆された。

文　　献

1) Isogai N *et al.*, *Tissue Engineering*, **10**（5-6），673-687，（2004）
2) 磯貝典孝ほか，ティッシュエンジニアリング　2006，167-174，日本医学館，（2006）
3) 朝村真一ほか，再生医療と美容，98-106，南山堂，（2007）
4) 朝村真一ほか，日頭顎顔会誌，**23**（1），14-19，（2007）
5) Asamura S *et al.*, *J Cranio Maxillofac Surg*, **38**（3），197-203，（2010）
6) Cordewener FW *et al.*, *J Oral Maxillofac Surg*, **54**（1），9-13，（1996）
7) Potter JK, Ellis E, *J Oral Maxillofac Surg*, **62**（10），1280-1297，（2004）
8) R. de Roche *et al.*, *Mund Kiefer Gesichts Chir*, **5**，49-56，（2001）
9) Uygur S *et al.*, *J Cranio Maxillofac Surg*, **20**（1），71-72，（2009）
10) Hollier LH *et al.*, *J Craniofac Surg*, **12**（3），242-246，（2001）

第5章　足場材料とbFGFを用いた難治性皮膚潰瘍治療

森本尚樹[*1]，河合勝也[*2]，鈴木茂彦[*3]

　足場材料とは，生体内で細胞が接着し，更に増殖，分化して，三次元の組織が再生されるまで文字通り再生の'足場'として機能する材料のことである。細胞が産生する自己マトリックスが出来上がるまで，三次元構造を保ち，その後は吸収される多孔性の人工材料であり，再生させる組織によって，吸収性，硬さ（強度），細胞接着性，ポアサイズなど最適な材料が使用されている。皮膚の分野では，皮膚再生の足場材料として，1980年にYannas，Burkeによって開発された二層性構造をもつ人工皮膚（人工真皮）[1)]が，1990年代に本邦と米国で製品化され，現在ではほぼ世界中で臨床使用されている。二層性人工真皮は表層のシリコーンシートと深層のコラーゲンスポンジの二層構造を持ち，コラーゲンスポンジは真皮組織再生の足場となり，シリコーンシートは外界からの感染，コラーゲン層の乾燥を防ぎ真皮再生を促す働きがある。本章では人工真皮の基本的な使用方法及び本邦で盛んに行われている人工真皮を細胞成長因子との併用療法の臨床応用について述べる。

1　人工真皮の基本的な使い方

　人工真皮の基本的な使い方は二期的手術である。まず，一回目の手術で，皮膚全層欠損創に人工皮膚を貼付し，縫合固定する。人工真皮のコラーゲンスポンジには100μmから200μm程度の空隙があり，この空隙内に患者の線維芽細胞や毛細血管が侵入し増殖する。コラーゲンスポンジは自己細胞から放出されるコラゲナーゼによって，徐々に分解され，通常2～3週間でコラーゲンスポンジは完全に分解吸収され，患者自身のコラーゲンに置きかわり，真皮様組織（疑似真皮）が形成される。この真皮様組織の形成が確認した後に，シリコーンフィルムを剥がし，二回目の手術，皮膚移植を行う（図1）。これが基本的な使用方法である。

2　難治性潰瘍とは

　難治性潰瘍は創傷治癒機転が妨げられ，治癒が遷延している潰瘍のことである。難治性潰瘍の

＊1　Naoki Morimoto　京都大学　大学院医学研究科　形成外科　講師
＊2　Katsuya Kawai　京都大学　大学院医学研究科　形成外科　准教授
＊3　Shigehiko Suzuki　京都大学　大学院医学研究科　形成外科　教授

ものづくり技術からみる再生医療

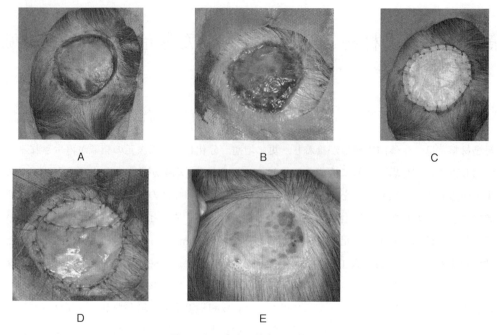

図1 人工真皮の基本的な使い方
A 頭部扁平上皮癌切除後，骨膜が露出している。
B 人工真皮（ペルナック®）貼付後
C 人工真皮（ペルナック®）貼付15日後，真皮様組織が形成されている。
D 貼付15日後，形成された真皮様組織に皮膚移植を行った。
E 皮膚移植1年後，植皮部分は陥凹せず，厚みを保っている。

種類として，持続的な外力が原因で生じる褥瘡，糖尿病の合併症である糖尿病性潰瘍，静脈灌流障害が原因となる静脈性潰瘍，膠原病，低栄養，ステロイドなどの薬物投与，微量元素欠乏などが挙げられる。これらの難治性潰瘍の治療では，原因を取り除くことが必須であるが，創傷治癒機転を促進させることも必要である。難治性潰瘍に人工真皮を貼付すると，細胞が侵入せず，真皮様組織が形成されずに感染してしまうことがしばしば経験される。

3 塩基性線維芽細胞増殖因子（bFGF）製剤と人工真皮の併用

細胞成長因子とは，生体内で分泌され，極めて微量で特定の細胞に対して増殖や分化などの効果を及ぼすタンパク質のことである。様々な細胞成長因子があるが，創傷治癒分野で臨床応用されており，米国，欧州では糖尿病性潰瘍治療薬として血小板由来成長因子（PDGF）含有軟膏，韓国では上皮成長因子（EGF）のスプレー製剤が臨床使用されている。これらは本邦では認可されていないが，難治性潰瘍治療薬として塩基性線維芽細胞増殖因子（bFGF，フィブラストスプレー®）が発売され，潰瘍治療に広く使用されている。bFGFは線維芽細胞の遊走及び増殖促進効果，強力な血管新生促進効果があり，人工真皮内にbFGFを投与すれば，拡散を防ぐこと

第5章 足場材料とbFGFを用いた難治性皮膚潰瘍治療

ができ、人工真皮への細胞侵入も促進すると考えられ、真皮様組織の再生が早く良好な結果が得られると報告されている[2]。人工真皮内へのbFGF投与法は、人工真皮のシリコーンシートにメスで小さな切れ目をいれて散布する、注射器で注入するなどの方法が報告されているが、ドレーン孔をあけたタイプの人工真皮（図2）を使用すれば、シリコーンシート上から直接散布することでコラーゲンスポンジ内にbFGFを投与することが可能である。我々は、人工真皮の初回貼付時点でbFGF10μg/cm^{2}を含浸させた後にメスで小孔をあけた後に潰瘍部分に貼付し、翌日から1日1回bFGFをスプレーする方法を行っている。実際の症例写真を供覧する。症例1，58歳女性、Werner症候群及び強皮症、糖尿病を基礎疾患として持つ患者の左下腿に潰瘍が生じ、腱の露出を伴う難治性潰瘍となった（図3A）。デブリドマンを行い、露出して壊死した腱を除去し、健全と思われた腱は温存した（図3B）。この腱の上に、bFGF10μg/cm^{2}を含浸させ、小孔をあけた人工真皮を貼付し縫合固定した（図3C）。翌日からbFGF1μg/cm^{2}程度を連日散布した。貼付16日後、腱の上には真皮様組織が形成され、腱の露出部分は無くなった（図3D）。この後もbFGF散布と軟膏療法を行い、人工真皮貼付3ヵ月後に上皮化した。半年後も潰瘍の再発

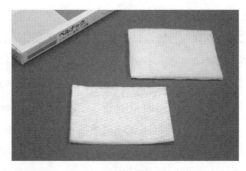

図2 人工真皮（ペルナック®）の従来品（奥側）とドレーン孔タイプ（手前）

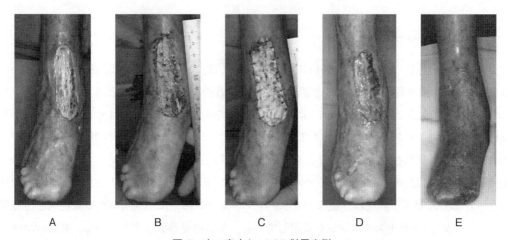

A　　　　　　B　　　　　　C　　　　　　D　　　　　　E

図3 人工真皮とbFGF併用症例1
A：Werner症候群（58歳，女）患者に生じた下腿潰瘍。 B：デブリドマン後。
C：人工真皮貼付後。 D：貼付16日後。 E：人工真皮貼付半年後

217

ものづくり技術からみる再生医療

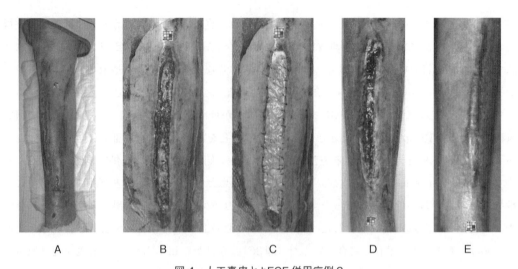

図4　人工真皮とbFGF併用症例2
A：54歳男性，右下腿潰瘍。　B：デブリドマン後。　C：人工真皮貼付後。
D：貼付14日後。　E：貼付4ヵ月後。

は見られず，瘢痕拘縮も生じていない（図3D）。

　症例2．54歳男性，糖尿病，糖尿病性腎症により人工透析導入，多腺性自己免疫症候群でプレドニンを10mg程度内服中の患者である。不安定狭心症に対して冠動脈形成を行うため，右下腿から大伏在静脈を採取し，包帯で採取部を圧迫したところ，脛骨前面の皮膚が壊死となった（図4A）。露出した脛骨をデブリドマンした（図4B）後に，bFGF10μg/cm^{2}含浸，小孔をあけた人工真皮を貼付し縫合固定した（図4C）。翌日からbFGF1μg/cm^{2}程度を連日散布し，貼付14日後，骨上に真皮様組織が形成され，骨の露出部分は無くなった（図4D）。bFGF散布と軟膏療法を継続し，人工真皮貼付4ヵ月後に上皮化した（図4E）。

4　人工真皮の今後の課題

　上述の症例の様に，人工真皮とbFGFとの併用療法は，従来の人工真皮単独使用では感染し，真皮様組織の形成が得られないような患者に対しても有効な治療法であると考えている。しかし，この併用療法の欠点として，bFGFは常温では短時間で活性が失われてしまうため，連日投与しないといけない点がある。bFGFと人工真皮の臨床報告でも1日1回の投与が行われており[2]，患者，医療者共に負担も大きいと考えられる。この問題点を解決するため，我々はbFGFを1週間から2週間程度吸着し，コラーゲンの分解と共にbFGFを放出する新たな人工真皮を開発した[3,4]。この新規人工真皮は，従来のコラーゲンスポンジ部分にゼラチンを少量混入して作製したコラーゲン/ゼラチンスポンジを使用している。創傷治癒遷延モデルである，糖尿病マウスに作成した褥瘡（図5A）に，従来型人工真皮を貼付すると，感染し，コラーゲンスポンジが融解してしまったが（図5B），bFGFを含浸させた新規人工真皮を用いて治療すると，創が治癒す

第 5 章　足場材料と bFGF を用いた難治性皮膚潰瘍治療

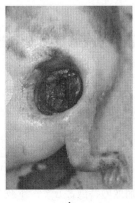
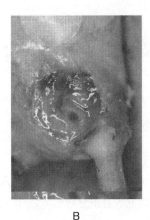
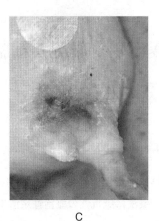

A　　　　　　　　　　B　　　　　　　　　　C

図 5　新規人工真皮を用いた非臨床試験
A：糖尿病マウス大転子に作成した褥瘡。B：人工真皮を貼付 2 週後。
C：bFGF 含浸新規人工真皮貼付 2 週後。

ることを確認している（図 5C）。この新規人工真皮と bFGF の併用療法は人工真皮の真皮形成を早め，難治性潰瘍にも使用可能な治療法となり得ると考えている。

　人工真皮は既に 15 年以上臨床使用されている足場材料である。本章で述べた様に，我々は日本で使用できる細胞成長因子製剤である bFGF を併用し，真皮様組織形成を促進させる方法を行っている。しかし，bFGF 以外の細胞成長因子や抗菌剤，あるいは細胞との組み合わせも人工真皮の性能を改善すると予想される。今後も正常に近い真皮再生を目指して，人工真皮を用いた治療法の改良を行っていきたいと考えている。

文　　献

1) Yannas IV, Burke JF. *J Biomed Mater Res.* **14**(1)：65-81（1980）
2) Akita S, *et al., J Trauma.* **64**(3)：809-15.（2008）
3) Takemoto S, *et al., Tissue Eng Part A.* **14**(10)：1629-38.（2008）
4) Kanda N, *et al.,* Efficacy of Novel Collagen/Gelatin Scaffold With Sustained Release of Basic Fibroblast Growth Factor for Dermis-like Tissue Regeneration. *Ann Plast Surg.,* in press（2011）

第6章　細胞と細胞増殖因子を用いた難治性皮膚潰瘍治療

宮本正章[*1]，高木　元[*2]，水野博司[*3]，田畑泰彦[*4]，水野杏一[*5]

1　はじめに

糖尿病や閉塞性動脈硬化症（Arteriosclerosis Obliterans：ASO）が増加し，その結果，現行の治療法に抵抗性の難治性足潰瘍・壊疽患者が急増している。この病態の特徴として，下肢血流の悪化と共に易感染性，創傷治癒遅延，さらに多施設・長期間の治療によりメチシリン耐性ブドウ球菌（Methicilin Resistance Staphylococcus Aureus：MRSA），多剤耐性緑膿菌（Multiple Drug Resistance Psudomonas Aueruginosa：MDRP）等の多剤耐性菌の繁殖がおこり，足趾潰瘍・壊疽から蜂窩織炎，骨髄炎，筋（腱）膜炎から患肢大切断へと至る症例が増加してきている。

これら重症例の治療には，血流改善は当然だが，潰瘍・壊疽の感染制御，創傷治癒の3要因を同時に総合的に治療することが必須となる。現行の保険診療の治療法が優先することは当然であるが，これら治療抵抗性の難治性症例の包括的治療の為，私共は臨床部門の「再生医療科」として①「自己骨髄幹細胞筋肉内投与による血管新生療法[1]（先進医療承認）」，②「DDS徐放化b-FGFによる血管新生療法[2]（2008年内閣府スーパー医療特区分担研究課題）」，③「マゴットセラピー[3]（医療用無菌ウジ治療：株式会社バイオセラピーメディカル http://www.btmcl.com/ を起業）」，④「自己骨髄幹細胞或いはDDS徐放化b-FGF浸透人工真皮による新しい組織再生法」等を開発・臨床応用してきた。

さらに最近増加している膠原病の合併症としての難治性皮膚潰瘍は，末梢循環不全や微小循環不全さらに続発性血管炎等の様々な機序による末梢動脈疾患（Peripheral Arterial Disease：PAD）としての特徴を持つ。例えば膠原病の中で末梢性難治性皮膚潰瘍の原因として最も多い全身性強皮症（PSS）では，末梢循環不全や微小循環不全の機序として，Raynaud現象に伴う虚血再還流過程で生じる過酸化水素による蛋白障害やエンドセリンなどの血管作動性因子による血管内膜肥厚および血管内皮前駆細胞（Endotherial Progenitor Cells：EPC）の減少などが挙げられ，さらに病理学的に結合織の線維性増殖と微小血管のびまん性障害が特徴となる。これは，transforming growth factor β（TGF β），connective tissue growth factor（CTGF），platelet-

---

[*1]　Masaaki Miyamoto　日本医科大学付属病院　再生医療科　教授

[*2]　Gen Takagi　日本医科大学付属病院　再生医療科　講師

[*3]　Hiroshi Mizuno　順天堂大学医学部附属病院　形成外科　主任教授

[*4]　Yasuhiko Tabata　京都大学　再生医科学研究所　生体材料学分野　教授

[*5]　Kyoichi Mizuno　日本医科大学大学院　器官機能病態内科学（第一内科）　主任教授

derived growth factor（PDGF）などのサイトカイン産生異常による線維芽細胞の異常活性化とコラーゲンⅠ，Ⅲ，Ⅳおよびファイブロネクチンやプロテオグリカンの産生亢進によると考えられている[4]。

　このため原疾患の治療となるステロイド薬や免疫抑制薬以外にPADに対する治療として血流改善作用を増強する種々の治療法が施行されている。しかし，潰瘍を形成し，感染を合併した場合治療抵抗性潰瘍・壊疽となり患肢切断となる症例も増加しており，治療に苦渋しているのが現状である。そこで筆者たちは，厚生労働省科学研究費補助金　難治性疾患克服研究事業「骨髄幹細胞移植による難治性血管炎への血管再生医療に関する多施設共同研究」（主任研究者信州大学大学院池田宇一教授）の分担研究者として参加し，アレルギー・膠原病疾患による難治性皮膚潰瘍に対して自己骨髄幹細胞筋肉内投与による血管新生療法の有効性を検討している[5]。

　本稿では，これら新しい血管再生療法を基盤として開発した細胞及びDDS徐放化細胞増殖因子を用いた難治性皮膚潰瘍治療法について言及したい。

2　自己骨髄幹細胞浸透人工真皮による組織再生法

　2002年4月より日本医科大学付属病院倫理委員会承認のもと，現行の内科的，外科的治療で治癒しない治療抵抗性のバージャー病，閉塞性動脈硬化症（Arteriosclerosis Obliterans：ASO）に対して「自己骨髄幹細胞筋肉内投与による血管新生療法」を実施した[6]（全国3施設目に高度先進医療承認：現在は先進医療に変更）。筆者らの症例は，潰瘍，壊疽症例であるFontaine 4度症例が約9割を占め，PADの重症虚血肢に加え，重症壊疽が合併した病態では単に血流改善しただけではエンドポイントたる自立歩行による退院へ導くには治癒期間が遷延し，或いは治癒せず，多大なる労力・費用を要する。そこですでに健康保険収載されている人工真皮であるコラーゲンマトリックス（テルダーミス，テルモ社）に投与骨髄溶液の一部を浸透させ，潰瘍・壊疽面に貼付することで下床からの健康肉芽組織の増生を認める新手法を開発した[7]。

　前医で患肢大切断或いは治療法がないと診断された治療抵抗性症例6例のうち，4例において潰瘍・壊疽面の再上皮化と自立歩行による退院が可能であった[7]。1例は健康肉芽形成と創収縮により自然閉鎖し，他の3例は自家植皮術を実施した。しかし，2例においては，術前より存在した創部メチシリン耐性黄色ブドウ球菌（MRSA）による局所感染が人工真皮にも波及し除去せざるを得なかった。以下，症例を提示する。

　症例1（図1, 2）は，71歳，男性。著明な左下肢疼痛と左足壊疽が存在し，糖尿病性網膜症，冠動脈バイパス術後，うっ血性心不全の既往が存在した。30年前より2型糖尿病により近医通院インスリン療法中であったが，靴擦れより左足外側部疼痛を生じ，糖尿病足壊疽にて左第4，5趾の切断術を大学病院で施行された。その後疼痛増強，切断部より壊疽が進行し，他院（2施設）整形外科より膝下よりの切断術を宣告されるも，患肢切断を拒否し当科転院となった。貧血（Hb 10.1, Ht 31.4）が存在し，足関節上腕血圧比（Ankle Brachial Pressure index：ABI）は，

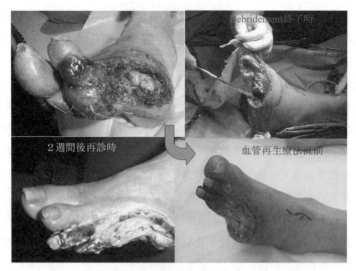

図1　自己骨髄幹細胞浸透人工真皮による組織再生法
症例1：71歳男性，糖尿病壊疽症例

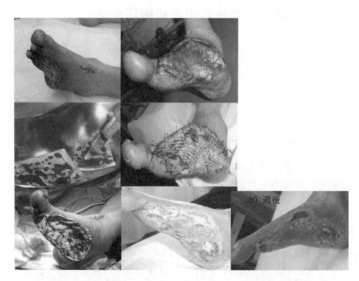

図2　自己骨髄幹細胞浸透人工真皮による組織再生法
全経過：早期よりの健康肉芽の増生により治療期間の大幅短縮

右0.72，左0.45と低下していた。自己骨髄幹細胞浸透人工真皮による組織再生法を実施し，速やかな良好皮膚移植床形成を確認し，自己植皮術後，約8割は生着して疼痛は除去され，自立歩行により退院した。

　症例2（図3）は，63歳，女性。10年前よりDM，ASOを合併し，糖尿病性腎症により血液透析（HD）を導入されていた。2年前より左第5趾の壊疽と左踵部の難治性潰瘍が存在していた。難治性潰瘍は，直径約1cm程度であったが，踵骨まで達し，前大学病院でいかなる治療法にても治癒せず，疼痛も強く切断術の適応と診断された。自己骨髄幹細胞筋肉内投与による血管新生

第6章　細胞と細胞増殖因子を用いた難治性皮膚潰瘍治療

療法と同時に，人工真皮である二層製アテロコラーゲンスポンジ（テルダーミス，テルモ社）に浸透させ（5分間静置，圧迫は加えず），4-0ナイロン糸で潰瘍部に縫着した。創部は深く死腔を生じさせないため4層に重層化して移植した。以後数週間で自己肉芽組織に再生・置換し，潰瘍周囲の創収縮を誘導し，自然閉鎖した。

　症例3（図4）。65歳，女性。糖尿病壊疽の診断にてすでに他大学病院整形外科で右第1，2趾切断術を実施されるも治癒せず，返って壊死創は拡大し，患肢大切断を診断される。同様の手法により，術後6週できれいに再上皮化し自立歩行で退院となる。

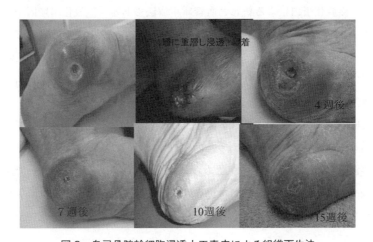

図3　自己骨髄幹細胞浸透人工真皮による組織再生法
症例2：63歳，女性，糖尿病性腎症により血液透析中。左足底部糖尿病潰瘍は2年間治癒せず。

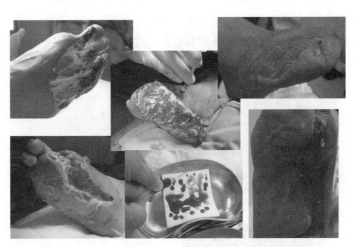

図4　自己骨髄幹細胞浸透人工真皮による組織再生法
症例3：65歳，女性，糖尿病性壊疽：すでに他大学病院にて右第Ⅰ，Ⅱ趾切断。さらに増悪し膝下切断を拒否され当院紹介となる

3 DDS徐放化b-FGF（塩基性繊維芽細胞増殖因子）ハイドロゲル浸透人工真皮による組織再生法

　自己骨髄幹細胞浸透人工真皮による組織再生法では，全身麻酔，腹臥位で自己骨髄液を500ml採取・濃縮せねばならず，また，倫理委員会承認による実施年齢も80歳未満であり，適応疾患，年齢制限，PAD患者に多い心血管合併症により実施出来ないことも多い。そのため，さらに進化させた次世代型血管新生療法として京都大学再生医科学研究所田畑泰彦教授との共同研究で，細胞を使用せずに徐放化蛋白による新しい血管新生療法である「徐放化増殖因子ハイドロゲルによる血管新生療法」をASO，バージャー病に対して現在まで10例実施した。これは塩基性線維芽細胞増殖因子（b-FGF）をゼラチンハイドロゲルと混入し，患肢筋肉内に注射するのみで実施可能な世界初の血管新生療法であり，自己骨髄幹細胞筋肉内投与による血管新生療法と同様の効果を確認，報告している[2]。

　また，人工真皮のコラーゲンマトリックス層に投与骨髄溶液を浸透させた光学顕微鏡による組織像の検討（図5）では，骨髄溶液とゼラチンハイドロゲルの粘稠性の差によりコラーゲン間隙に封入される溶液量には明らかな違いが認められた[7]。本治療法を倫理委員会で承認後実施中であるが，DDS徐放化b-FGFハイドロゲル浸透人工真皮による組織再生法は，実施条件としてまずは自己植皮術を実施された症例で，その不成功例のみに限定した治療抵抗性潰瘍・壊疽症例に実施している。

　症例1（図6）は，70歳，男性。アレルギー性肉芽腫性血管炎（Churg Strauss syndrome）の診断で右アキレス腱部の難治性潰瘍あり。前大学病院で5ヵ月間治療するも治癒せず，さらに当院形成外科で2回自家植皮術施行するも生着しなかった。そこで，DDS徐放化b-FGFハイドロゲル浸透人工真皮による組織再生法を実施した。当院で作製したゼラチンハイドロゲルに

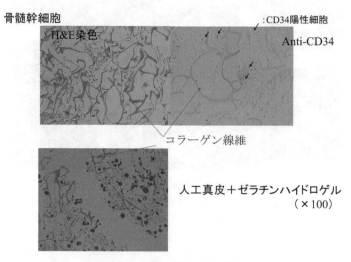

図5　人工真皮＋ラット骨髄幹細胞組織写真（×100）

第6章　細胞と細胞増殖因子を用いた難治性皮膚潰瘍治療

b-FGF（フィブラストスプレー：科研製薬，のパウダー部分のみを使用）600μgを使用し，半量の300μgを創縁から5cm以内に筋肉内或いは結合組織内に注射し，半量の300μgを直接人工真皮である二層製アテロコラーゲンスポンジ（テルダーミス，テルモ社）に浸透させ（5分間静置，圧迫は加えず），4-0ナイロン糸により縫着した。コラーゲンスポンジは自然吸収性で周囲組織と同化し，術後15週には完全に再上皮化が完成した[8]。

　症例2（図7）は，73歳，女性。未分類膠原病で，前専門医によりステロイド適応なしと診断

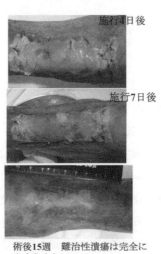

図6　徐放性 b-FGF ハイドロゲル浸透人工真皮による組織再生療法
臨床第1例目：70歳 Churg Strauss syndrome：ABI rt 0.93, lt 0.72。形成外科にて自家皮膚移植2回不生着

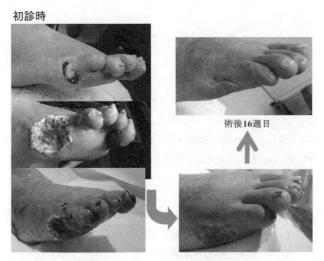

図7　徐放性 b-FGF ハイドロゲル浸透人工真皮による組織再生療法
2例目：73歳，女性，未分類膠原病，ステロイド適応なしとの前医の診断。
術前：疼痛のため MS コンチン大量投与

225

された。右第5趾壊疽に対して第5趾切断術施行するも約2ヵ月間治癒せず，疼痛著明で麻薬使用するも自制不可で治療法が無いと診断されて当院紹介となる。当院転院後，自己骨髄幹細胞筋肉内投与による血管新生療法＋自家植皮術2回施行するも生着せず。疼痛はコントロール可能となるが，右第5趾切断術の創部は第4中足骨が露出していた。6週間の wash out 期間を置き，DDS徐放化 b-FGF ハイドロゲル浸透人工真皮による組織再生法を同様の方法で実施した。術後徐々に切断部健康肉芽が増生して疼痛は完全に消失し，自立歩行で退院した。さらに周囲組織と癒合し創収縮により術後16週で完全に再上皮化して治癒した。

4　おわりに

　私共は，PADによる重症虚血肢に多剤耐性菌感染を合併し，すでに前医で患肢大切断或いは治療法が無いと診断された治療抵抗性潰瘍・壊疽症例に対して，新しい組織再生法として①自己骨髄幹細胞浸透人工真皮による組織再生法，さらに非侵襲的で簡便に実施可能な② DDS徐放化 b-FGF（塩基性繊維芽細胞増殖因子）ハイドロゲル浸透人工真皮による組織再生法を開発し，この臨床研究のエンドポイントである疼痛の完全除去，自立歩行による退院を可能とした。これらの新治療法は，骨などの露出を伴う難治性皮膚欠損創に血管新生療法と共にコラーゲンマトリックスに血管増殖因子を含有した溶液を浸透させて貼付することにより，コラーゲンマトリックスが足場となり，繊維芽細胞や毛細血管の侵入を促し，そして足場自身が自然吸収により自己組織に置換されて早期に健康肉芽を誘導して良好な皮膚移植床形成に寄与するためと考えられる。

　今後これらの新しい組織再生法は，現行の医療では治療法のない重症虚血肢に合併した治療抵抗性の潰瘍・壊疽治療，ひいては limb salvage，患肢温存療法の有効な方法になる可能性を有すると考えられた。

文　　献

1)　Tateishi-Yuyama E, *et al. Lancet.* 360, 427（2002）

2)　Gen Takagi, *et al. Tissue Engineering* 2011 in press

3)　藤本啓志，他，日本糖尿病学会雑誌，49，517-521（2006）

4)　梅原久範，他，日内会誌，96，45（2007）

5)　Masafumi Takahashi, *et. al. Current Pharmaceutical Design* 15, 2778-2783.（2009）

6)　Miyamoto M, *et al. Cell Transplant* 13, 429（2004）

7)　水野博司，他，日形会誌，26，426-762（2006）

8)　Kawanaka, Hidekazu, *et al., Amer J Med Sci,* 338, 341-342（2009）

第7章　細胞と足場材料を用いた関節軟骨再生治療

中佐智幸[*1]，越智光夫[*2]

1　はじめに

　分子生物学，組織工学の発展に伴い，"再生医療"による自己組織の修復が現実となってきた。再生医療の根幹を成す3つの柱は，細胞，その細胞の増殖する足場，そして成長因子である。特に，関節軟骨の再生医療では，軟骨細胞という単一の細胞と，軟骨基質という限られた細胞・組織により構成されている軟骨組織の修復のために，細胞・足場が重要な役割を担い，様々な細胞，足場材料を組み合わせ改良しながら，より正常に近い軟骨組織の再生を目指している。1994年，Brittbergらが関節軟骨損傷に対し自己軟骨細胞移植術を臨床応用して以来，関節軟骨再生医療は，様々な改良が加えられながら，広く行われるようになってきている。しかしながら，解決しなければならない問題点もあり，軟骨損傷のgolden standardを確立するにいたっておらず，軟骨損傷の治療は整形外科領域の大きな課題となっている。

2　関節軟骨損傷

　関節軟骨は，多量の水分を含有し，コラーゲンの線維構造等の特性により，極めて低い摩擦係数を有することで関節運動を滑らかにし，荷重を分散・吸収する役割を担っている。関節軟骨は，血管，神経，リンパ管が存在しないこと，少数の軟骨細胞が，主にII型コラーゲンとプロテオグリカンで構成された豊富な細胞外基質で覆われている構造であること，そして軟骨細胞が高度に分化しておりほとんど増殖しないことから，損傷してしまうと通常の組織修復機転が起こりにくい。したがって，一旦軟骨損傷が起きると，経時的に軟骨破壊とその周囲軟骨の変性をきたしてしまう。その結果，変形性関節症へと進展し，疼痛・可動域制限により著しい関節機能の低下を招くことになる。そのため，早期に関節軟骨を修復することが重要であるが，本来の硝子軟骨で，完全に修復する確立された方法は存在しないのが現状である。従来，軟骨損傷に対して，骨髄刺激法（bone stimulation technique），骨軟骨柱移植術等が行われてきた。骨髄刺激法は，軟骨損傷に対し，軟骨下骨から血行の豊富な骨髄に通ずる骨孔を作製して，骨髄細胞，成長因子等を関

---

*1　Tomoyuki Nakasa　広島大学　大学院医歯薬学総合研究科　展開医科学専攻　病態制御医科学講座　整形外科学　助教

*2　Mitsuo Ochi　広島大学　大学院医歯薬学総合研究科　展開医科学専攻　病態制御医科学講座　整形外科学　教授

節面に誘導して軟骨欠損部を線維性組織で被覆させる方法である。しかし，骨髄刺激法では，再生してくる軟骨は，硝子軟骨ではなく力学的に弱い線維軟骨であり，成績が安定しないことといった問題点がある。骨軟骨柱移植術は，大腿骨の非荷重部より骨軟骨柱を採取し，軟骨欠損部に移植する方法である。骨軟骨柱移植術では，関節面の形状を完全に再現することができない，採取部の侵襲が大きい等の欠点があり，いずれの方法でも，関節面すべてを本来の硝子軟骨で再生することはできない。

3 自家培養軟骨細胞移植術

1994年，Brittbergらは，単層培養して増殖させた自家軟骨細胞の浮遊液を，自家骨膜でパッチした軟骨欠損部に注入・移植した23例を報告した[1]。そしてその後，10〜20年の経過においても良好な成績は維持されていたことを報告している[2,3]。しかし，この方法には，いくつか問題点がある。それは，軟骨細胞は浮遊液の状態で移植されているため，パッチした骨膜から軟骨細胞が漏出してしまう可能性があること，また移植された軟骨細胞は重力の影響を受けるため均一に分布しないこと，さらに単層培養により軟骨細胞が脱分化してしまうことである[4]。これらの問題点を解決するため，Ochiらは，自家軟骨細胞をアテロコラーゲンゲル内で3次元培養を行い，生体外で作製した軟骨様組織を軟骨欠損部に移植する方法を開発し，世界に先駆けて1996年より臨床応用している[5,6]。アテロコラーゲンゲルは，ウシ真皮より精製されたI型コラーゲンで，抗原性を有する末端のテロペプチドが除去されているため，免疫応答が極めて少なく安全性が高い。また，その構造も非常に密なメッシュ状であり，細胞培養の足場として最適な構造を呈している。実際，アテロコラーゲンゲル内で軟骨細胞を培養すると，軟骨細胞は脱分化することなく，形質を保ったまま増殖することができ，周囲にコンドロイチン硫酸やII型コラーゲンなどの細胞外基質を産生する[7]。以下に，自家軟骨細胞と足場としてのアテロコラーゲンを用いたアテロコラーゲン包埋自家培養軟骨細胞移植術の実際の手技について概説する。

3.1 軟骨採取

まず関節鏡視下に，軟骨損傷の位置，形状，大きさ，深さを評価する（図1）。本法の適応があれば，丸ノミ，髄核鉗子などを用いて，大腿骨内・外側顆の非荷重部より軟骨片を採取する。大きさ$1cm^2$以上で軟骨下骨に達するような高度の軟骨損傷が本法の良い適応である。遊離している骨軟骨片があれば，そこからも軟骨片を採取し細胞源として利用する。採取した約300mgの軟骨片を，メスを用いて約$1mm^3$に細片化する。リン酸緩衝生理食塩水でよく洗浄した後，トリプシン，コラゲナーゼで酵素処理を行い，軟骨細胞を単離する。得られた軟骨細胞（平均2.0×10^6個）をアテロコラーゲンに包埋し，37℃でゲル化させた後，培養液を加え，3週間培養する。培養液には自己血清と抗生剤，さらに軟骨基質産生に重要なL-アスコルビン酸を加え2日毎に交換する。コラーゲンゲル内で軟骨細胞は増殖し，細胞外基質を産生して硬度を増し，3週間の

第 7 章　細胞と足場材料を用いた関節軟骨再生治療

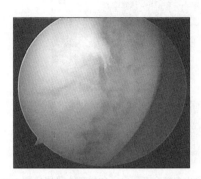

図 1　軟骨損傷部。関節鏡視下に軟骨損傷部の部位，大きさ，深さ等を確認し，自家培養軟骨細胞移植術の適応があれば，非荷重部より軟骨を採取する。

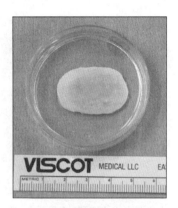

図 2　3 週間培養後の軟骨様組織

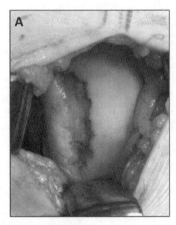 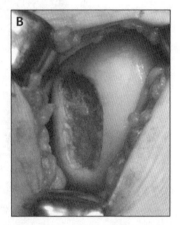

図 3　(A) 軟骨損傷部。(B) 軟骨損傷部を周囲の変性した軟骨も含めて郭清する。

培養終了時には，軟骨様組織となり，これを軟骨欠損部へ移植する（図 2）。

3.2　移植手技

関節を切開して展開し，軟骨欠損部の状態を評価する。損傷部周囲の軟骨が変性していることが多く，軟骨欠損部とともに周囲の変性した軟骨も郭清し，軟骨下骨を露出する（図 3）。欠損部の大きさ・形状をゴムシートで型取りし，このゴムシートを用いて脛骨の骨膜を採取する。採取した骨膜には，ポリエステル糸を 4〜5 針かけておき，軟骨欠損部から引きぬき縫合を行い，欠損部を骨膜で覆う。このとき，骨膜の cambium layer が関節面を向くようにする。次に 5-0 ナイロン糸で，周囲の正常軟骨に骨膜を縫着していく。半周縫着したところで，軟骨様組織を軟骨欠損部へ移植し，残りの骨膜を縫着する（図 4，5）。

229

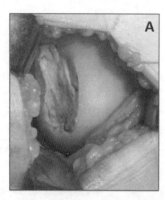 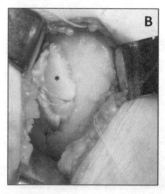

図4 （A）脛骨から採取した骨膜を，軟骨欠損部から引きぬき縫合を行い，欠損部を骨膜で覆う。（B）5-0 ナイロン糸で，周囲の正常軟骨に骨膜を縫着していく。半周縫着したところで，軟骨様組織を軟骨欠損部へ移植し，残りの骨膜を縫着する。＊；軟骨様組織。

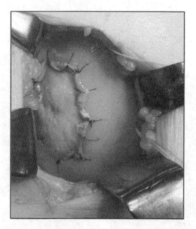

図5　骨膜縫着後

4　臨床成績

現在までに，118例に本法を施行している。本法を施行した関節は，膝114例，肘3例，足関節1例である。術後2年以上経過した症例では，臨床症状は，術前に比べて術後大幅に改善しており，定期的に施行している関節鏡検査においても，移植部位は良好な修復像を得ており，硬度も正常軟骨の90％以上を有していた。また，現在まで感染例は認めていない。

5　細胞と足場材料

自家培養軟骨細胞移植術は，確実に軟骨細胞が得られる，自家の細胞を用いるため免疫反応がないといった利点がある一方，正常の軟骨組織を犠牲にしてしまうという大きな欠点がある。そこで，移植する細胞源として，軟骨細胞への分化能を有する細胞があげられる。骨髄間葉系幹細胞は，骨髄内に存在し，骨芽細胞，軟骨芽細胞，脂肪細胞等の中胚葉由来の細胞へと分化するこ

第 7 章 細胞と足場材料を用いた関節軟骨再生治療

とが知られている。また，骨髄液から容易に分離・培養でき，増殖能も旺盛であることから，臨床応用に適しており，様々な分野で使用されている[8]。Wakitani らは，ヒトの膝蓋骨軟骨欠損部や，変形性膝関節症の大腿骨内側顆の軟骨欠損部へ，コラーゲンゲルに包埋した骨髄間葉系幹細胞を移植し，良好な成績を得ている[9]。骨髄間葉系幹細胞の他にも，筋由来幹細胞，滑膜由来の間葉系幹細胞，脂肪幹細胞等も軟骨細胞への分化能を有することが報告されている。Adachi らは，骨格筋から単離した筋由来幹細胞を関節軟骨欠損部へ移植したところ，II 型コラーゲンによって軟骨修復が得られたことを動物実験によって確認している[10]。また，滑膜由来の間葉系幹細胞は，増殖能や軟骨分化能が骨髄間葉系幹細胞よりも高いと報告されており，動物実験においても良好な軟骨修復が得られている[11, 12]。現在さかんに研究の行われている iPS 細胞も，今後関節軟骨再生の重要な細胞源となりうるものと考えられる。

　組織工学的手法を用いて，軟骨細胞移植を行う際，足場材料も重要な要素である。足場材料に関しても様々な素材が研究されているが，中でもコラーゲンは，細胞との接着性が良好で，関節軟骨の再生医療においても広く用いられている。我々は，アテロコラーゲンに軟骨細胞を包埋し，軟骨様組織を作製しているが，これに塩基性線維芽細胞増殖因子やヒアルロン酸を添加することで，軟骨細胞の増殖や，細胞外基質の産生を促進させることがわかった[13, 14]。また，アテロコラーゲンは，siRNA などの核酸導入にも用いられており，細胞，アテロコラーゲンに，成長因子やヒアルロン酸，遺伝子導入等を組み合わせることで，より良質な軟骨様組織が作製できる可能性がある。

6　今後の展望

　自家培養軟骨細胞移植術は，軟骨細胞の採取，軟骨様組織の移植術の 2 段階手術が必要であり，移植時には，関節を切開する必要があり，より低侵襲な関節軟骨再生医療の開発が望まれる。前述した骨軟骨柱移植術は，骨軟骨柱採取部の侵襲が大きいため，我々は，アテロコラーゲンゲル包埋培養軟骨とコラーゲンスポンジや多孔性ハイドロキシアパタイトを組み合わせ，生体外で骨軟骨柱を作製した。これを家兎の骨軟骨欠損に移植することにより良好な軟骨修復が得られることに成功している[15, 16]。また，骨髄刺激法と骨髄間葉系幹細胞の関節内投与を組み合わせると，投与した間葉系幹細胞が軟骨損傷部へ集積し，軟骨修復が促進されることを示した[17]。しかし，この軟骨修復に重要な役割を担う骨髄間葉系幹細胞を関節内に過剰に投与すると，関節内に瘢痕組織が形成されてしまうことがわかった[18]。このことから，必要な細胞数を効率よく，軟骨損傷部に集積させることが重要であり，我々は，磁場を用いた幹細胞デリバリーシステムを考案し，研究を行っている。骨髄間葉系幹細胞に CD44 抗体を介して磁気ビーズを付着させ，磁場を用いて細胞を集積させて，軟骨分化誘導をかけると良好な軟骨分化を示すことを証明した[19]。さらに，動物実験において，ラット膝関節に骨軟骨欠損を作製し，その深層に永久磁石を設置した後，磁気標識した滑膜由来幹細胞を投与すると，骨軟骨欠損部に細胞が集積し，良好な骨軟骨修復が得

231

ものづくり技術からみる再生医療

られた[20]。磁場を用いる最大の利点は，離れた場所で，磁気標識した細胞を目的の方向に誘導し，集積させることである。関節注射等により関節内に投与した細胞を，外磁場を用いて，軟骨損傷部に集積させるといった治療も不可能ではなく，現在，家兎，豚を用いて実験を進めている[21]。

7　おわりに

1994 年に Brittberg らが培養軟骨細胞移植術を示して以来，軟骨欠損部に対して，組織工学的手法を用いて硝子軟骨で修復するという関節軟骨の再生医療は大幅に進歩した。しかし，解決しなければならない課題も多く，今後，分子生物学，組織工学の発展に伴ってより低侵襲で効果的な関節軟骨再生医療に発展していくことが期待されるが，そのためには，基礎研究の成果をいかに速やかに臨床の現場に展開できるかが重要であり，ますますトランスレーショナルリサーチの重要性が問われるであろう。

文　　献

1)　Brittberg M *et al.*, *N Engl J Med* **331**, 889-895 (1994).

2)　Peterson L *et al.*, *Clin Orthop* **374**, 212-234 (2000).

3)　Peterson L *et al,*. *Am J Sports Med* **38** (**6**), 1117-1124 (2010).

4)　Sohn DH *et al,*. *Clin Orthop* **394**, 254-262 (2002).

5)　Ochi M *et al,*. *J Bone Joint Surg Br* **84**, 571-578 (2002).

6)　Ochi M *et al,*. *Artif Organ* **25**, 172-179 (2001).

7)　Uchio Y *et al,*. *J Biomed Mater Res* **50**, 138-143 (2000)

8)　Pittenger MF *et al,*. *Science* **284** (**5411**), 143-147 (1999).

9)　Wakitani S *et al,*. *J Tissue Eng Regen Med* **5** (**2**), 146-50 (2011).

10)　Adachi N *et al,*. *J Rheumatol* **29**, 1920-1930 (2002).

11)　Sakaguchi Y *et al,*. *Arthritis Rheum* **52** (**8**), 2521-2529 (2005).

12)　Koga H *et al,*. *Arthritis Res Ther* **10** (**4**), R84 (2008).

13)　Matsusaki M *et al,*. *Gen Pharmacol* **31**, 759-764 (1998).

14)　Kawasaki K *et al,*. *J cell Physiol* **179**, 142-148 (1999).

15)　Ito Y *et al,*. *Arthroscopy* **21** (**10**), 1155-63 (2005).

16)　Ito Y *et al,*. *Artif Organs* **32** (**1**), 36-44 (2008).

17)　Nishimori M *et al,*. *J Bone Joint Surg Br* **88** (**9**), 1236-1244 (2006).

18)　Agung M *et al,*. *Knee Surg Sports Traumatol Arthrosc* **14** (**2**), 1307-1314 (2006).

19)　Yanada S *et al,*. *J Biomed Mater Res Part A* **77**, 773-784 (2006).

20)　Hori J *et al,*. *J Ortho Res* **29** (**4**), 531-538 (2011).

21)　Kobayashi T *et al,*. Arthroscopy **24** (**1**), 69-76 (2008).

第8章　多血小板血漿と足場材料を用いた骨再生治療

久保俊一*

1　はじめに

従来から行われている自家骨移植術は広範囲の骨欠損や脊椎固定術に対して骨形成を目的に行われている優れた術式である[1]。自家骨は骨形成能に優れた移植材料であり，免疫異物反応や感染のリスクが低い。しかし，採骨部位の合併症が約3割と高率に生じることや自家骨量が不足するという問題があるため[2]組織工学的手法を用いて自家骨移植術に代わる骨再生治療が多くの施設で研究されている。

2　多血小板血漿を用いた組織再生医療

多血小板血漿（platelet-rich plasma：以下 PRP）は自家末梢血を遠心分離することにより得られる濃厚血小板血漿である。血小板のα顆粒内には platelet-derived growth factor，transforming growth factors または insulin-like growth factor などの組織修復に重要な役割を果たす成長因子が高濃度に含有されているため[3]PRP を再生医療分野に用いた研究が数多く行われている。PRP は自家末梢血を材料とするため他家・異種組織を移植する際に懸念される感染や，遺伝子組み換え成長因子で生じうる免疫異物反応のリスクが極めて低い。また遠心操作のみで簡便に，比較的安価に作製できることから実用性や汎用性が高いと言える。PRP は既にヒトの皮膚に対する創傷治癒や潰瘍，歯周病治療，また顔や手のしわの改善に対してその有用性が報告されている[4]。

3　PRP による骨形成術の現状と問題点

一方，PRP を用いて骨形成を促進させる試みは1998年に Marx らが初めて報告して以後，顎骨や長管骨欠損モデルを用いて数多くの研究成果が報告されている[5]。しかし，動物実験や臨床の現場において PRP の骨再生治療の有効性が報告されている一方で[6]，その効果について疑問視する意見も散見され[7]PRP の骨形成促進能についての見解は一致していないのが現状である。この理由としては PRP の作製法の相違による血小板濃度や性状の違い，併用するマテリアルの多

---

*　Toshikazu Kubo　京都府立医科大学　大学院医学研究科　運動器機能再生外科学（整形外科）教授

ものづくり技術からみる再生医療

様性，また PRP を活性化のために使用する活性物質の種類や量が確立されていないなどが挙げられる。

3.1　PRP の作製法の相違

PRP 中の血小板濃度や性状は骨誘導能を規定する重要な因子である。現在 PRP の主な作製法としては抗凝固処理された血液を遠心分離する方法，遠心分離中に試験管内凝固を利用する方法，PRP と赤血球層を分離する特殊なゲルを用いる方法などがあるが，それぞれの作製法ごとに PRP 中の血小板濃度が 3 倍から 35 倍と大きく異なることや[8]，活性剤の種類や使用量により生理学的性質が異なるのが問題である[9]。

3.2　PRP と併用するマテリアルの多様性

PRP は物理的に脆弱で欠損部に対するスペースメイキング機能や細胞侵入のための足場をもたないことから 3 次元的足場構造を持つ骨補填材料と併用されることが多い。PRP と併用されるマテリアルは報告によって様々であり，マテリアルごとに骨伝導性や生体吸収性などの物理的・機械的性質が異なるため PRP と併用した場合の骨形成能についても相違が生じる。また一般的に成長因子は半減期が短く，生体内で使用した際は速やかにその生理活性を失うことが問題とされている[10]。さらに PRP は機械的に脆弱であるため移植部位から速やかに周囲組織に拡散する。そのため PRP 中の成長因子を局所において徐放させ組織再生に使用する際にはなんらかのバイオスキャフォードと併用されることが多い。PRP と組み合わせて使用されているバイオスキャフォードとしては，コラーゲンやゼラチンなどの天然高分子，ポリ乳酸やポリグルコール酸などの合成高分子，また骨補填材料として他家骨，異種骨，リン酸カルシウム系の人工骨などが報告されている[11]。このように PRP と併用される骨補填材料やスキャフォードの選択が研究者や施設によって異なることも PRP を用いた骨形成能が統一した基準で評価されない一因であると考えられる。

4　PRP の骨形成能を高めるためのスキャフォードの開発

われわれは過去に PRP を用いて椎間板変性の抑制効果を報告し，組織修復に有効な PRP の作製法および使用手順を確立した[8b]。これらの経験から PRP を用いた骨形成治療を確立するためには併用するスキャフォードの選択が重要と考えた。

4.1　PRP と併用される骨補填材料

PRP と併用されている骨補填剤のうち，異種骨は国内では整形外科疾患に対する承認は得られていない。また他家骨に関しては近年ボーンバンクが設立され一部の症例で使用されているが，ボーンバンクの数や場所が限られており安定供給システムが確立されていない。また滅菌を行な

第8章　多血小板血漿と足場材料を用いた骨再生治療

ってもプリオンタンパクや芽胞状態の細菌に対する問題が解決されていない[12]。一方，骨成分の70％を占めるリン酸カルシウムを主原料としているハイドロキシアパタイト（Hydoroxyapatite：HA）やβ-tricalcium phosphate（TCP）などのバイオセラミックスは骨親和性の高い優れた骨補填材料として臨床で幅広く使用されている。そのうち HA は骨の無機成分と同一の組成を持ち優れた生体親和性と骨伝導能を持つ。しかし HA 自体は吸収性に乏しく移植後生体内に残存し自家骨に置換されない。一方，β-TCP は HA 同様に生体親和性に優れており，連結多孔体に加工した β-TCP は高い骨伝導能を有している[13]。HA と比べると力学的強度は劣るが生体吸収性に優れ，移植後半年から1年で自家骨に置換されるため骨の機能と形態を修復する理想的な骨補填剤とされている[14]。しかし，β-TCP 自体は骨形成を促進する作用を持たないため移植部位の骨形成能力が乏しい症例では β-TCP の吸収が不十分であったり自家骨形成が遅延するといった現象が報告されている[15]。

4.2　ゼラチンハイドロゲルによる PRP 含有成長因子の徐放効果

　コラーゲンの熱変性物質であるゼラチンを材料としたゼラチンハイドロゲルは生体適合性および生体吸収性に優れたバイオマテリアルである[16]。ゼラチンハイドロゲルはさまざまな成長因子と静電気力により吸着し，分解に伴い成長因子の生物活性を保持したまま徐放することが可能である。ゼラチンハイドロゲルは，臨床の現場で成長因子を徐放するためのドラッグデリバリーシステムとして既に多分野で使用されその効果および安全性が実証されている[17]。また，われわれは PRP に含有される成長因子もゼラチンハイドロゲルと組み合わせることにより徐放効果を発揮することを報告している[18]。しかしゼラチンハイドロゲルはゲル状であるため骨組織の構築に必要な3次元構造を持たず，単体で骨形成に用いるには脆弱であるとの指摘がある[19]。

4.3　ゼラチン β-TCP スポンジの特徴

　われわれはこのようなゼラチンが持つ成長因子徐放能力，生体吸収性および生体への安全性を生かし，力学的脆弱性を補うために，ゼラチンを β-TCP と混合し，成長因子を徐放できる生体吸収性骨補填材料，ゼラチン β-TCP スポンジを開発した[20]。

　ゼラチン β-TCP スポンジはゼラチンと β-TCP を作製過程で混合しスポンジ状に加工した骨形成を目的としたバイオマテリアルである（図1a）。ゼラチンに β-TCP を加えてスポンジ状に加工することにより，ゼラチンの力学的強度が高まり，細胞侵入や移動に必要な多孔構造が保持される。またゼラチン β-TCP スポンジの孔径の平均は骨伝導に適しているとされる 180-200μm であり[21]水溶液添加後も孔径に変化を生じないことが証明されている（図1b）。さらに細胞分化・増殖能を持たない β-TCP にゼラチンを加えることにより，成長因子の徐放が可能となり，骨形成に作用する成長因子と組み合わせることにより骨誘導能が期待できる。

　先述のように β-TCP およびゼラチンとも既にヒトでの使用が開始されており生体への安全性は証明されている。またゼラチン β-TCP スポンジに組み合わせる成長因子として自家血から精

235

ものづくり技術からみる再生医療

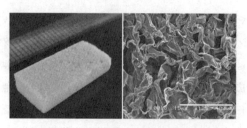

図1　ゼラチンβ-TCPスポンジ
a：外観写真　b：電子顕微鏡像　線は400μm

製したPRPを採用することで遺伝子組み換えによる成長因子を用いた骨形成術に比べてより安全性が高く本邦でも実施可能な骨形成促進法となり得る。さらに本法のもう一つの利点として血小板活性物質を使用する必要がないということが挙げられる。一般的にPRPを使用する際は血小板を活性化させるために牛血漿から精製した抗凝固剤（トロンビン）が最も多く使用されている。しかしトロンビンはヒトの第10，11凝固因子と交差反応を生じ重大な出血につながる危険性が指摘されている[22]。ゼラチンはトロンビン同様に血小板を活性化し成長因子の分泌を促す作用を持つにもかかわらず[23]抗凝固作用を有しないため移植部からの出血を誘発する可能性が低いと言える。

5　PRPとゼラチンβ-TCPスポンジと組み合わせた骨形成促進法

PRPとゼラチンβ-TCPスポンジを組み合わせた骨形成法の効果を，腰椎後側方固定術モデルを用いて検討した。腰椎後側方固定術は腰椎横突起間に自家骨を移植し横突起同士を癒合させる術式で腰椎変性すべり症や側弯症などの不安定性を有する脊椎に対して行われる。しかし手術手技が正しく行われた場合でも30％が癒合不全になると報告されており[24]低い骨再生環境を再現するためには適したモデルと思われる。

1)　PRP作製，ゼラチンβ-TCPスポンジへの含浸

Sprague-Dawley（SD）ラットから採血を行いACD-A液入の遠心チューブに注入した。10分間1500回転で遠心分離後，上層の血清部分を採取しさらに3000回転で10分間遠心分離した。底に沈殿した血小板および血清200μLをPRPとして採取した（図2a）。採取したPRPをゼラチンβ-TCPスポンジに添加し4℃で一晩放置した（図2b）。

2)　モデル作製，評価

SDラットの両側の第4および5腰椎の横突起を，スチールバーを用いて骨髄からの出血が確認できるまで掘削した（図3a）。横突起間に移植するマテリアルは①PRP含浸ゼラチンβ-TCPスポンジ（以下，PRPスポンジ群），②自家腸骨（以下，自家腸骨群），③移植なし（以下，無設置群）とした（図3b）。各群10匹を作製し術後10週で麻酔薬の過剰投与により安楽死させ腰椎を摘出した。3点曲げ試験による固定椎間の力学的強度測定，マイクロCT撮影およびHE染色による組織学的評価を行なった。

第8章 多血小板血漿と足場材料を用いた骨再生治療

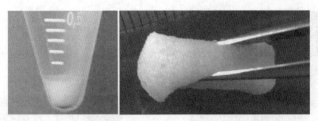

図2　PRPの作製，β-TCPスポンジへの含浸
a：チューブの底に凝集した血小板　b：PRPを含浸させたβ-TCPスポンジ

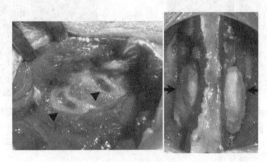

図3　手術写真
a：掘削した横突起（▲）　b：PRPを含浸させたゼラチンβ-TCPスポンジを横突起間に移植（→）

3) 結果

　固定椎間の力学的強度は，PRPスポンジ群は6.6±2.1N，自家骨群は5.5±2.1N，無設置群は1.0±0.4Nであった。PRPスポンジ群は自家腸骨群と比較すると有意差はなく，無設置群より有意に高値であった（p<0.01）。マイクロCTの横突起矢状断像ではPRPスポンジ群で13横突起間，自家腸骨群で12横突起間に髄腔の連続性を認め骨癒合と判断した。無設置群では骨形成または骨癒合は認めなかった（図4）。組織学的評価ではPRPスポンジ群および自家腸骨群で，横突起間に前後を皮質骨に挟まれた骨梁が形成され横突起間は骨癒合していた。無設置群ではすべてのモデルにおいて骨癒合を認めなかった（図5）。

6　今後の展望

　成長因子，細胞または遺伝子とバイオマテリアルを併用した組織工学的手法による骨再生医療は多くの施設で研究され実用化への道が模索されている。細胞や遺伝子による骨再生法は，細胞分化や細胞生着率の不確実性，比較的高コストであること，また実施には高度な研究施設が必要とされることから骨形成能や実用性の面で懸念が残る。それに比べて成長因子と生体材料を用いた骨再生技術は多くの研究によって骨形成促進効果が証明されており，手技も比較的容易であるため臨床現場で実用化が開始されている。その中でも自家血から精製可能なPRPは病原体感染や免疫異物反応のリスクが極めて低いという点から大きな注目を浴びている。本章で述べたように組織修復が可能な生理活性を持つPRPを，成長因子の徐放作用と骨組織誘導能を併せ持つス

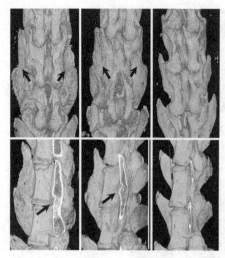
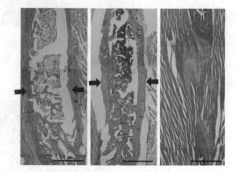

図4 μCT
上段が後方からの像，下段が横突起断面像。
ab：PRPスポンジ群　cd：自家腸骨群
ef：無設置群　→：横突起癒合部

図5　横突起間の組織像
a：PRPスポンジ群　b：自家腸骨群
c：無設置群　→：横突起癒合部　線は1mm

キャフォードと組み合わせることにより，有効な骨形成法となり得る。これらを踏まえて今後はガイドラインに沿った前向き研究によりPRPを用いた骨形成促進法の効果を臨床研究で検証することが急務であると思われる。

文　　献

1) Mata, A. et al., *Biomaterials*, 31 (23), 6004-12. (2010)
2) Silber, J. S. et al., *Spine (Phila Pa 1976)*, 28 (2), 134-9. (2003)
3) Weibrich, G. et al., *J Craniomaxillofac Surg*, 30 (2), 97-102. (2002)
4) 覚道奈津子ほか，*PEPARS*, (50), 66-72. (2011)
5) Marx, R. E. et al., *Oral Surg Oral Med Oral Pathol Oral Radiol Endod*, 85 (6), 638-46. (1998)
6) Nagata, M. et al., *Bone*, 45 (2), 339-45. (2009)
7) Sarkar, M. R. et al., *Biomaterials*, 27 (9), 1817-23. (2006)
8) (a) Kanthan, S. R. et al., *Injury*, 42 (8), 782-789 (2011)； (b) Nagae, M. et al., *Tissue Eng*, 13 (1), 147-58. (2007)
9) Marx, R. E., *J Oral Maxillofac Surg*, 62 (4), 489-96. (2004)
10) Lee, S. J., *Yonsei Med J*, 41 (6), 704-19. (2000)
11) (a) Dai, W. et al., *Biomaterials*, 31 (8), 2141-52. (2010) (b) Findikcioglu, K. et al., *J Craniofac Surg*, 20 (1), 34-40. (2009) (c) Roohani-Esfahani, S. I. et al., *Biomaterials*, 31

第8章　多血小板血漿と足場材料を用いた骨再生治療

(21), 5498-509.（2010）

12) 高窪祐弥ほか，東北整形災害外科学会雑誌，51（1），25-30.（2007）

13) Kasten, P. *et al.*,*Biomaterials,* 31（14），3878-84.（2010）

14) 丸川恵理子；小村健，*Quintessence DENTAL Implantology,* 17（4），61-70.（2010）

15) Kondo, N. *et al., Biomaterials,* 27（25），4419-27.（2006）

16) Tabata, Y., *Journal of Hard Tissue Biology,* 15（3），73-81.（2006）

17) Tabata, Y., *J R Soc Interface,* 6 Suppl 3, S311-24.（2009）

18) Sawamura, K. *et al., Tissue Eng Part A,* 15（12），3719-27.（2009）

19) Matsumoto, G. *et al., J Biomater Appl,* 24（4），327-42.（2009）

20) Takahashi, Y. *et al., Biomaterials,* 26（17），3587-96.（2005）

21) Karageorgiou, V.；Kaplan, D., *Biomaterials,* 26（27），5474-91.（2005）

22) Landesberg, R. *et al., J Oral Maxillofac Surg,* 56（9），1116-7.（1998）

23) Hokugo, A. *et al., Oral Surg Oral Med Oral Pathol Oral Radiol Endod,* 104（1），44-8.（2007）

24) Gu, Y. *et al., J Clin Neurosci,* 16（10），1291-5.（2009）

第9章　角膜再生治療と足場材料

大家義則[*1]，西田幸二[*2]

1　再生医療とは

近年「再生医療」という言葉が注目を浴びている。再生医療に当たる英語は regenerative medicine や tissue engineering があげられるが，この中でも tissue engineering の概念を打ち立てたのは Robert Langer と Joseph P. Vacanti である[1]。Langer らによると Tissue Engineering とは，「生物学や工学の原理を用いて損傷を受けた組織を再建するための機能的な代用物を作製する，多分野にまたがる新しい学問」である。その実現のためには，細胞，増殖因子，細胞外マトリックスの3因子が非常に重要であると考えられ，これらを組み合わせて目的とする組織の人工的な再建を行う。すなわち培養細胞を用いて患者の損傷された機能を再建するような方法も含まれるし，コラーゲンや人工のポリマーを用いて増殖因子などを投与することで機能を再建する方法も含まれる。また，その対象となると考えられる組織や臓器は非常に多岐にわたっており，皮膚，骨，軟骨，血管，肝臓，腎臓，角膜，膀胱，肺，歯などがその対象となると考えられる。この技術が発展すれば，対症療法的な現在までの治療方法から人工物を用いた組織再生という根治療法へのパラダイムシフトとなる大きな可能性を持っており，社会的にも大きな注目を浴びているものである。

2　幹細胞とは

また近年「幹細胞」という細胞が注目を浴びているが，ここで簡単に解説しておく。幹細胞とは「多分化能」（複数種類の細胞へ分化する能力）および「自己複製能」（自分自身と同じ性質を持った細胞を産生する能力）を有した未分化な細胞と定義される。すなわち，多分化能を利用して治療に用いることができる多くの種類の細胞を供給できる可能性があるし，自己複製能を利用して多くの数の細胞を得ることができる可能性があり，再生医療に用いる細胞源として期待がかかっている。幹細胞には体性幹細胞と胚性幹細胞の二種類がある。体性幹細胞は骨髄，皮膚，肝臓，角膜などの各臓器や組織に存在する幹細胞で，それぞれの組織に少量存在して，ゆっくりとしか分裂しない（quiescent）が，何らかの刺激があると活発に分裂する。一般に小型で細胞質に対する核の比率（N/C 比）が高いという形態的な特徴をもつものが多い。そして周囲の微小

---

*1　Yoshinori Oie　大阪大学医学部附属病院　眼科　医員
*2　Kohji Nishida　大阪大学医学部附属病院　眼科　教授

第9章　角膜再生治療と足場材料

環境（niche）が，幹細胞の維持に極めて重要であると考えられている。さらに幹細胞から少し分化した，TA（transit amplifying）細胞が速い速度で分化増殖することで，大量の分化細胞を作り出す仕組みになっている。一方，胚性幹（ES）細胞は，初期胚から樹立される細胞で，胎盤以外のすべての細胞へ分化する多分化能（pluripotency）を有しており，試験管内（in vitro）で非常に活発に増殖する。この細胞から目的とする細胞への分化誘導が自由自在に行えれば，再生医療に用いる細胞源として有用であると考えられている。

3　細胞を用いたヒトの治療

　もっとも早期に培養細胞を用いたヒトの治療が始まった例が培養表皮である。表皮の培養はアメリカの Howard Green らのグループによって報告され，臨床応用されてきた。ヒトの表皮細胞（keratinocyte）は in vitro での培養が極めて困難であったが，Green らは 3T3 細胞といわれる，マウス胎児由来の線維芽細胞を用いて keratinocyte を培養することでこの問題を解決した[2]。さらに培養液の成分についても改良を行い，現在まで Green らによって開発された 3T3 細胞とウシ胎児血清を用いた培養方法は keratinocyte 培養のゴールドスタンダードとなっている。そして Green らのグループは，1980 年からこの培養表皮をヒトの治療にも使用し始めた。具体的には熱傷の患者の治療であり，当初は腕などの部分的な熱傷の患者に用いられていたが，その後 3 度熱傷で体表の 80 パーセント以上の皮膚を損傷した極めて重症の，従来の治療法によっては救命不可能である熱傷患者の治療にも成功している[3]。これらの一連の成功は培養細胞をヒトの疾患の治療に用いて成功した世界初の例であり，極めて画期的なものであった。この培養表皮は現在までに多くの国で重傷熱傷に対する治療法として用いられ，多くの命を救っている。さらに，この治療は一部の機関で行われる研究的な治療法として開始されたものであるが，一般化への展開を見せ始めている。すなわち日本では J-TEC 社が，韓国では Tego Science 社が，またアメリカでは Genzyme 社がそれぞれ規制当局の承認を得て培養表皮細胞の販売を行っている。すなわち，研究として始まった培養細胞を使った医療が一般的な医療として普及した初のケースである。

4　角膜再生治療と足場材料

　角膜の分野における再生治療についての初めての報告はイタリアの Pellegrini らによるものである[4]。Pellegrini らは Green らが皮膚の keratinocyte を培養したのと同じ方法で輪部に存在する角膜上皮細胞を培養して移植した。すなわち片眼性のアルカリ熱傷の患者 2 例に対し，健常眼から採取した角膜上皮細胞を培養して自家移植を行った。2 年以上の長期の経過観察後にも，上皮は安定しているとの報告であった。この画期的な報告を皮切りに，フィブリンや羊膜などを足場材料として培養した角膜上皮細胞を移植する手法による治療の有効性の報告が多数の研究者か

らなされた[5,6]。この手法によって，健眼から大きな輪部組織を採取する必要があった従来の移植法にくらべて，少量の自家組織から移植用の角膜上皮細胞を用意することが可能となり，大きな進歩となった。

しかしながら，この方法は両眼の角膜上皮細胞が完全に消失した患者には適応できないという欠点があった。この欠点を補う方法としてわれわれは，口腔粘膜上皮細胞を細胞源として角膜上皮類似の上皮細胞シートを作成し，自家移植する方法を開発し，臨床応用している（図1）[7]。具体的には移植を受ける患者自身から口腔粘膜上皮を採取し，培養して幹細胞を含む重層化上皮細胞シートを作製する。口腔粘膜上皮細胞を細胞源とすることで，角膜上皮が消失した患者に対しても自家細胞を用いた治療を行うことができるようになった。さらに上皮細胞シートは温度応答性培養皿上で培養しており，従来酵素処理が必要であった上皮細胞シートの剥離を20℃の低温処理のみによって可能となった。ここでは足場材料を用いずに上皮細胞シートを作成して，そのまま眼表面に移植するという考え方である。温度応答性培養皿は32℃以上では疎水性（細胞接着表面）であり，それ以下では親水性（細胞遊離表面）となる。すなわち通常の培養条件である37℃では細胞シートは培養皿に接着しているものの，20℃に細胞シートを置くことで剥離することができるわけである。この方法によって酵素処理による細胞シート回収時の細胞へダメージを回避し，カドヘリンなどの細胞間接着分子およびインテグリンなどの基底膜との接着分子を残したままでの細胞シートの回収が可能である。すなわち移植用の培養上皮細胞シートをまさにready to use の状態で用意することが可能となったわけである。我々のグループではこの画期的

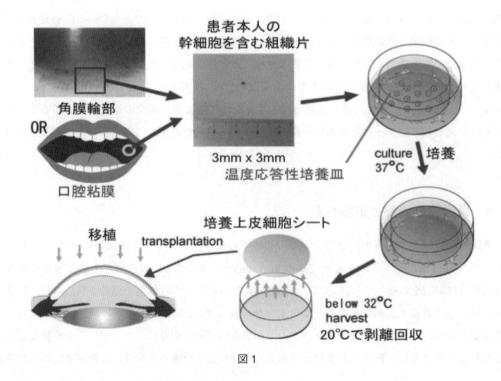

図1

第9章　角膜再生治療と足場材料

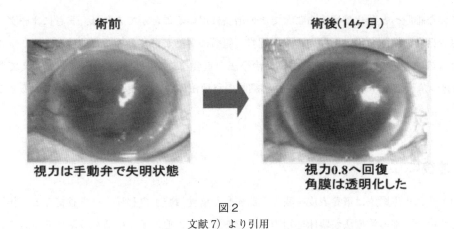

図2
文献7）より引用

な方法を用いた上皮細胞シート移植の臨床応用により，良好な治療成績を収めている（図2）。

しかしながら現在までに臨床応用に成功しているのは角膜の上皮，実質，内皮の三層のうち上皮層についてのみであり，実質および内皮層の再生治療法については臨床応用にまで至っていない。その理由としては実質については角膜の光学的および力学的特性を満たすようなコラーゲン構造の人工的な再現が困難であり，現在までに臨床応用で用いることができるような人工実質が作成できていないことがあげられる。また角膜内皮については ex vivo でのヒト角膜内皮細胞の培養は可能であり，動物実験においてもその有効性が証明されているものの[8]，臨床応用する際に採取可能な自家細胞源が確立していないことがあげられる。上皮の場合には健常眼からの輪部組織の採取が倫理的に許容されうるものであったが，角膜内皮細胞は眼内に存在する細胞であり，健常眼からの採取が困難と考えられる。

これらの問題点のなかでも特に角膜内皮の自家細胞源の問題を解決する可能性のある手法として近年開発された人工多能性幹（iPS）細胞を用いた角膜再生治療法が考えられる。iPS細胞は京都大学の山中伸弥らによって報告された新型の多能性幹細胞であり，マウスおよびヒトの線維芽細胞に4つの遺伝子（Oct3/4,Sox2,Klf4,c-Myc）を導入することで樹立が可能である[9,10]。これは分化した体細胞に4つの遺伝子を導入することで細胞のリプログラミング（初期化）が起こり，多能性幹細胞を樹立できるというまさに画期的な報告であった。同様に分化多能性を持つ細胞としてES細胞があげられるが，iPS細胞は臨床応用するのにES細胞より有利な点がいくつかあげられる。第一に倫理的な問題があげられる。すなわちES細胞は樹立の際に生命の萌芽である初期胚の破壊を伴うことから，その使用については倫理的な問題があり，疾患の治療のためとはいえ，生命の始まりである初期胚を破壊してまで行っていいのかという問題がある。しかしながら，iPS細胞は体細胞から樹立されるものであり，ES細胞のような初期胚の破壊を伴わないので，この倫理的な問題を回避することができる。第二に自家細胞からの樹立が可能であることから，移植を必要とする患者自身の細胞を用いることで拒絶反応の危険がない自家細胞を移植できるという点があげられる。すなわち患者自身の線維芽細胞からiPS細胞を樹立し，これを治

ものづくり技術からみる再生医療

療に必要な細胞へと分化誘導することでその治療に用いることができれば，まさにオーダーメイドの患者自身の細胞を用いた夢のような細胞，組織の構築が可能となる可能性がある。そこで，われわれのグループは自家細胞を用いた治療法の重要な細胞源として iPS 細胞を考えており，iPS 細胞の角膜細胞への分化誘導法や誘導細胞の移植法について現在研究を進めているところである。

5 最後に

このように再生医療は培養表皮や我々が開発した培養口腔上皮移植シート移植など，体性幹細胞をもちいた一部の治療法が臨床応用の段階であり，その他の多くは研究段階である。これらの先進的な治療法には大きな期待がかかっている一方で，克服すべき課題も多い。今後はこれらの課題ひとつひとつ解決していき，臨床応用を実現していく必要がある。そしてわれわれは臨床を開始するだけでなく，臨床応用された治療方法をより安全でより有効なものとし，広めていくように努力していかなければならないと考える。

文　　献

1) Langer R, Vacanti JP. *Science* **260**：920-6.（1993）
2) Rheinwald JG, Green H. *Cell* **6**：331-43.（1975）
3) Gallico GG, *et al. N Engl J Med* **311**：448-451.（1984）
4) Pellegrini G, *et al. Lancet* **349**：990-3.（1997）
5) Tsai RJ, *et al. N Engl J Med*. **343**：86-93.（2000）
6) Rama P, *et al. Transplantation* **72**：1478-85.（2001）
7) Nishida K, *et al. N Engl J Med* **351**：1187-96.（2004）
8) Sumide T, *et al. FASEB J*. **20**：392-4.（2006）
9) Takahashi K, Yamanaka S. *Cell* **126**：663-76.（2006）
10) Takahashi K, *et al. Cell* **131**：861-72.（2007）

第 10 章　ゼラチンハイドロゲルによる IGF-1 徐放を用いた難聴治療

坂本達則[*1], 中川隆之[*2], 伊藤壽一[*3]

1　はじめに

　難聴は非常に頻度の高い身体障害である。高度難聴のために身体障害者手帳を交付されている人は 36 万人，実質的な不自由を感じる中等度以上の難聴患者は 600 万人程度いると考えられており，新生児でも 1000 出生に 1 人という高頻度で高度難聴がみられる。しかし，治療的介入として，一部の急性高度感音難聴（突発性難聴，メニエール病など）に対するステロイド全身投与が，慢性の両側高度感音難聴に対して人工内耳が用いられているが，それ以外の大部分の難聴症例に対する治療は確立されていない。難聴に対する新しいパラダイムの治療が求められて久しいが，その動きは決して活発とは言えない。大学病院医療情報ネットワーク（UMIN）による臨床試験登録システム（http://www.umin.ac.jp/ctr/index-j.htm）に登録された，難聴を対象とする人工内耳以外の治療的介入を行う臨床試験はわずか 6 件（2011 年 9 月現在）で，1 件は漢方薬を扱ったものだが中止となっており，2 件はステロイド局所投与，新規治療を狙ったものは本稿で取り扱う 2 件の他，抗凝固剤の全身投与が 1 件あるのみである。動物実験レベルでは内耳治療薬として候補に挙がる薬物も出てきているにもかかわらず，臨床への道筋がついていない。本稿では我々がどのような思考過程でシーズから臨床へとつなげようとしているのかという観点から，ゼラチンハイドロゲルによる IGF-1 徐放を用いた難聴治療を紹介する。

2　難聴治療の現状

　音の振動は鼓膜と耳小骨の振動を経て蝸牛に到達する。蝸牛の中は前庭階・中央階・鼓室階の 3 つのスペースに仕切られており，前庭階と鼓室階は蝸牛頂部でつながっている。耳小骨の振動は前庭階から鼓室階の内容液（外リンパ）を振動させ，これによって基底板（中央階と鼓室階の境界）に進行波が生じる。基底板には有毛細胞が配列しており，基底板の振動は内有毛細胞の頂部にある聴毛を偏位させる。中央階は蝸牛側壁の血管条にあるイオンポンプによって K^+ 濃度が高く保たれており，聴毛の偏位で有毛細胞には K^+ イオンが流入し，活動電位が発生，内有毛細胞の基底側から神経伝達物質が分泌して聴神経に興奮を引き起こす。聴神経は脳幹の蝸牛神経核

　＊1　Tatsunori Sakamoto　京都大学　大学院医学研究科　耳鼻咽喉科・頭頸部外科　助教

　＊2　Takayuki Nakagawa　京都大学　大学院医学研究科　耳鼻咽喉科・頭頸部外科　講師

　＊3　Juichi Ito　京都大学　大学院医学研究科　耳鼻咽喉科・頭頸部外科　教授

ものづくり技術からみる再生医療

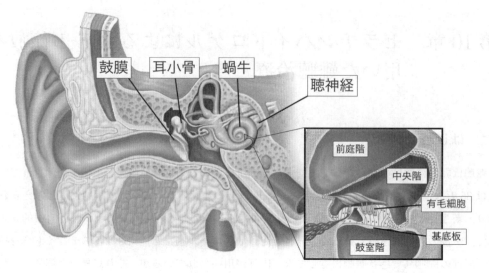

図1

に興奮を伝え，何度かのシナプスを経て音の情報は大脳聴覚野に到達する（図1）。この経路のどの部位が障害されても難聴は生じるのであるが，臨床上の頻度が高く，問題になる代表的な障害部位が蝸牛である。聴覚系の独特の細胞である有毛細胞は，人やマウスを含む高等生物ではいったん障害されると再生することがなく，これが内耳性難聴の治療が困難である理由の一つと考えられている。これに対する再生医療の試みとして，これまでにES細胞やiPS細胞から有毛細胞を作ることが出来るという報告[1]や，遺伝子の導入によって有毛細胞の再生がみられたという報告[2]，ノッチシグナル系の操作によって有毛細胞が生じたという報告[3]などがあり，将来的には有毛細胞の再生は実現可能かもしれないというところまでは到達している。もっと臨床応用へのハードルが低いのが，内耳保護療法である。抗酸化剤や細胞成長因子によって有毛細胞や蝸牛神経を障害から保護することが出来るという報告が多数みられており，ヒトでも臨床応用の可能性がある。

しかし内耳への薬物投与は容易ではない。蝸牛は前下小脳動脈の分枝である迷路動脈のさらに分枝，蝸牛動脈によって栄養されている。この血流量がげっ歯類で心拍出量の1/10,000，ヒトでは1/1,000,000と非常に少なく[4]，さらに血液内耳関門という，血液脳関門と類似のバリア構造[5]により，全身投与薬剤の内耳への移行は非常に効率が悪い。結果的に，内耳への薬物投与において，全身投与は副作用の観点からも費用の観点からも望ましくない。これを回避するため，鼓室内投与という方法が用いられてきた。鼓膜を穿刺して中耳（鼓室）に薬液を注入すると，蝸牛の鼓室階の終端である正円窓膜から鼓室内に薬剤が拡散するというものである。簡便で安全性が高いが，嚥下によって容易に薬液が咽頭に排出されるという問題点がある。しかしこれは，正円窓膜上に固形あるいは半固形の徐放製剤を留置してここで徐放させるという内耳ドラッグデリバリーシステム（内耳DDS）を用いることで解決できる（図2C）[6]。

第 10 章　ゼラチンハイドロゲルによる IGF-1 徐放を用いた難聴治療

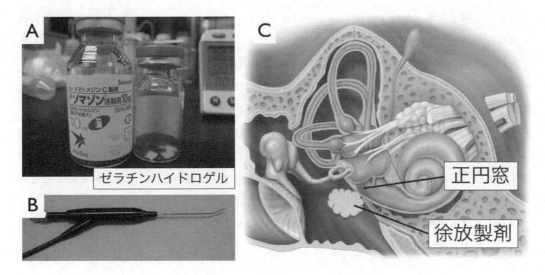

図 2

3　臨床試験のデザインに必要なエビデンスの形成

　臨床試験は，臨床上の安全性，初期の有効性と用量設定，治療としての有効性など，段階的に目標を設定して進められるが，常に試験としての安全性，倫理性と科学的根拠が要求される。我々が目標とする感音難聴に対する内耳 DDS を用いた薬物治療の開発の場合，治療薬と徐放化担体，手術手技の安全性，倫理性と科学的根拠について配慮することで臨床試験を進めやすくした。

　まず薬剤について，内耳障害に有効かもしれない数多くの薬剤の中からインスリン様細胞成長因子 1（IGF-1）は良い候補であると考えた。第 1 に，内耳発生における重要性や[7,8]，内耳培養細胞での有毛細胞増殖効果[9]が知られており，治療薬としての効果が期待されていたこと。第 2 に，IGF-1 は静注用の医薬品として古くから国際的に市販されており（日本ではソマゾン®，アステラス製薬），安全性に対する評価が十分と考えられたためである（図 2A）。

　徐放化担体としてはゼラチンハイドロゲルを選択した。ゼラチンは血漿増量剤，外科用材料，薬物添加物として頻用され，さらにハイドロゲルとしてもすでに臨床試験で用いられており[10]，安全性は十分担保されている。脳由来神経成長因子（BDNF）は IGF-1 と同様にポリペプチドであるが，ゼラチンハイドロゲルを用いることで BDNF を内耳に徐放できることがすでに確認されていたこと[11]も重要であった。

　手術手技については，我々耳鼻科医にとっては鼓膜切開はごく簡易な処置であるが，ここから正円窓膜上に薬物を留置する場合，単純な鼓膜切開よりも若干手技が煩雑になること，また正円窓の形態に個体差があることから，極細径内視鏡（図 2B）を用いて明視下に確認することで安全性，確実性を確保することとした。

ものづくり技術からみる再生医療

これらを踏まえて，前臨床試験を行った。ゼラチンハイドロゲルはさまざまな等電点（PI）のものを作成可能であるが，IGF-1との結合・徐放について検討した中からPI=9のものを選択した。

次に，難聴治療効果の検証を行った。モルモットの蝸牛の正円窓膜上にIGF-1含浸ゼラチンハイドロゲルを留置した上で，強大音による音響外傷で騒音性難聴を誘発し，IGF-1投与による難聴予防効果を検討したところ，生食＋ゼラチンハイドロゲル留置群に比べて聴力は良好で，内耳有毛細胞の生存率が高かった[12]。次に音響外傷後にIGF-1含浸ゼラチンハイドロゲルを投与するという治療モデルでも同様の結果を示した[13]。さらにスナネズミの椎骨動脈を15分間閉塞するという内耳虚血による難聴モデルを用いて同様の結果が報告された[14]。これらによって内耳治療薬の候補として十分なエビデンスが得られたと考えた。

ほかに，げっ歯類を用いたハイドロゲルの鼓室内投与やハイドロゲルの残留有機溶媒測定などを行って臨床試験に臨んだ。

4　臨床試験

通常，臨床試験の最初の段階では，安全性試験として正常被検者に対しての薬物投与を行うが，本試験の場合には鼓膜切開を行ってIGF-1含浸ゼラチンハイドロゲルを正円窓膜上に留置するという小手術が必要であるため（図2C），正常被検者にこれを行うことは倫理的に受け入れられない。このため，最初の臨床試験は対象を難聴患者とし，ヒトにおける安全性の形成のほか，治療効果のパイロットスタディとしても成立するように配慮した。動物実験のデータからは，騒音難聴や内耳虚血による難聴が対象となるが，ヒトではその鑑別は必ずしも容易ではなく，また対象症例も限られたものとなり，症例不足で臨床試験を完遂することが出来ないこともあり得るため，これらを含む"急性感音難聴"を対象疾患とすることにした。急性感音難聴の治療として一般的に受け入れられているのは，可及的早期のステロイド全身投与であるため，ステロイド治療後の聴力不変例（10dB未満の改善）を対象とした。また，少数例のパイロットスタディとしては強固なエビデンスよりもまずは結果を出すことが重要と考えて単群試験とし，ヒストリカルコントロール（当科で以前行った突発性難聴のステロイド治療不成功例に対する高気圧酸素療法の治療成績；199例で奏効率33%[15]）を用いて評価することとした。

平成19年4月から平成21年12月に25例に対して治療的介入を行った。12週後の奏効率は48%でヒストリカルコントロールとの有意差はなかったが，24週後の奏効率は56%と有意差を持って効果が高いことが分かった。めまい，中耳炎，外耳炎等，全例に何らかの有害事象がみられたが，全て軽微なもので経過観察または短期の治療で解消した[16]。

これを受けて現在行っている臨床試験は，有効性のエビデンスを得ることを目的とした。目標症例数を120例とし，対象症例を急性感音難聴のステロイド全身投与反応不良例（30dB未満の改善）と拡大したが，前回の試験で発症後26日以降にIGF-1含浸ゼラチンハイドロゲルを投与したもので聴力改善がみられた例はなかったため，発症後の日数は25日以内とした。対照はス

248

第 10 章　ゼラチンハイドロゲルによる IGF-1 徐放を用いた難聴治療

テロイド全身投与治療不成功例に対して注目されつつあるステロイド鼓室内投与とし，Web 登録を利用した無作為割付を行うこととした。本試験は多施設臨床試験である。1 施設で試験を行う場合は未承認薬剤を院内製剤として用いることが出来るが，多施設で行う場合は問題となる。この点についてあらかじめ厚生労働省との折衝を行った上で，京都大学病院の薬剤部の GMP 基準を満たす環境でゼラチンハイドロゲルを作成し，徹底した薬剤管理のもとで使用することとした。

　京大病院耳鼻科では平成 23 年 4 月から，他に虎の門病院や愛媛大学，名古屋市立大学，信州大学，筑波大学，弘前大学，九州大学，神戸市立医療センター中央市民病院の合計 9 施設で開始，または開始予定となっており，順調に登録が進んでいる。

5　IGF-1 局所徐放臨床試験の位置づけ

　本稿では，現在進行中の臨床試験について，ここに至るまでの過程を含めて述べた。本臨床試験は世界で初めて細胞成長因子をヒトの内耳に投与するというものであり，臨床試験の実現までにも様々な検討が必要であった。IGF-1 以外にも細胞成長因子や様々な薬剤が動物実験レベルでは内耳障害に対する治療効果があることが報告されている。これらの臨床試験を行う場合にどのような形ですすめて行くかは一通りの方法はないが，本試験は一つのテンプレートとしての役割を果たすのではないかと考えている。

文　　　献

1) K. Oshima *et al.*, *Cell.* **141**(4), 704-716 (2010)
2) M. Izumikawa *et al.*, *Nat Med.* **11**(3), 271-276 (2005)
3) N. Yamamoto *et al.*, *J Mol Med.* **84**(1), 37-45 (2006)
4) T. Nakashima *et al.*, *Brain Res Brain Res Rev.* **43**(1), 17-28 (2003)
5) S. K. Juhn *et al.*, *The International Tinnitus Journal.* **7**(2), 72-83 (2001)
6) T. Nakagawa *et al.*, *Acta Otolaryngol Suppl.*(557), 30-35 (2007)
7) G. Bonapace *et al.*, *J Med Genet.* **40**(12), 913-917 (2003)
8) G. Camarero *et al.*, *Hear Res.* **170**(1-2), 2-11 (2002)
9) B. Malgrange *et al.*, *Mech Dev.* **112**(1-2), 79-88 (2002)
10) A. Marui *et al.*, *Circ. J.*, **71**(8), 1181-1186 (2007)
11) T. Endo *et al.*, *Laryngoscope.* **115**(11), 2016-2020 (2005)
12) K. Iwai *et al.*, *Laryngoscope.* **116**(4), 529-533 (2006)
13) K. Y. Lee *et al.*, *Otol Neurotol.* **28**(7), 976-981 (2007)
14) T. Fujiwara *et al.*, *Neuroreport.* **19**(16), 1585-1588 (2008)
15) 三浦誠ほか，耳鼻咽喉科臨床．**101**(10), 749-757 (2008)
16) T. Nakagawa *et al.*, *BMC Med.* **8**, 76 (2010)

第11章 bFGF徐放化ハイドロゲルを用いた鼓膜再生治療

白馬伸洋*

1 はじめに

穿孔性中耳炎は，鼓膜に穿孔があることで音の伝導が悪くなり難聴が生じる。穿孔の原因として，急性細菌性中耳炎の際に鼓膜が自壊して耳漏が出るために穿孔が塞がらなかった場合や，反復性中耳炎や滲出性中耳炎の治療として鼓膜に挿入したtubeが抜けた後も穿孔がそのまま残存している場合がある。また耳掻きをはじめ，棒，割り箸，マッチ棒などの外傷により鼓膜に穿孔を生じる[1]ことや，平手打ちや爆風などにより鼓膜内外の気圧差が生じることで鼓膜穿孔が生じることもある。

鼓膜穿孔の新鮮例に対しては感染さえなければ自然閉鎖が期待される。しかし細菌感染を繰り返す中耳炎の罹患や長期にわたるtube留置の刺激により，穿孔縁が結合識で硬化するため新しい鼓膜の再生は抑制され，穿孔の自然閉鎖は困難となる。このような場合，硬化した穿孔縁の組織を切除して穿孔縁の新鮮化を行った上で，穿孔部に何かしらの組織を移植して穿孔を閉鎖する必要がある。

現在一般的に行われる鼓膜穿孔の閉鎖方法としては，耳後部にある側頭筋膜などの自己組織を採取し，鼓膜穿孔部に移植する鼓膜形成術が行われている。穿孔縁を新鮮化した後に筋膜などを挿入する自己組織の移植では感染や免疫拒絶反応の心配はなく，移植片の生着率も高いため治療成績は良好であるが，採取に際し術野以外の部位より新たに皮膚切開を施行する必要が生じる。

ゼラチンハイドロゲルは化学架橋によりウシ骨ゼラチンを重合させたポリマーである。近年，生体吸収性のキャリア材料として，様々な神経栄養因子や細胞増殖因子の徐放に適したゼラチンハイドロゲルが開発された[2]。もしこのゼラチンハイドロゲルによる薬物送達システム（drug delivery system：DDS）が応用され，鼓膜穿孔部の新鮮化した穿孔縁に，鼓膜新生を促す栄養因子を安定して供給できれば，鼓膜再生による穿孔閉鎖がより確実に，また短期間で可能となり，筋膜を採取するための手術侵襲を加える必要もなくなると考えられる。

本章では鼓膜穿孔の治療に対し，低侵襲で治療成績の高い鼓膜再生法として，血管新生や肉芽増殖，再上皮化を促す線維芽細胞増殖因子のbasic fibroblast growth factor；bFGF製剤をゼラチンハイドロゲルを用いて徐放させる方法を考案し，臨床応用に向けて動物モデルを用いた研究を行ったので紹介する。

---

* Nobuhiro Hakuba　愛媛大学　医学部　耳鼻咽喉科　講師

第11章　bFGF徐放化ハイドロゲルを用いた鼓膜再生治療

2　ゼラチンハイドロゲルを用いたbFGF製剤によるモルモット鼓膜再生の研究

2.1　方法

薬物送達システム（DDS）として使用する生体吸収ゼラチンハイドロゲルは，京都大学再生医科学研究所（田畑泰彦教授）で作製されたものを使用した。また穿孔部の鼓膜新生を促す栄養因子として，すでに臨床応用が認可されている線維芽細胞増殖因子（bFGF製剤，科研：フィブラストスプレー®）を用いることとした。

実験動物には，4〜8週齢のハートレイト系のモルモットを用いた。キシラジンとケタミンを用いて全身麻酔を施し，CO_2 レーザーを用いた経外耳道的なレーザー照射により鼓膜の全周性穿孔を作製した。モルモットを，①無処置群（4耳），②ハイドロゲルに生理食塩水を含透させたハイドロゲル＋生食群（8耳），③ハイドロゲルにbFGFを含透させたハイドロゲル＋bFGF群（8耳），の3群に分けた。鼓膜再生効果の判定については鼓膜穿孔作製1カ月後における以下の3項目についてそれぞれ検討を行った。1）顕微鏡下の鼓膜所見の観察，2）聴性脳幹反応（Auditory Brain Response：ABR）を用いた聴力域値変化の測定，3）H. E. 染色を行い再生鼓膜の組織学的観察。

2.2　結果

1）顕微鏡下の鼓膜形態の観察

①無処置群では4耳全てに大穿孔の残存が認められた（図1(a)）。②ハイドロゲル＋生食群では8耳中1耳に小穿孔が残存，2耳に大穿孔が残存，5耳で穿孔は閉鎖していた。閉鎖した鼓膜は全て菲薄化しており，また2耳で石灰化が認められた（図1(b)）。③ハイドロゲル＋bFGF群では8耳全ての穿孔は閉鎖していた（図1(c)）。8耳の内1耳において石灰化が認められた。

2）聴力域値変化の測定

穿孔作製直後の聴力域値を0dBとした穿孔作製1カ月後におけるABR域値変化は，①無処置群では平均23.8dBのABR域値悪化，②ハイドロゲル＋生食群では平均4.5dBのABR域値悪化

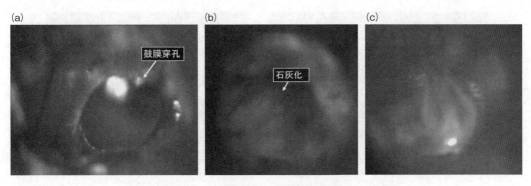

図1　顕微鏡下の鼓膜形成の観察
(a) 穿孔の残存　(b) 再生鼓膜の石灰化像　(c) 穿孔の閉鎖

が認められたのに対し，③ハイドロゲル＋bFGF群では平均14.4dBのABR域値改善が認められた。

3) H. E. 染色による再生鼓膜の組織観察

①無処置群では再生鼓膜組織は観察されなかった。②ハイドロゲル＋生食群では粘膜層と上皮層の再生が認められたが，固有層の再生は認められなかった（図2(a)）。③ハイドロゲル＋bFGF群では粘膜層と上皮層の再生に加え，固有層の再生も認められた（図2(b)）。また再生固有層には血管の新生像が認められた。

2.3 考察

穿孔性中耳炎に対して古くから様々な組織を穿孔部に挿入して鼓膜穿孔を閉鎖させる治療が行われてきた。1890年には紙を用いて鼓膜穿孔を閉鎖する方法が，また1945年には羊の腸膜，さらに1954年にはヒトの羊膜を穿孔部に載せて鼓膜上皮の伸展を図る方法が報告されている。1960年代に入ると顕微鏡を用いて，耳後部の皮膚を切開し，自己の側頭筋膜を採取して移植片として挿入して穿孔部の閉鎖を行う鼓膜形成術が一般的に行われるようになった。筋膜移植は自己組織であるためエイズなどの感染や免疫拒絶反応の心配はなく，移植片の生着率も高い。一方で，移植片を得るためには耳後部の皮膚切開を施行し，筋膜を採取する必要があるためこの手術を受けることを躊躇する患者も少なくない。もし，穿孔性中耳炎に対して，bFGF製剤をゼラチンハイドロゲルを用いて徐放させることで鼓膜再生が促され，穿孔の閉鎖が誘導されれば，低侵襲で治療成績の高い新しい鼓膜再生治療開発の期待が持てると考えられる。

鼓膜の再生を促す調節因子の研究としては，1990年代より鼓膜穿孔の動物モデルを用いて，basic fibroblast growth factor；bFGF[3]やepidermal growth factor；EGF, platelet-derived growth factor；PDGFの投与により，穿孔に対する閉鎖促進効果が報告されてきた。今回の研究の結果，顕微鏡下の鼓膜形態の観察では，無処置群では鼓膜の再生が認められなかったが，ハイドロゲルにbFGFを含浸させた群では全ての穿孔は閉鎖していた。またABRを用いた聴力域値変化の測定でも，穿孔作製1カ月後では無処置群ではABR域値が平均23.8dB悪化していた

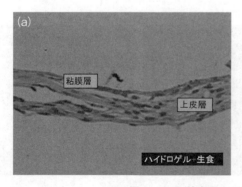 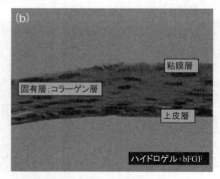

図2　H. E. 染色による再生鼓膜組織の観察
(a) 固有層の再生は認められなかった　(b) 粘膜層と上皮層の再生に加え，固有層の再生が認められた

のに対し，ハイドロゲルにbFGFを含浸させた群では逆に鼓膜が閉鎖することで平均14.4dBの
ABR域値改善が認められたことより，鼓膜穿孔部の鼓膜再生誘導にbFGF含浸ハイドロゲルの
穿孔部への留置が有用であると示された。

　またハイドロゲルに生理食塩水を含浸させた群では8耳中5耳で穿孔は閉鎖されたが，閉鎖し
た鼓膜はいずれも菲薄化が認められた。そしてそれらの菲薄化した鼓膜のH. E. 染色による組織
観察では，粘膜層と上皮層の再生が認められたが，固有層の再生は認められなかった。一方，ハ
イドロゲルにbFGFを含浸させた群では粘膜層と上皮層の再生に加え，固有層の再生も認めら
れた。さらに再生した固有層には血管新生も出現していたことから，bFGFを含浸させたハイド
ロゲルを穿孔部に留置させることにより，持続的にbFGFが供給されることで結合組織からな
る鼓膜固有層の再生が誘導されるばかりでなく，血管新生も促したものと考えられる。臨床的に
も穿孔性中耳炎の穿孔部を自然閉鎖した再生鼓膜の部分は菲薄化し，組織学的な検討では固有層
の欠落が報告されている[4]。本研究の結果から鼓膜穿孔に対する治療として，固有層の再生を促
すbFGF製剤を加えることは，3層からなる正常構造の鼓膜再生を誘導することに有用であると
考えられた。

3　ゼラチンハイドロゲルを用いたbFGF製剤による鼓膜再生治療の展望

　1981年には生体になじみやすい材料であるコラーゲン膜を用いての鼓膜穿孔閉鎖法が報告さ
れている[5]。我々の施設ではすでにコラーゲンの抗原性を少なくしたアテロコラーゲンに更に
bFGF製剤を添加したものを鼓膜穿孔部に挿入し，鼓膜再生を誘導する鼓膜再生治療を展開して
いる[6]。愛媛大学附属病院にて，この2年間に慢性中耳炎などが原因で鼓膜穿孔が遷延する症例
が2/3以上を占める150例に対して，アテロコラーゲンとbFGF製剤を用いた鼓膜再生治療を
施行したが，全体で82％の高い閉鎖率を得ている。しかし，穿孔の大きさが鼓膜を4分割した
内の1象眼である小穿孔の穿孔閉鎖率が91.2％であるのに対し，穿孔の大きさが鼓膜の3象眼
以上を占める大穿孔での穿孔閉鎖率は66.7％で穿孔の大きさにより閉鎖率低下が認められた。
また閉鎖に至った症例における，再生治療から閉鎖に至るまでの期間においても，小穿孔では穿
孔閉鎖までの期間が平均25.6日であるのに対し，大穿孔例では平均44.5日と穿孔が大きくなれ
ば閉鎖までの期間が長くなる結果であった。これはアテロコラーゲンにbFGF製剤の添加した
ものを鼓膜穿孔部に挿入する操作を2〜3週に1度外来で行ったため，bFGF製剤の生理活性が
24時間程度であることから，穿孔の大きな症例では充分にbFGFの薬理作用が及ばない事が考
えられる。

　ゼラチンハイドロゲルを用いたbFGF製剤による臨床応用であるが，ゼラチンハイドロゲルは，
ゼラチンポリマーに静電結合させたbFGFが，ゼラチンポリマーの分解により徐々に放出され
ることで，血管新生や肉芽増殖，再上皮化を促すbFGFの薬理作用を長期にわたって維持する
ことを可能とする。*in vivo*の研究では，ゼラチンハイドロゲルにより約2週間以上持続的に

ものづくり技術からみる再生医療

bFGF が徐放されることが報告されている[7]。このことから，今後は鼓膜再生の足場として優れたアテロコラーゲンに，bFGF をゼラチンハイドロゲルにを含浸させたものをシート状に一体化させた新しい人工移植材料の開発が重要と考えられる。もし，鼓膜再生治療においてこの一体化シートが開発されれば，ゼラチンハイドロゲルにより bFGF の薬理作用が飛躍的に向上され，大穿孔例においても充分な治療成績が挙げられるものと考える。

4 おわりに

今回，穿孔性中耳炎に対する新しい鼓膜再生治療の開発研究のために，CO_2 レーザーを用いたモルモット鼓膜穿孔モデルを用いて，血管新生や再上皮化を促す線維芽細胞増殖因子である bFGF 製剤をゼラチンハイドロゲルに含浸させたものを鼓膜穿孔部に留置し，鼓膜再生の効果について検討を行った。結果，ゼラチンハイドロゲルに bFGF を含浸させた群では全ての穿孔は閉鎖し，ABR 域値測定でも 14.4dB の改善が認められた。また H. E. 染色による再生鼓膜組織の観察では，粘膜層と上皮層の再生に加え，固有層の再生と血管新生が認められた。以上のことから，bFGF を含浸させたハイドロゲルにより，モルモット鼓膜穿孔モデルでは正常鼓膜の再生が誘導されることが明らかとなった。

今後は穿孔の大きさが大きい穿孔性中耳炎症例に対しても，低侵襲でより治療成績の高い鼓膜再生法を開発するために，bFGF を含浸させたゼラチンハイドロゲルを臨床応用していく計画である。

文　献

1) Hakuba N, Iwanaga M, *et al.* : *Eur. Arch, Otorhinolaryngol* **267** : 1035-1039, (2010)
2) Tabata Y, Yamada K, *et al.* : *J. Biomaterial* **19** : 807-815, (1998)
3) Fina M, Bresnick S, *et al.* : *Growth Factors* **5** : 265-72, (1991)
4) Govaerts PJ, Jacob WA, *et al.* : *Acta Otolaryngol* **105** : 297-302, (1988)
5) 西谷小枝，山下敏夫，他：耳鼻臨床 **74** : 11-16, (1981)
6) Hakuba N, Taniguchi M, *et al.* : *Laryngoscope* **113** : 1352-1355, (2003)
7) Tabata Y, Ikeda Y : *Adv. Drug Deliv, Rev.* **31** : 287-301, (1998)

―第4編：再生医学から再生医療へ―産業化に向けて―

第1章　再生医療の産業化と課題解決に向けた努力

江上美芽*

1　はじめに

　再生医療の新たな産業創出への隘路の存在と課題解決の方策を述べるにあたり，まずその対象となる再生医療の定義と産業領域を明確にしておきたい。欧米で通例となっている再生医療の定義は，再生医療＝体性（幹）細胞治療＋組織工学治療（デリバリーデバイス等による移植プロセスを含む画期的な組合せ治療）である。日本においては細胞ソースの大量調達の観点からその研究進展が期待されるES細胞やiPS細胞由来の幹細胞が含まれることが多い。産業領域としては，1）生理活性物質や組織工学の足場材料，2）細胞組み込み型の（幹）細胞治療・再生医療製品，3）細胞ソースの保存から再生医療の支援技術に亘る製品・装置（バンク，CPC細胞加工施設，培養装置，培地，試薬，輸送装置等），4）iPS細胞等を活用した創薬支援技術・製品の一部までが含まれている（図1参照）。本章では，紙面の制約もあり，主に2）の（幹）細胞治療・再生医

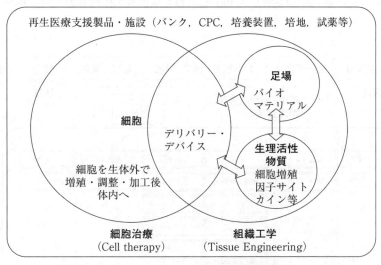

再生医療イノベーションフォーラム　準備委員会資料より転載
図1　再生医療（周辺産業を含む）産業のイメージ

＊　Mime Egami　東京女子医科大学　先端生命医科学研究所　客員教授；チーフメディカルイノベーションオフィサー

ものづくり技術からみる再生医療

療製品について述べるが，産業規模や課題についてはできるだけ産業領域全体にも触れることとする。

2 世界における再生医療の産業化の現状

1997年に，米国FDAが最初の細胞医療製品であるCarticel®（Genzyme Biosurgery社の自家培養軟骨）を承認して15年が経過した。世界の再生医療製品の市場規模は，2010年時点でおおよそ20億ドル（生理活性製剤を含む），2014～2015年には新たな製品投入などにより40億ドル（約4000億円）に達するものと予測されている。ただし2002年に上市されたMedtronic社の生理活性物質製品Infuse®がその半分近くを占めており，細胞組み込み型の細胞治療・再生医療製品は皮膚，軟骨を主体に300～500億円程度（図2），本格的な市場拡大は実用化に向けた開発環境や促進体制に寄るところが大きい。同時に，臍帯血製品の市場規模は2010年時点の34億ドルから2015年には150億ドルにまで急拡大することが予想されており，既に世界26カ国に150以上の民間バンクと44の公的バンクが設立され，バンクとレジストリー，造血幹細胞等の細胞治療それぞれに関する国際規格が構築されている。また治療の普及という観点では，LRMN（London Regenerative Medicine Network）の創設者であるUCL Chris Mason教授が最近公表した論文「世界の再生・細胞治療製品の動向（1988年～2010年）」によると[1]，この20年間に675,000の製品が323,000人の治療に提供されており，中でも1999年FDAが最初の組織工学製品として承認したOrganogenesis社Apligraf®（他家皮膚再生医療製品）は，既に300,000枚以

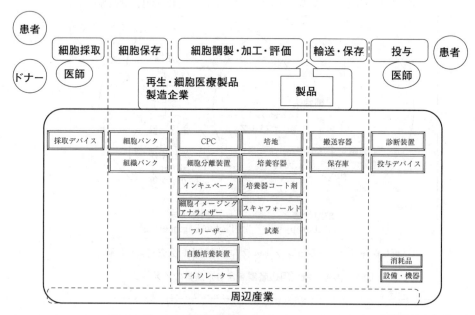

再生医療イノベーションフォーラム　準備委員会資料より転載

図2　再生医療の産業化バリューチェーン

第1章　再生医療の産業化と課題解決に向けた努力

上が 250,000 人以上の患者に提供されている。

　尚，世界の再生医療研究資金規模は現在おおよそ 25 億ドル程度であるが，欧米アジア全域での臨床試験の件数及び規模が今後急拡大することから，2022 年には 140 億ドル規模に達する模様である。既に上市された製品約 400 種（そのうち細胞治療は 44 件）に対して，現在進行中の臨床試験数は世界でおおよそ 3,200 件（狭義の細胞治療約 400 件，臍帯血製品約 530 件）であり，そのうち 28 件の細胞治療製品がフェーズ III 段階にある（2011 年 12 月段階）。

　現在世界で 700 以上の企業（米国 56%，UK 19%，Europe 14%，Asia 5%，Canada 3%）がなんらかの形で再生医療に関与し，そのうち再生医療事業を標榜するベンチャーが 250 社，公開会社が 50 社以上（時価総額はおおよそ 90 億ドル）である。iPierian やリプロセル等の創薬・疾患メカニズム解明用の iPS 細胞由来製品ベンチャー数社も含まれている。大手製薬企業の幹細胞研究投資の増加のみならず，国際企業間提携や買収も徐々に進展しており，日本の関係では，テルモ株式会社による米国自家細胞治療企業 Harvest Technologies Corporation 社の買収（約 7 千万ドル）が着目される。

3　海外における再生医療産業化の促進体制

　従来にない施設・人材・商流・治療プロセス・ファイナンスを必要とする再生医療には，息の長い産業化過程を支えるために，規制構築から社会啓発までの広範な産業化支援策が必要となる。

3.1　米国

　1980 年代から細胞組み込み型製品が上市される中，13 の関連省庁が 7 年の準備期間を経て 2007 年に研究開発と規制双方の戦略支援策「組織工学戦略投資計画書」を発表しており，細胞治療の国際規格施設の拡大とも相俟って，世界をリードする治療件数と産業化が進展している。年間症例 4,000 例までの医療機器扱いで，有効性試験を緩和した正規承認制度 HUD（Humanitarian Use Device）として承認された製品が多い点に特徴がある。オバマ政権下の帰還兵対策として，全米結集研究体制で再生医療・組織工学治療を促進するプログラム AFIRM（Armed Forces Institute of Regenerative Medicine）が DARPA（米国防総省）主体に展開中である。4 大研究拠点を中心に 300 億円以上の臨床試験予算と加速的治験・ベンチャー支援体制を準備する他，軍による先端技術導入基準である TRA（Technology Readiness Assessment）を再生医療に適用する方針である。議会等の教育・社会啓発を目的とする "再生医療財団"（RMF）や，再生医療の実用化に関する産学提言組織 ARM（Alliance for Regenerative Medicine）も設立され，2010 年には再生医療促進法や「再生医療の日」制定案が議会に上程された。高騰する医療費構造を再検証する政産官学 "医療イノベーションカウンシル" や有効性比

257

較調査実施機関 AHRQ（Agency for Healthcare Research & Quality）が積極的に再生医療の経済性評価を行っている。

産業化の課題については，上記 ARM の提言ペーパーや元 FDA 審査官を委員長とする TERMIS-NA 学会産業化委員会（2009 年 2 月）が学会会員 863 名（215 名が回答）に実施した再生医療・組織工学製品商業化への課題アンケート調査結果が広く公表されている[2]。

3.2　欧州

欧州共同体の戦略的研究設備・基盤技術開発課題（ESFRI: European Strategy Forum on Research Infrastructures）として，再生医療の研究基盤整備とネットワーク化が掲げられ，欧州全域で（細胞治療用）GMP 基準細胞加工施設 14 拠点を近隣各国で共用し専門人材を集中させて効率運営を行う等の体制が取られている。欧州倫理委員会 EUCRIN が各国倫理委員会との連携体制を推進すると共に，承認審査については各国の施設限定的な認可制度から，2007 年 EU 指令により欧州医薬品庁（EMA）による中央審査が始動し，2009 年ベルギー TiGenix 社 ChondroCelect® が第一号承認を得た。2012 年までに全ての再生医療・細胞組織利用医薬品が Eudranet 欧州臨床試験データベースを基に EMA 審査となる。尚，代替治療のない先端医療には，承認前でも企業が有料で臨床現場に製品を提供しうる人道的使用（Compassionate Use）を各国が正式に認める制度があり，患者の費用負担への各種補助金が用意されている。特に世界をリードする幹細胞バンクを有する英国は，2005 年幹細胞イニシアチブ 10 年ビジョンにおいて官民コンソーシアム設立を提唱し，前述 LRMN の論文・啓発活動に対して，大手法律事務所や地方自治体，関係企業が積極的な寄付支援を行っている。2011 年 3 月には政府イノベーション技術部門（BIS）が再生医療産業化に向けた課題情報収集のパブコメ（Regenerative Medicine Call for Evidence）を実施し，課題リストと対応策を今秋に発表予定である。ドイツでは 2007 年国・州政府合同で，再生医療研究イニシアチブ Regenerative Medicine Research Initiative を起草し，Hannover 大学等主要な研究機関に 100 億円規模の研究支援を集中させるほか，研究相談やゴーディネーター組織，ベンチャーへの無料助言機能を含む再生医療認可組織の強化，臨床試験体制，広報・社会啓発，国際事業開発（アジア連携）まで明確に目標設定している。保険負担額の評価 HTA（Health Technology Assessment）については英国 NICE，独 IQWIG が保健サービスの"質と経済性"評価機構として再生医療の分析をリードしている。

3.3　アジア（韓国）

韓国食品医薬品安全庁 KFDA は，安全性を中心としてアカデミアとの連携下でガイドラインを構築しつつ審査を行い，PIII 段階で条件承認の上で，使用成績データを収集して有効性の市販後評価を行っている。既に承認された 16 件の細胞治療製品には Tego Science 社自家細胞皮膚 Hologerm® 及び同種細胞皮膚 Kaloderm®，及び 2011 年 7 月 Fcbpharmicell 社の世界初の幹細胞心筋治療剤（患者骨髄による中間葉未分化体性幹細胞治療）が含まれている。また 2011 年 6 月

第1章　再生医療の産業化と課題解決に向けた努力

現在で15件の幹細胞治療がPI-PIII審査中である。

4　再生医療の産業化に向けた隘路・課題

　再生医療の産業化は，既存の医薬品・医療機器治療に取ってかわる革新的医療創出部分（医療インベーション・再生医療支援事業）と，既存の事業補完的な事業創造部分（創薬・バンク）からなる。後者については，既存事業プレーヤーがその経済的メリットや投資規模を決定しやすい。一方前者は，装置等イニシャルコストが高い一方，制度確立や本格普及がより長期的と予想されており，産業化に耐えうる採算や公衆衛生・社会経済的メリットを旧来の商流や医療体制側が推定することは極めて難しい。患者が根治し社会復帰度合いが高い再生医療という革新的医療にものづくり産業が本格参入するためには，1）国・関連官庁が科学技術研究支援のみならず，既存治療の効果・コストに対比して明確に新治療創出を目指す一貫したビジョンを提示し，その推進を担う産業・ベンチャー事業，社会インフラ・拠点連携への資金援助や新規ファイナンススキーム，功労スタンスを具体的に掲げること，2）行政の薬事規制方針や審査期間，ハードル水準が明確であるか，産業および海外審査機関と連帯してレギュラトリーサイエンスや適切な規制運用のガイドラインを構築する姿勢を率先してみせること，3）無菌自動化など産業技術開発により漸次コスト削減が図れる製造指針・品質管理の運用を図ること，4）クラスターや産業フォーラムといった大型国際連携や国際標準獲得に向けた結集場所において国際展開の道筋が共有され，世界の主要臨床機関が連動したプル型の市場拡大機会に参画できること，5）再生医療特有の専門人材・施設資格についてタイムリーに教育・認定制度が整備されることが必要である。特に①革新的再生医療製品の安全性と有効性を適確に審査評価するサイエンスと関連規制の整備，②細胞の採取分離から，分化誘導，増殖・組織構築，移植までの一連の品質管理の標準・規格化，③再生医療特有の細胞加工施設や商流といった事業インフラ投資に対する再生医療製品の市場規模・普及範囲や（保険収載）薬価決定メカニズム（投資対効果）は，世界でもいまだ模索段階であり，国際ハーモナイゼーションによる解決が期待されている。

　特に日本のものづくり企業からみた再生医療産業化に関する隘路・打開策は，表1にリストを示したが，その中で特に注視すべきは以下の4点である。

4.1　"先端標準治療"ものづくり拠点の構築（表1の②，⑥，⑦）
　再生医療を世界の患者のQOL向上に貢献しうる"先端標準治療"として創出するためには，経口投与や静脈注射など定番の投与方法を前提とする医薬品開発と異なり大学発の再生医療研究シーズをそのまま実用化するだけでは臨床現場や国際普及の競争を勝ち抜くことは難しい。既存治療の限界を知り，かつ医工学や世界の治療動向を理解する医師・専門研究者，臨床試験専門人材とものづくり技術を駆使できる産業技術者が探索的臨床研究体制に支えられて結集し，異なる

ものづくり技術からみる再生医療

表1　再生医療の産業化にむけた打開策リスト

① 国による再生医療の産業化ビジョンの提示と，行政・社会・患者からの支援
② 早期から再生医療研究テーマへ産業技術を導入しうる結集型の産学臨床研究拠点
③ 商業利用を含むヒト細胞バンク・細胞治療制度の構築と国際規格による各施設認定
④ 培地・細胞分離装置など，研究用に留まらないヒト臨床用製品開発企業の創出
⑤ 再生医療知財（治療技術・ノウハウを含む）保有体制・産学利用方法の確立と標準化
⑥ 未承認製品の探索的臨床試験の制度と支援体制（人材・臨床試験施設）
⑦ 国内 CPC の共同利用や臨床試験施設間の専門支援人材共有による GMP 熟練性の蓄積
⑧ 再生医療の審査規制の早期構築（製造・品質管理，安全性評価）
⑨ 再生医療運用ガイドラインの整備と臨床研究～治験～市販後のデータ共有体制
⑩ デリバリーデバイス開発の QMS 標準化・国際審査ガイドライン
⑪ 患者目線での人道的治療対応，高度先進医療との連携
⑫ 先駆者ベンチャー・医師の臨床試験補助と薬事ガイダンス支援
⑬ 世界での再生医療の医療経済評価（HTA）活動への参加と保険制度（混合診療）への反映
⑭ 臨床試験～治験の一貫した補償制度の構築
⑮ 細胞培養加工機関の人・施設・工程の標準化と国際規格による資格認定
⇒ 産業界が意見集約・提言を行い，率先して社会啓発・国際連携を推進する活動母体の設立

専門性や暗黙知の相互理解を通じて，国際治療プロトコルを創造する開発活動を行うことが必須である。標準治療を生み出す拠点であるからこそ，企業も拠点開発に結集するインセンティブが働き，審査当局とも緊密な連携が図られ，前臨床～臨床データ保存体制の整備が必須となる。患者のクリニカルベネフィットや経済負担からみて選択される医療であるか（インフォームドコンセント），どのような国内外の医師群をリーダーとしプロトコルの評価検証を展開するかといった国際企画機能も重要である。先端医療開発に実績を持つ欧米の主要な先端医療研究拠点では，こうした産官学の結集開発機能を重視し，世界で複数のポジションを持つ医師を取り入れて病院予算・国家研究予算による医師主導の探索的臨床試験から企業主導臨床試験（治験）へと先導するケースが多い。日本では主要国立大学で研究シーズ・プッシュ型の橋渡し拠点の強化を図る段階であり，世界に開かれた治療創出拠点にものづくり企業が本格参加できる機会は未だ限られている。

4.2　バンク（ヒト細胞の研究から商業利用まで）と細胞治療の国際規格（表1の③）

　日本においては民間臍帯血バンクや細胞治療施設への統一規格に基づく施設認定が未だ浸透していない。バンクや細胞治療の質を科学的，規格的に公開情報で確認する手段がなく，医療事故や患者トラブルを起こす原因ともなっている。また倫理的には公的バンクでありながら，企業が研究及び商業利用を目的として直接に細胞を扱うことが可能なバンク体制も未整備である。

第1章　再生医療の産業化と課題解決に向けた努力

臍帯血は国を超えた輸送が可能であることから，早期に学会主導でレジストリー，バンク及び細胞治療の各機能認定を担う FACT（Foundation for the Accreditation of Cellular Therapy）が設立され，国際規格を整備し認定事業を推進している（初期登録料各5,000ドル，年間基本料：細胞治療3,000ドル，バンク8,000ドル）[3]。2011年10月までに米国では全てのバンクの資格（BLA）取得が義務付けられており，日本も早急に体制整備が求められるものと思われる。

4.3　特許・標準化（表1の⑤，⑩，⑮）

日本の特許法においては，医薬品の治験届出日から製造承認日まで，もしくは特許登録日から製造承認日までの期間のいずれか短い期間（最大5年）について特許権の存続期間延長が可能である。米国のような医療機器の延長制度は認められていない。日本で最初に販売承認を得た自家培養皮膚製品は医療材料として保険収載されており，細胞シート等の再生医療製品（バイオ医薬品審査）とデリバリーデバイスの特許期間延長の可能性について2007年9月産業構造審議会部会が中間報告を行っている[4]。早急に薬事法解釈の議論と新たな延長制度について産業例が提言する必要がある治療技術そのものの知財，いわゆる治療特許は米国および欧州（スイスクレーム）では知財化が可能であるが，日本ではたびたび特許法の解釈改定を議論しながら未だ認められていない。

また，再生医療，幹細胞に関してはISO等公的標準（デジュール標準）および国際的合意形成によるコンセンサス標準の形成過程にある。日本においてもオールインワン型自動培養装置や細胞培養自動化マルチチャンバーシステム等の開発が進んでいることから，前者にあたるISOのTC150，194，198，210委員会，及び後者にあたるISCF（International Stem Cell Forum）に関して経済産業省プロジェクトを通じた参加が進んでいる。

4.4　臨床試験・治験の薬事規制と補償・保険（表1の⑥〜）

次の章において詳細な分析が行われるため概要に留めるが，2001〜2011年に確認申請（品質・安全性等から治験前にヒトへの投与の"妥当性"を評価する制度，治験設計への助言は含まず）により治験確認された組織細胞製品はわずか11件，そのうち薬事承認された製品はジェイテック社自家培養表皮製品 Jace® にすぎない。東京女子医科大学の細胞シート工学に基づく角膜上皮再生医療製品は，株式会社セルシードが欧州で臨床試験を実施しEMAに販売承認申請を受理された段階にあると共に，日本でも治験開始を目指す製品が数品目挙がってきている。一方国立医薬品食品衛生研究所によれば2009年11月現在で医師法，医療法に基づく臨床研究は約150件も実施されているが，こうした大学等研究施設における臨床研究で有効性や安全性が顕著に確認できた場合も，その実施基準（GCP準拠の有無）やデータ成果に因らず一律に成果データを治験に活用することができない。確認申請の要求水準をヒト臨床開始前に十分満たすことが難しくかつ治験デザインの確認助言が含まれないことが再生医療の制度的枠組み検討会で指摘され，治験確認申請は平成23年8月末で廃止となった。それに代わりヒト臨床前から大学・企業に対して

治験等薬事戦略の助言（事前面談と対面助言）を行う薬事戦略相談制度（事前面談は無料）が開始されたところである。間口を広げた無料事前面談は期待されるが，ばらつきのある依頼者に対応するために（独）医薬品医療機器総合機構が新規に採用するテクニカルエキスパートの質・能力が未知数であること，また世界的な規制構築の最中に専門的対面助言がどの程度まで実施可能か，その費用対効果も含めて今後の検証に委ねられている。

その他，特に打開策を早期に検討すべき6つの課題を以下提起しておく。

① 再生医療製品を移植する未承認デリバリーデバイスの併行利用を認め，企業のデバイスプロトデザイン検証をも実施できる探索的な再生医療臨床研究の実施基準

② 主な臨床試験施設間でコンプライアンスノウハウや専門人材を共有し習熟度を短期に向上させるための専門支援人材の相互派遣制度

　（フランスでは厚生官庁傘下の臨床研究監査部門CICが各臨床試験病院コンプライアンス部門に派遣職員を常駐させ，臨床試験の促進とノウハウ蓄積を図っている。）

③ GMP基準細胞加工施設の総合登録・共同利用制度

　（日本では国の研究予算制度の制約から共同利用がほとんど図られず，実際コスト採算が極めて高額，非効率となっている。）

④ 治験・高度先進医療の準備・進行中における患者目線でのコンパショネートユース申請制度と治療費の補助・助成制度（企業は有料で製品提供）

⑤ 再生医療製品に考え得る全ての品質試験を実施する現状に代わる工程バリデーションによる品質管理・品質保証QMS制度の検討

⑥ 臨床試験〜薬事承認後まで一貫した補償制度と保険負担価格の精査

海外では臨床研究法と補償制度が整備されているが，日本では無過失補償を含む制度設計がつぎはぎであり，再生医療の臨床研究の補償は，損害保険会社4社が国立大学向けを主体に試行開始した段階である。また国際的な医療技術評価による保険負担額の算定HTA（Health Technology Assessment）が国際潮流となる中，日本の行政も積極的な取組み姿勢に転換する必要がある。社会の理解を得た上で再生医療導入時にはHTAによる保険算定や自由薬価部分を加えた（自己負担併用混合診療報酬）制度を認めることで産業参入を促進するものと思われる。

5　日本産業界のイニシアチブ発揮へ

京都リサーチパーク（KRP）では平成21年4月よりものづくり視点からの再生医療の産業化支援組織「再生医療サポートプラットフォーム」を立上げ，再生医療サポートビジネス懇話会，解説講座，再生医療を支えるものづくりガイドブックの作成を行っている。また，平成23年7月には再生医療の産業化に関わる異業種横断的な提言フォーラムとして，20社以上の企業参加により，一般社団法人「再生医療イノベーションフォーラム」が設立され，規制制度・医療経済・広報の3分科会活動やフォーラム提言活動への企業連携が可能となった。

第 1 章　再生医療の産業化と課題解決に向けた努力

　日本再生医療学会も産業化委員会を設立するほか，「先端医療スーパー特区」での開発進展に伴い 2011 年 1 月政府・内閣官房に "医療イノベーション推進室" が設置され，国の司令塔として再生医療の実現に向けた抜本的な体制構築と予算投下が加速されている。

文　　献

1)　Mason C, Manzotti E: Regenerative medicine cell therapies: number of units manufactured and patient treated between 1988 and 2010. *RegenMed* 5 : 307-313, 2010
2)　Hurdles in Tissue Engineering/Regenerative Medicine Product Commercialization: A Survey of North American Academia and Industry TISSUE ENGINEERING: Part A Vol. 17,
3)　www.factwebsite.org
4)　平成 21 年 9 月　産業構造審議会知的財産政策部会特許期間延長制度検討 WG 中間とりまとめ報告
　　http://www.jpo.go.jp/cgi/link.cgi?url=/shiryou/toushin/shingikai/sangyou_kouzou.htm

第2章　ものづくり特許戦略

松山晃文*

1　はじめに

　わが国で再生医学研究が医療として社会還元されているものは数えるほどしかない。研究室から多くの論文がだされ，知識としての修正が進んでいるのに，である。いわゆる「ものづくり」の現場で大学発研究成果・シーズが社会的果実を挙げられないという問題意識のもと，その原因の一部を明らかとすることを目的とし，特に知財経営戦略について広くものづくりにかかわる観点から考察したい。

　大学等の再生医学を含むものづくり技術が社会へ還元されるには，確固たる知財戦略・ビジョンのあるシーズでないと産業化されない。大学等研究機関では知財に関する意識が向上しているとはいえ，大学等において知財「戦略」が貧弱であったため，ものづくり企業の立場に配慮した知財が構築されていないという，現状の解決が一義的に必要であろう。知的財産のうち核となる特許制度は，産業の発達に寄与することを目的に，発明の保護と発明の利用の調和を図るためにおかれた制度であり，社会福祉に貢献する実践的果実である。発明の保護は，すなわち特許権者の利益であり，発明の利用とは第三者の利益である。その衡量を保ちつつ，技術の累積的な進歩，ひいては産業全体・社会福祉の発展を志向しているといえる。大学など研究機関から申請された特許の明細書・請求項・実施例を渉猟するに，特許を用いて開発事業化を行う企業，すなわち利用者への配慮が欠けている場合がある。

　大学など研究機関では，最先端の研究を行うことが目的であるから，いわゆるハイテク特許の出願を目指す。事業化を見据えると，このような富士山型の突出した知財があったとしても，それを補完する周辺知財がなければ，製品化・事業化にむけて超えるべきハードルは高い。ここにハイテク特許ほどビジネスから遠ざかる理由があり，ハイリスク・ハイリターンあるいはハイリスク・ローリターンとして「ものづくり企業」が大学など研究機関の最先端知財に手を出せない要因があろう。

2　先端的研究成果であるがゆえに

　大学など先端研究機関にて生み出される研究シーズ・知財・技術ほど，時間的にも技術的にも

＊　Akifumi Matsuyama　㈶先端医療振興財団　再生医療研究開発部門　部門長補佐（兼）
　　膵島肝臓再生研究グループ　グループリーダー

第2章　ものづくり特許戦略

先を行くものが多く，ビジネスから遠ざかるという皮肉な結果がある。そこには，先端知財の持ついくつかの内在的理由がある。1つは，その不確定性，2つめは他既存技術との非整合性，3つめは既存概念との不連続性である。不確定性とは，研究室で行われる小規模での実験では良好な結果が得られても，条件変化に対する敏感性を確実に捕まえ，大規模製造であっても再現性をもって継続的に同等の品質のものづくりができず，安定した製品・商品につながらないという危惧がある，ということである。2つめの他既存技術との非整合性とは，特に単一の技術で製品が作れない場合，コア特許を支える周辺技術・特許が成熟していない場合や，ものづくり企業の有する基盤技術や人材・ノウハウと相乗効果が得られない，ということである。3つめの既存概念との不連続性とは，当該知財を利用するものづくり企業側の理解力の不足であり，先端性のみが前面に出されると，その使い方を想像できず，知財戦略を立案する立場からは理解不能で，理解されたとしてもニッチないわゆる「オタク系」のユーザーしか関心をしめさないということである。

3　ローリスク・ハイリターンの知財経営を目指した知財戦略

　知財経営戦略においてローリスクでハイリターンを得る方法はないのだろうか。ローテクの基盤技術は忘れずにその上にハイテクな技術・知財を導入するしかない，と考える。新し物好きな研究者・進取な精神に富む中小企業は新しい技術・特許だけで製品を開発できると考えがちだが，それでは完成度が高くデマンドにつながる製品は生み出せない。ハイテクに見えながら，中身はローテク・企業が強みとして持つ技術をベースにした固い技術で補強するという戦略が大切であろう。ハイテクとローテクの融合こそ新技術・特許の実用化への近道であって，ものづくり企業にとってビジネス上での差別化・付加価値もつく。多くの場合，ハイテク系の技術の割合としては20％以下というのが開発をすすめるベースとされている。知財を導入したのち，それを生かして事業化・製品化していくには，ハイテクをラベルとしたニッチ・マーケティングが重要である。ハイテクの「お化粧」ではじめて，ニッチでの市場を獲得する。一方で，ハイテク技術・知財のみでは基盤が弱い。ものづくり企業の内部環境での強みを生かし，ハイテクを支えるのはローテクというのが理想であろう。

　ものづくり企業が提供するのは「機能」であり，顧客が求めるのは機能による「ベネフィット」である。特許は技術の言葉，最先端知財にあっては科学として語られ，「機能」で語られることはない。科学・技術を機能，ひいては最終顧客である消費者に見える形での説明・イメージすることが肝要であろう。そのためには，特許出願の際に請求項・実施例での書きぶりが重要で，どのように素晴らしい知財であっても，機能やベネフィットがその向こうに見えない知財に価値はなく，ものづくり企業も引き受けようがない。技術的特徴（差別技術）は機能明確化（ファンクション）につながり，ついで顧客利便性（ベネフィット）として結実する。顧客ニーズ，ウオンツ，デマンドを満たした知財は幸福なライフサイクルを生きていくこととなる。購入者の立場か

265

ものづくり技術からみる再生医療

ら見れば，顧客ニーズからみて不足しているベネフィットを明確化するため顧客利便性からみて不足している機能を明確化し（差別化，機能の明確化），明確化した機能からの不足技術を顕在化させ，そこに不可欠な技術シーズの創出・知財の導入となる。ものづくりの場で，もし医療を志向するのであれば，たとえば重篤な心筋梗塞の患者さんの治療法がない，という課題を解決するというイノベーションが志向される。ものづくりであるからには，医療機器あるいは医薬品といった「もの」としてそれら課題解決を志向するツールとなる。とすれば，医療機器・医薬品として製造販売をうける，あるいはそれらの一部構成品としてのものづくりを志向すべきである。医療機器・医薬品として上市できるプロダクト＝価値，すなわち顧客価値の創造である。最終製品を製造する企業にとっての顧客価値は患者ニーズ・ウオンツ・デマンドにこたえることである。一部構成品を製造するものづくり企業にあっては，直接納品する企業のニーズにこたえることが必須で，そのために最終製品のイメージとそのなかでの一部構成品の位置づけをイメージする。そのイメージのなかで，ものの有する positioning としての知財を想定すべきである。ものづくり企業がおかれた位置を，5Force および SWOT 内部環境評価を行い，自企業の強みを生かして開発を進められる知財に投資あるいは，アライアンスを組むこととなる。

4　産学アライアンスによる新たな知財・特許の意義

　知財（特許）の導入について，アライアンスという観点から議論したい。新規事業展開においては，他社と差別化された技術を基盤とし，開発ステージから事業化ステージへのすみやかな移行が肝要である。この移行を速やかにし，死の谷を埋めるために，オープンイノベーションとしてのアライアンスが実践されている。企業間でのアライアンスには，ソフトアライアンスやハードアライアンスがある。大学等研究機関とものづくり企業とのアライアンスは，これまでは産学連携ともいわれてきた。新規事業開発を目的とした大学等とものづくり企業とのアライアンスにあっては，アライアンスによって将来どのような展開ができるか，という切り口の戦略予測が必要となる。ものづくり企業から見て，どこ（どの大学のどの教室）とどのような範囲でどのようなアライアンスを組むのかの知財戦略的判断が行われる。この知財戦略アライアンスには2つの切り口がある。将来展開を見据えた切り口と研究開発事業化産業化の時間的ステージでの切り口である。将来展開を見据えた切り口として，補完型，発展期待型，シーズ育成型がある。補完型においては，すでに製品あるいは製品に近いものを持っている場合，シェアを維持するために行うアライアンスであり，ランチェスター戦略で優位にたつ市場リーダーがとる知財戦略である。発展期待型は，今後の発展期待部分をアライアンス先の研究機関から導入する戦略である。シーズ育成型は，中長期的なビジネスモデルであり，ブルーオーシャン戦略を目指す場合にとられるアライアンスである。時間的ステージでは，研究ステージ，開発ステージ，事業化ステージ，産業化ステージでのアライアンスがある。研究ステージでは，共同研究として大学等研究機関の基礎的ノウハウを生かして企業がシーズ・知財を生み出すもので従来型の産学連携といえる。突出

第2章　ものづくり特許戦略

した最先端知財・特許の創出を目指すにはこのアライアンスが最適である。開発ステージでは，開発の分担・委託を開発型ベンチャーや受託研究開発機関に任せて知財を生み出すアライアンスがある。ものづくり企業にとって革新的な分野であるほど周辺技術シーズが不足するためにとられる知財創出戦略で，この場合に生み出される知財は，突出した知財というよりもその周辺知財であり，製品をイメージして不足した機能を，時間的に先に行く知財・技術として補完するものである。大学等研究機関との受委託研究契約がこの型で，アライアンスを組む研究室がコアとなる知財・ノウハウを有している場合強力なアライアンスとなる。ものづくり企業が有する技術プラットホームとの連結性，連続性の観点からも，今後我が国の産学アライアンスの姿となろう。事実，米国の産学連携では，大学等が開発相に踏みこんでいる例が多いため，企業が巨額の共同開発資金を大学等に投下する理由となっている。事業化ステージでのアライアンスは時間の短縮が主目的であり，産業化ステージでのアライアンスは製造販売が目的のため，大学等の知財導入はなされないことが多いと思われる。こう見ると，ものづくり企業の知財戦略での大学等とのアライアンスは，知財パッケージとしての新たな価値の創造を主目的としている。知財の戦略的な意味合いとして，知財の競合相手に対する「防衛的な」面よりも，事業のコアを形成・拡大し，事業やアライアンスを促進するものとした「発展的」な面が重要になって来ていることが理解できるだろう。ものづくり企業にとって，自社の基盤技術を生かし企業の持続的発展展開をはかるために大学等の知財・特を導入することが，知財戦略の中心にある。知財は事業とともに歩まなければ無価値であるがゆえ，知財戦略は事業戦略の中核として君臨し，事業技術の行く先と知財の確保領域が重なっているかを考慮し，現在大事な領域（今現在の製品範囲），ついで広がっている領域（次期の製品・商品のイメージ展開），不確定だが押さえておきたい領域（将来製品）の順で知財を確保，大学などから導入していくこととなり，知財戦略は事業戦略のなかで語られるようにパラダイムシフトがおきている。

　開発ステージでのアライアンスが我が国の産学アライアンスの姿となると述べた。開発，事業化，産業化の各相での知財のあり方はその様相が変わる。開発ステージの基本的発想は収束型であり，研究者は発散型の発想であるため，発散したシーズから収束・集中型させて絞り込んでいく作業としての開発は，研究者にとっては苦痛である。知財的側面からみると，開発ステージで出てきたアイデアをむしろ発散させ，周辺知財としておさえることで，将来の事業展開に備えている。patent map として考えると，技術拡大相であり，最終製品のイメージをもちつつ，アプリケーションの拡大と次のネタの確保を目指すものである。知財は開発へのリスクヘッジであるとともに，継続的な開発アイデアを持った新規事業へと拡大再生産しうる基礎となるものである。学，すなわち研究者の思考が生かされる場であるといえよう。事業化ステージは応用相であり，patent map としては顧客と商品に応じた権利化を目指し，産業化ステージでは，顧客ベネフィット・機能を念頭に置くことで強い特許にまもられた事業へと展開していくこととなる。事業化・産業化ステージでは大学等とのアライアンスは難しいかもしれない。

5 知財価値の評価

開発アライアンスを組むに当たり，導入する知財あるいは創出された知財の価値評価が課題となる。これまで用いられている知財の価値評価は，インカムアプローチ，マーケットアプローチ，コストアプローチがある。インカム（収入）アプローチでは，将来の事業価値の予測から価値を算出するものであり，特に研究開発初期であるため類似製品のない領域ではフェルミ推定による市場規模の算出がおこなわれる。マーケット（市場）アプローチは，類似品の市場規模，付加価値から算出するものである。コスト（費用）アプローチは，これまでに知財の創出にかけた費用から査定する方法論である。事業性が見えない場合，企業間のアプローチではコストアプローチが選択させる場合が多いとされる。大学等の知財では，産学連携本部はインカムアプローチでの評価を求める場合もあるが，革新的な技術・知財であるほど将来価値は高いものでもそれを育て上げる費用を見込むと現在価値は低いことは認識すべきである。現在価値の低い知財への一時金設定・マイルストーン設定など，現実にそぐわない要求により，アライアンスが崩れることがあり，注意すべきであろう。

6 おわりに

ものづくり技術が社会へ還元されるには，それら技術が企業等に引き受けられる必要がある。研究を知財として大学等からスピンオフする場合，それが成功するか否かは知財がいかに強固であるかにつきる。確固たる知財マップのあるシーズでないと産業化されない。

今後，ものづくり技術を用いた革新的医薬品医療機器をわが国から世界に発信していくにあたり，上述のごとく知財戦略は欠くべからざる課題である。再生医療関連特許制度における制度的な課題として，米国には仮出願の制度があるのに対し，わが国ではこれに対応する制度が無いということにある。米国仮出願では，請求項のみの提示で実施例の記載が不要であるため，「おもいつき」を仮出願し，1年以内にデータを出せば本出願となる。また，1年以内に本出願すれば優先性が認められるうえ，仮出願の出願費用は著しく安価であるため，仮出願中に知財のパッケージング化，ライセンシング活動が可能であり，初期相からの産学アライアンスに有効に活用されている。仮出願後1年後までに本出願されなければ公知として開示されるが，これによりわが国で実施例を積み上げている間にその特許性を喪失させるという戦略に用いられているのが現実である。わが国にも仮出願制度を創設されるべきと認識している。加えて，わが国では実施例がない請求項に関して特許性を認められないため，わが国経由でPCT出願を行なうと，請求項の範囲が狭小化されてしまう。これらは，特許制度上の問題であるが，今後，イノベーションを社会に還元するには不可欠な議論であると考える。知財貿易収支は，2004年にようやく黒字に転じたが，生命科学領域ではわが国の基本特許は貧弱であり，再生医療関連特許の3分の1をわが国から，という政策目標の実現を目指し，経済産業省・厚生労働省・文部科学省の三省の知財にかかる緊密な連携を望むものである。

第3章　現行規制の観点からみた再生医療技術開発戦略

梅垣昌士*

1　はじめに

　再生医療技術の臨床開発および患者治療への使用にあたっては，その安全性と一定の品質確保のため，様々な規制が存在している。再生医療技術については，生体の細胞・組織を原料されることが多いなどの特殊性もさることながら，その開発のアプローチによって関係する規制が大きく変わってくる場合がある。この章では再生医療技術の開発ストラテジーを建てるのにあたって考慮すべき規制に関する問題を考えてみたい。

2　日本における新規医療技術開発のアプローチ

　我が国において，新規の医療技術が患者に用いられるには，大きく分けて以下の2つ開発アプローチが存在しうることをまず確認しておこう。

　まず一つは「製品」としてのアプローチで，これはつまり薬事法に基づき医薬品または医療機器として薬事承認を得ることに他ならない。薬事承認を得るには，「製品」に関する必要な非臨床データを揃え，当局へ届け出て臨床試験（治験）を実施し，臨床データを収集した上で審査を受ける必要がある。一度薬事承認を得れば，その「製品」はあらゆる医療機関で処方もしくは使用が可能になるので，頒布性が確保でき，市場展開も可能になる。本章ではこのアプローチを便宜上「薬事法的アプローチ」と呼ぶことにする。

　一方これと異なるもう一つのアプローチは，いわゆる外科手術や骨髄移植等に代表されるような，医師のみが施行することのできる「医療行為」として新たな医療技術を確立する方法である。「医療行為」は患者にとって必要であると医師が判断した場合に，医師によってのみ施術できる（医師法第17条等）。あまり正確な言い方ではないが，医師法によって規定された医師の権限があって初めて可能となる開発アプローチであることから，本章では「医師法的アプローチ」と呼ぶこととする。新たに開発された「医療行為」が特定の医師によってのみならず，全国一律の価格で，広く一般的に必要な患者のアクセスしやすくするには，健康保険法に基づいて保険収載される必要があるが，この「医療行為」が保険外診療（自由診療）として行われる場合には，新規の「医療行為」といえども医師は特段第三者による審査を受けずとも実施することが規制上可能だ。その意味で医療において医師の権限は非常に大きいわけだが，ただ，こうした新規の「医療

　＊　Masao Umegaki　大阪大学　臨床医工学融合研究教育センター　特任准教授

ものづくり技術からみる再生医療

行為」が「医師法的アプローチ」でしかも保険外診療で実施される場合の安全性やクオリティは，「薬事法的アプローチ」と異なり，第三者による客観的評価を受ける必要がないため，施術する医師の専門性（知識・技能）や倫理観などに，ほぼ全面的に委ねられていることに注意を要する。

3 再生医療は「医療行為」か「製品」か

さて，このように新規医療技術は「製品」もしくは「医療行為」としてアプローチする方法が存在していることを再確認したが，ある新規医療技術を「製品」としてみなすか，「医療行為」としてみなすかは，単純なことのようでいて実は難しい。これは結局のところ解釈の問題に過ぎないからだ。いかなる「製品」も，特殊なシチュエーションや，医師の技術と組み合わせることによってトータルで「医療行為」として解釈することも可能となるし，逆に「製品」を一切用いない新規医療技術などは非常に限られる。一般論で説明するとわかりにくいので，再生医療を例に説明しよう。

今日よく行われている生体由来の細胞・組織を用いた再生医療技術は，もともと骨髄移植や皮膚移植などのようなドナー細胞・組織の採取，保存，移植といった「医療行為」としての技術に，細胞培養や分化誘導といった新旧の細胞加工技術が加わって発展したものが多い。基本的な細胞加工技術は医師にも比較的取り組みやすいことから，初期の再生医療においては，原料となる細胞・組織の採取・培養・投与（移植）等のプロセス全体をすべて医師が病院の中で行うことで，これらを一括りにして医師による「医療行為」として行われた。保険外診療で行う限りは，医師が行う「医療行為」の中では，その一連の過程の中で仮に薬事未承認の医薬品や医療機器が使用可能だからだ。とくに患者自身に由来する細胞・組織を加工して，これを同一の患者に移植するような事例では，一般の組織移植治療と非常に似通っていることも，再生医療が「医療行為」として違和感なく行われてきた一つの要因である。

しかし，細胞・組織の加工技術は，この20年あまりの間の細胞組織工学の発展とともに高度化を遂げた。単に細胞を増やして投与するだけでなく，細胞に新たな材料を組み合わせ，より移植物として優れた素材が次々と開発されている。こうした臨床医単独で開発・実施できる範疇を越えるような高度な加工技術が再生医療に導入されてくるようになると，いくらそれが病院の中ですべて行われたとしても，細胞の採取や移植はともかく，その加工工程に「医療行為」という解釈では収まらない，まさに「製品」としての製造技術が必要な状況も生じている。

また，別の想定事例を挙げれば，今後他家（患者以外のドナー）由来の細胞・組織を用い，とくに長期にわたって保存・増幅が可能な幹細胞等を原料とした加工製品の製造が可能になった場合，一度採取した細胞からマスターセルバンクを作成し，無尽蔵の原材料として用いることができれば，不特定多数の患者に用いることも可能となる。医師といえども，不特定多数の患者に治療を目的とした加工物を頒布することは，薬事法上の「業」と見なされ薬事承認が必要となってくる。そのような細胞を不特定多数の患者の治療に用いる事例では，細胞加工のプロセスや供給

される加工細胞を「製品ではなく，医療行為の一部である」と強弁することは難しいだろう。

しかし規制上，開発者の解釈次第で本来「製品」レベルの製造技術を要するような「薬事法的アプローチ」で開発されるべき新規技術が，「医師法的アプローチ」をとれば「医療行為」として人に応用できてしまうのが現状だ。これは医師法と薬事法のそもそもの法律としての性質の違いにも起因するわけだが，このような状況から，「医師法的アプローチ」で行われる再生医療は，安全性・有効性という点での品質を保証してくれるものが，実際に施術する医師本人だけ，ということになってしまい，利用者（患者）の立場に立ってみると，その分のリスクを背負うことになる。

4 医師法的アプローチの開発戦略上の問題点

再生医療技術を「薬事法的アプローチ」で行うべきか，「医師法的アプローチ」で行うべきかという問題を，市場化にむけた技術開発という観点からも見てみよう。

「医師法的アプローチ」の最大の欠点は，医師の権限においてしか行えないため，市場性を得られないということである。海外に目を向けると，主にヒト由来の培養皮膚，培養骨，培養軟骨など複数の製品がすでに医薬品・医療機器として薬事承認され，上市されている。これは，これらの国々では再生医療については「医師法的アプローチ」ではなく「薬事法的アプローチ」がむしろ主流であるということを示している。

例えば米国では，医師から企業への技術移転やライセンスアウトが積極的に行われることもあって，多くの再生医療技術が企業によって開発されてきた背景があることはもちろんあるのだが，規制の上でも，2004 年までに，それまで単なる登録制だった治療用細胞・組織由来製品が，minimal manipulation を越えるような加工がなされる場合には，医薬品もしくは医療機器として薬事承認を受けることが義務づけられた。これにより米国では，医師，企業ともにこの分野の技術は薬事法的アプローチを取らざるを得なくなったのである。欧州等においても，加工された細胞・組織由来製品の取扱いは，米国と同様に薬事案件となっており，医師法的アプローチという選択肢は限られてきている。

一方日本においては，2007 年に自己由来培養皮膚が再生医療製品として初めて薬事承認を獲得し，販売に至った。日本では海外に比べて治験，承認に至る再生医療製品の数が少ないという議論において，一般医薬品等のドラッグ・ラグの問題とあわせて治験実施や薬事承認のハードルの高さなどが大きな要因としてあげられることが多い。しかしながら，日本では短期的にみれば臨床応用が容易な「医師法的アプローチ」が存在していることも隠れた大きな要因の一つではないかと筆者は考える。その証拠に，ある調査によれば，日本国内では細胞治療の分野における臨床試験が，医師の「医療行為」の範疇で実施可能な「臨床研究」として 150 件以上過去および現在において実施されていることがわかっている。すなわち，「医師法的アプローチ」により多数のシーズが臨床試験段階まで到達しているにもかかわらず，真の意味での実用化に至ったのは，

未だ1件のみという厳然たる事実がこのアプローチの限界を示しているとは言えないだろうか。

5　薬事法的アプローチと医師法的アプローチ，それぞれの活用

　ここで改めて，新規医療技術開発における「薬事法的アプローチ」と「医師法的アプローチ」の違いについて明確にしておこう。

　「薬事法的アプローチ」においては，最終的なゴールは薬事承認獲得であり，開発トラックそのものも制度化され，非常に明確である。承認までの過程では，GLP等の基準に従った一定の信頼性を持った非臨床データおよび，GCP等の一定のルールを遵守して行われる臨床試験（治験）で得られた臨床成績が必要であり，その安全性と有効性が関連する薬事法令によって担保されている（表1）。また品質等に関する製造者責任が明確にされており，また承認後に生じた健康被害についても補償制度が整えられるなど，社会的なサポート体制も一応そろえられている。これは医師としての資格を持たない者が提供する治療手段を国民が安心して利用できるよう，そして悪意のある者が提供する偽薬を掴まされないように整えられた，一種の社会的セキュリティシステムと言える。

　一方，「医師法的アプローチ」のみによる新規医療技術開発のストラテジーを建てるのは大変難しい。確かに「医療行為」として行えてしまうので，実際の患者への試用まで持っていくのはさほど難しくはない。ただし，あらゆる患者がどこの病院でもこの治療にアクセスできる条件である保険収載へのトラックは，前述したように薬事承認ほど明確ではない。さらに薬事法審査の眼目が有効性・安全性という科学的なスタンスを中心においているのに対して，医療技術の保険収載には，診療報酬制度という政治的な側面も強い制度が背景にある。従って「医師法的アプローチ」によって開発された技術も，どこかで「薬事法的アプローチ」に切り替えない限り，市場性を獲得することはできず，非常に狭き門である「医療技術としての保険収載」をめざすか，あとはごく限られた医療機関で保険外診療として行うかしか選択肢がなくなってくるのが実情なのだ。

　さらに，薬事法と異なり，医師の行う医療行為の有効性・安全性についての法的基準は今のと

表1　薬事法による再生医療製品の規制

―薬事法
　―GCP
　　・「医薬品の臨床試験の実施の基準に関する省令」（平成9年厚生労働省令）等
　―治験薬GMP
　　・「治験薬の製造管理，品質管理等に関する基準」（平成20年厚生労働省医薬食品局長通知）等
　―ヒト細胞組織由来製品の安全性・品質管理基準
　　・「ヒト(自己)由来細胞・組織加工医薬品等の品質及び安全性の確保に関する指針」（平成20年厚
　　　生労働省医薬食品局長通知）
　　・「ヒト(同種)由来細胞・組織加工医薬品等の品質及び安全性の確保に関する指針」（平成20年厚
　　　生労働省医薬食品局長通知）

第3章　現行規制の観点からみた再生医療技術開発戦略

表2　再生医療技術開発の医師法的アプローチで留意すべき規制

―医師法・医療法
・ただし医師法や医療法自体にこうした新規開発的医療技術の適用や実施に関する規制条文は
なく，医師の権限に委ねられている，と考えてよい。医師の権限による臨床研究を行うにあ
たっては，さらにヘルシンキ宣言等のヒトを対象とした臨床試験に関する考え方を反映した
以下のような倫理指針に従うこととなっている。
―臨床研究指針（法的拘束力なし）
・「臨床研究に関する倫理指針」（平成20年厚生労働省告示）
・「ヒト幹細胞を用いる臨床研究に関する指針」（平成22年厚生労働省告示）

ころ存在していない（表2）。新規医療技術開発において不可欠な臨床試験についても，前述の
ように薬事法的アプローチにおいては，法律等によってその基準が定められているのに対して，
医師が「医療行為」の範囲内で行われる臨床試験は，「臨床研究」と呼ばれて治験とは区別され
ていることからもわかるように，「研究（＝学究活動）」と見なされており，その実施については
医師の裁量により行われている。ここ数年，臨床試験の倫理性・透明性・客観性確保の規制の整
備が欧米および日本に進められて，もともと薬事法規制下にあった「治験」のみならず，「臨床
研究」についても倫理指針が厚労省から策定され，倫理審査委員会での審議，健康被害発生時の
対応など，少なくとも倫理性については治験並みの基準が定められてはきた。しかし臨床研究で
得られたデータは治験と同等と見なされることは今のところほとんどないため，世に広く実用化
していくという点で「臨床研究」のみでは不十分とも言える。結局のところ「医師法的アプロー
チ」だけでは，「医師の裁量で，医療現場で試してみる」という程度で終わってしまうものと考
えておいたほうがよい。

　ただし，環境の整った医療機関において，対象疾患や臨床試験の進め方などに精通した専門医
によって行われる「臨床研究」は，臨床現場のニーズをよく反映し，また臨床的な評価も信頼性
が高く，さらに採算性などの理由から企業が開発に着手しにくい医療技術，例えば稀少疾患の治
療技術や，確立された有効な治療法がなく alternative な治療が常に求められているような疾患
への対応などにおいて，その探索的な臨床試験を行うのに大変有用である。したがって，「薬事
法的アプローチ」の初期段階において，うまく「医師法的アプローチ」を活用することが，日本
における現行規制を最大に活かす方法であるともいえる。

6　最近の規制緩和の動きと今後の動向

　最近の再生医療技術開発に関する規制に関する動向をみてみよう。
　再生医療に関連した規制は，2008 年から 2010 年にかけて大きな動きがあった。特に，2009 年
には厚生労働省において「再生医療における制度的枠組みに関する検討会」が設置され，「医師
法的アプローチ」，「薬事法的アプローチ」双方に関しての問題点整理と，提言が行われた。
　まず「医師法的アプローチ」に関係するところでは，2010 年 3 月に，上記検討会での議論を

受けて，医療行為として行われる再生医療における細胞加工を，技術を持つ医療機関に加工を依頼する場合の要件が，厚生労働省医政局長通知として明確化された。保険外診療（自由診療）として行われる場合においても，倫理審査委員会での承認や，臨床研究レベルの細胞の品質管理を行う必要性が規定されている。通知レベルとはいえ，医師の行う「医療行為」の品質・安全性に基準を与えた希有な例である。

　一方「薬事法的アプローチ」に関係するところでは，2008年に再生医療製品を初めとする細胞組織由来製品の安全性と品質管理に関する指針について，ヒト自己及び同種細胞・組織を用いた製品について特化したものが発表された。さらに，治験届前に義務づけられ，申請側にとっては多大な労力を強いられていた確認申請が2011年をもって廃止され，新たに設置された「薬事戦略相談」によって，治験開始までに必要な準備についての相談が受けられる流れへと変更された。この薬事戦略相談は，アカデミアや中小企業に対して相談料が大幅に優遇されるなど，利用しやすくなるような配慮がなされている。

　以上のように，「薬事法的アプローチ」についてはアカデミアを含めた開発者が開発を進めやすくなるよう配慮した規制の改正がなされ，逆に「医師法的アプローチ」についてはこれまで規定されていなかった安全性や品質管理など透明性を図るなど，より「薬事法的アプローチ」に近づけるような方向性が打ち出されたと言える。

7　おわりに

　医療技術は，アプローチのいずれかに関わらず，患者にとって安全で，より効果の高いことが望まれており，そうしたニーズに応えることが最大の目的である。医師の行う「医療行為」と，医師以外が提供する「製品」が補い合うことで，よりよい医療が可能になる。

　再生医療技術でこれを当てはめるなら，医療行為としておこなわれる例えば移植物の加工プロセスで必要とされる技術の一部，もしくはすべてをその分野に長けた企業が何らかの形で提供することで，より安全で効果の高い治療が可能となる場合もあるだろうし，医師の医療技術に企業の高度な技術を導入することで，技術の底上げという好ましい効果を生む可能性もある。しかし一方，医師が自ら医療行為として行う場合の再生医療技術のクオリティを直接コントロールするような規制は今のところ存在していないのも事実であり，従って十分な評価をされていない企業の技術が，薬事法の厳しい規制を逃れるために「医師の裁量」という強力な「印籠」によって隠れ蓑に使われるようなことも，これまたあり得ることではある。

　こうした場合，「医療行為」として行われる治療技術のクオリティについては，最終的にそれを用いる医師自身が責任を背負う必要があるため，医師にはそうした技術を導入することによるリスクを自ら管理する必要が生じるが，このような管理が可能なケースは実際のところ少数だろう。また，現行規制下においては，医師が自ら基準を設定して十分な非臨床・臨床試験を行って有効性・安全性を検証する他にないため，医師には通常の既に認められた治療を行う以上に，高

第3章　現行規制の観点からみた再生医療技術開発戦略

い科学性と倫理性が求められることになる。

　再生医療の臨床研究については，2006年に厚生労働省から「ヒト幹細胞を用いる臨床研究に関する指針」が公布され，「医師法的アプローチ」の世界にも研究倫理のみならず，薬事法的な安全性・品質管理基準が取り入れられた。こうした指針と薬事戦略相談等の制度をうまく活用することで，「臨床研究」から「治験」へスムーズに移行できる可能性がある。

　最近はトランスレーショナルリサーチの実践のための環境整備が，一部のアカデミアにおいて進められている。こうした研究機関においては，医師自ら行う臨床研究においても，将来の企業へのライセンスアウトを見据えて，薬事法上の基準と同等の基準を設定し，医師主導治験の実施や薬事承認までも見据えて研究開発を行うケースも見られるようになってきている。アカデミアにおける基礎医学研究の成果を，臨床へと直接トランスレーションするというタスクにおいては，再生医療技術は比較的取り組みやすい分野の一つであり，また政府も supportive であることから，今後もこうした研究機関において，医師が自ら「薬事法的アプローチ」による開発に乗り出すケースは増えるものと思われる。

　こうした「医師法的アプローチ」から「薬事法的アプローチ」へのスムーズな移行，もしくは開発早期から「薬事法的アプローチ」がとられることにより，広く必要な患者が利用可能な日本発の再生医療製品の実現につながることが期待される。

参　考　資　料

・国立医薬品食品衛生研究所 HP　「多能性幹細胞安全情報サイト」より
　　（http://www.nihs.go.jp/cgtp/cgtp/sec2/sispsc/html/res3.html）
・厚生労働省 HP「再生医療における制度的枠組みに関する検討会」審議資料
　　（http：//www.mhlw.go.jp/stf/shingi/2r98520000008zaj.html#shingi95）
・（独）医薬品医療機器総合機構 HP　薬事戦略相談
　　（http://www.pmda.go.jp/operations/shonin/info/consult/yakujisenryaku.html）

第4章　バイオマテリアルを用いた再生医療の臨床応用への規制，ガイドライン

吉川典子*

1　はじめに

　平成13年より薬事法の大きな改正のためのアクションが始まったが，その折に，「再生医療は今や身近な時代となった」とあった。その当時，バイオロジカルな材料由来の感染症についていろいろなことがあったが，ガイドラインの制定などを行い，必要な時に，バイオロジカルな製品が適正に使われるように道が整備された。この当時の整備については，まだ，このような医療について十分な経験がなかったことや，未知のリスクの可能性があることから，煩雑で柔軟性に欠ける部分があったことは否めない。

　その当時から，早10年，まだ少ないが，再生医療に用いる細胞組織製品が市場に出され，臨床研究の成績も増えてきた。そうした中で，再生医療に関する規制の枠組みを見直すことや，必要とされる評価の範囲について見直すことなどが行われている。

　したがって，本稿の記載も，数年経てば，規制の情報は，変更となるだろう。しかしながら，レギュラトリサイエンスにある根本は変わることがない。このことから，根本的な考えとともに，規制，ガイドラインを紹介することとしたい。そして，研究開発のステージに沿った形で整理しておきたい。

2　バイオマテリアルを考えるときに大事なこと

　再生医療の実施にあたっては，その製造工程から，治療の段階まで，バイオマテリアルの存在が重要である。特に，細胞組織工学のテクノロジーを用いて，より良い治療を目指すのであれば，なおさらである。

　そこで，バイオマテリアルが，どのような形で再生医療にかかわっていくのかを考えたい。この作業は，一見すると臨床応用の実際には，つながりが見えにくいが，臨床応用にあたって考えておかなければならないリスクの存在について，重要な示唆を与える。そして，そのことは，治験などの手続きの際に，資料としてまとめて提出しておくべきものとなるし，最近にスタートした独立行政法人医薬品医療機器総合機構による薬事戦略相談[1]においても，相談までにまとめて

---

*　Noriko Yoshikawa　（公財）神戸国際医療交流財団　国際医療開発センター　IMDA
　コーディネータ

第 4 章　バイオマテリアルを用いた再生医療の臨床応用への規制，ガイドライン

おくべき情報である。そしてこれらの情報は，のちの治療の標準化，製品の事業化のために，関係者で共有すべきである。

今，盛んに研究開発がなされ，また，研究開発に活用されているバイオマテリアルについて，大きく三つのものがある。

一つは，「Scaffold」（細胞足場）である。足場を与えることにより，細胞や組織に好ましい構造を与えるタイプのものや，細胞や組織を保護するために使われるタイプのもの，また，そのものが，ある程度の強度を持つなどのデザインされたもので，細胞や組織の機能と，材料の特性を兼ね合わせるタイプのものもある。

次に，「再生誘導材料」である。細胞や組織を伴わないが，人体が本来備えている再生能力を誘導し，治療に結び付けていく材料である。これには，生物学的な特性だけでなく，化学的な，物理学的な特性をデザインすることもある。

最後に，細胞組織製品の製造時に用いられる「各種材料」である。細胞組織製品を製造するにあたっては，細胞組織の調達，分離や加工，製品化，搬送などのステージがある。細胞組織を保護したり，適切な培養環境を実現したり，治療に用いやすい形に成形したりするもので，たとえば，輸送時の保護フィルムの役割であったり，培養の器材の形をしていたり，必要なものを選別するフィルターであったりする。しかし，これらのほとんどは，そのまま，医療現場に届くことはない。

図 1 にまとめたとおり，「再生誘導材料」，「Scaffold」及び「各種材料」には重なりがある。設計開発の狙いにより，中間的な製品が存在している。

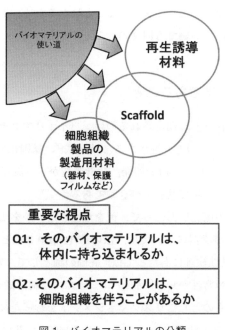

図 1　バイオマテリアルの分類

277

ものづくり技術からみる再生医療

　ここで二つの質問に答えておかなければならない。この視点は，リスクの存在について重要な示唆を与えるし，参照すべき規制，ガイドラインへの情報を与える。

　一つ目は，そのバイオマテリアルは，体内へ持ち込まれる可能性があるかどうか。

　「Scaffold」や「再生誘導材料」は明らかに，体内に持ち込まれることが意図されている。そして，そこに期待されることは，バイオリアクティブな働きである。

　一方，製造時に用いられる「各種材料」については，たとえば，採取後の搬送に用いる保護フィルムの役割であれば，積極的に体内に持ち込まれることは意図されていない。しかし，このような材料でも，リスクを考えるにあたり，細胞組織に取り込まれる可能性を検討する必要がある。治療時に投与しやすいように，積極的に細胞組織に添えた形態を選択するゆえに，体内に持ち込まれることが意図されることもある。

　二つ目は，そのバイオマテリアルは，細胞組織を伴って製品化されるものかどうか。

　「再生誘導材料」においては，ほとんどが，細胞組織を伴うことなく，患者さんの体内に備わっている再生能力を誘導することを期待しているものである。

　「Scaffold」においては，治療時には，細胞組織を伴うものが多いが，製品として細胞をあらかじめ伴って出荷されるものと，用時に細胞組織と組み合わされるものがある。あるいは，「再生誘導材料」としての性質をデザインされ，細胞組織を伴わないものもある。

　もちろん，細胞組織製品の製造時に用いられる「各種材料」については，細胞組織を伴うのが前提である。

　これより，薬事法をはじめとした各種法規制に結びつけながら説明をする。バイオマテリアルについては，その多くが医療機器として扱われることになるため，用語などは，医療機器に寄ったものを採用するが，医薬品についても同様の考え方である。

3　バイオリアクティブであること

　「Scaffold」や「再生誘導材料」に期待されるのは，バイオリアクティブな機能が大きい。

　このことを考えるには，三つの方向性がある。薬事法[2]の総則に明記されている「安全性」，「有効性」，「品質」である。これは，研究開発，設計製造から，流通，そして，市場に出すことの審査，を担当するすべての立場で共有すべき軸である。

　薬事法においては，製品の開発にあたって，何を意図したのかを明確にし，その妥当性を検証することを求めている。医療機器においては，法の第41条第3項としてまとめられ，基本要件として示されている[3]。妥当性検証にあたっては，評価の軸として，先の，「安全性」と「有効性」の軸があり，製品としての恒常性から，「品質」についての体制構築を求めている。

　評価軸として，根本的なものとしてリスクマネジメントを行った後のリスクアセスメントを求めている。リスクマネジメント活動については，JIS T14971に基づくものであるが，ここから

第4章　バイオマテリアルを用いた再生医療の臨床応用への規制，ガイドライン

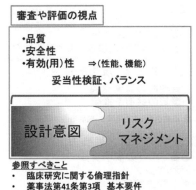

図2　バイオリアクティブであること

見えてきたことが，「安全性」の評価視点に結びつくし，「品質」の確保のポイントになる。リスクマネジメントにおいては，設計意図とのせめぎあいが必ず存在する。「有効性」，あるいは，性能・機能という形で表現されるが，設計意図が損なわれないようにマネジメントをし，受け入れられる程度のリスクにまで低減する活動である。

これに加えて，経験に基づく各種予測のための ISO や JIS が存在している。設計意図に合わせて，適切な選択が必要であるが，基礎的なものとして，「生物学的安全性試験の基本的な考え方」が示されている[4]。これについては，ISO 10993 を受け入れることを許容している。こうした評価軸も，リスクマネジメント活動の中で，取り入れられるものである。

なお，臨床研究の段階においては，「臨床研究の実施に関する倫理指針」[5]の順守が求められている。この指針においては，リスクマネジメント活動や，妥当性検証などを求めてはいないが，円滑なプロジェクトの進行のためには，こうした視点を採用することがコツであるし，臨床研究の実施のための判断のわかりやすい指標となるだろう。

4　細胞・組織を伴うこと

細胞組織を伴うにあたっては，感染リスクについて，特に大きな注意を払わなければならない。このような新しい希望の持てる医療について，人類における経験はまだ多くはない。したがって，慎重な態度が必要となる。

このことから，臨床研究においては，「ヒト幹細胞を用いる臨床研究に関する指針」[6]が示されている。ヒト幹細胞を用いる場合においては，「臨床研究に関する倫理指針」[5]に加え，こうした医療の特有のリスクの可能性を踏まえ，適合性の審査を中央で行うことなどが示されている。

また，薬事法においては，上乗せの規制を行っている。記録の保管義務や表示義務などがある[7]。これまでは，治験に進む前に，品質と安全性の「確認申請」を行うことも必要とされていたとこ

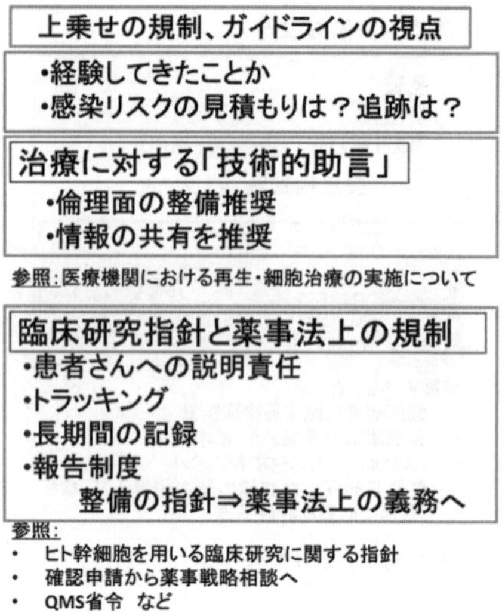

ものづくり技術からみる再生医療

```
┌─────────────────────────────────┐
│ 上乗せの規制、ガイドラインの視点        │
├─────────────────────────────────┤
│ ・経験してきたことか                  │
│ ・感染リスクの見積もりは？追跡は？       │
├─────────────────────────────────┤
│ 治療に対する「技術的助言」              │
├─────────────────────────────────┤
│ ・倫理面の整備推奨                    │
│ ・情報の共有を推奨                    │
└─────────────────────────────────┘
参照：医療機関における再生・細胞治療の実施について

┌─────────────────────────────────┐
│ 臨床研究指針と薬事法上の規制           │
├─────────────────────────────────┤
│ ・患者さんへの説明責任                │
│ ・トラッキング                       │
│ ・長期間の記録                       │
│ ・報告制度                          │
│     整備の指針⇒薬事法上の義務へ        │
└─────────────────────────────────┘
参照：
・ ヒト幹細胞を用いる臨床研究に関する指針
・ 確認申請から薬事戦略相談へ
・ QMS省令 など
```

図3　細胞組織を伴うこと

ろである[8]。最近には，制度の煩雑さが研究開発の遅れにつながることが指摘され，㈱医薬品医療機器総合機構による「薬事戦略相談」[1]の創設に従い，「確認申請」制度が廃止となった[9]。

　また，治療として再生医療を医療機関が選択する場合においても，技術的助言が厚生労働省により示され，再生医療を選択する基準の考え方，その後の結果の共有の推奨が記載されている[10]。これらにより，適切な再生医療の提供だけでなく，関係者全体で，より良い再生医療を目指せる仕組みとなるような工夫が凝らされている。

　このように，制度が変化しているが，細胞組織を伴う製品については，上乗せの規制やガイドラインが存在している。それらについて，厳しすぎるという意見も多い。しかし，物差しが示されていることは，研究開発から事業化までの円滑な進行の方向を共有する仕組みになることや，医療にかかわる様々な立場の人々が，そのリスクについて判断するための重要な情報を提供することにつながると，筆者は考えている。

　この仕組みをうまく利用するポイントは，「共有」である。審査や判断に用いられる各種資料について，それぞれの制度やガイドラインに対応するのはもちろんだが，将来への見通しを立てたうえで，資料の共通化，管理を行ない，時には，必要となる資料の公開を行うことである。この資料は，将来医療現場に普及する時点でも役に立ち，現場ニーズなどに応じた改良にも，重要なものとなるだろう。特に，細胞組織を用いた製品においては，トラッキングが求められており，こうした資料の存在は必須である。

　今般，創設された「薬事戦略相談」[1]においては，積極的に活用するにあたり，軸を通す考えを勧めたい。相談内容は多岐にわたるが，全体の流れの中のどのステージで，何を明らかにして，その後の何に役立てるのかをも，明確にしておきたい。このときにも，資料の共有が非常に重要になるだろう。確認申請という制度の廃止から，大きな転回であるが，長期ビジョンが扱えるようになったという大きなメリットを活かしたいものである。

第4章 バイオマテリアルを用いた再生医療の臨床応用への規制,ガイドライン

5 規制やガイドラインとステージの関係

　これまで,製品に含まれる要素に分解したうえで,ポイントを説明してきた。これを流れという形でまとめたのが図4である。

　臨床研究では,「医療技術」の全体として扱われるが,薬事法のもとでは,技術を支える「製品」として扱われる。そして,製造用の「各種材料」としてのバイオマテリアルであれば,「製品」の品質構築を担うものであるという視点であり,必要に応じ,「製品」の一部になるという視点を導入したい。

　臨床応用という考えにおいては,二つのステージがあることに留意してほしい。臨床研究として,限局的なフィジビリティを確かめるものか,治験として,薬事法上の製造販売承認に用いられる臨床成績の収集を目指すものかである。前者は,薬事法の管轄ではないが,後者は薬事法の管轄となり,治験計画届[11]の提出が求められる。その届け出に対して,安全面と倫理面に問題がないか,独立行政法人医薬品医療機器総合機構による調査が行われる。

　臨床研究においては,医師が主体となり,医療技術の流れ全体を見ていくが,治験においては,医師または企業が主体となり,医療技術の流れの中にある特定の製品を見ていく。この視点の違いを意識しておくことが重要である。特に,産業化という視点では,品質に関する情報が資料の中で占める割合が増加する。薬事法は,産業の法律である。しかしながら,臨床研究の段階から必要な人が必要な治療にアクセスできる段階に進めるには,各種情報を共有しておくことが円滑に進めるポイントであり,患者さんへの説明などを含め,関係者が安心して取り組むための重要

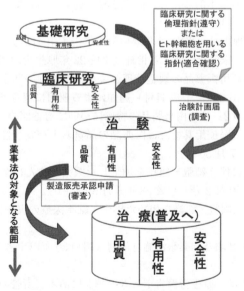

柱の高さは,それを得るのに,用意すべき資料の量をイメージ
また,その資料の中で,情報の占める割合も示している。

図4　基礎研究から,治療へのフロー

ものづくり技術からみる再生医療

な要素となる。

6 おわりに

バイオマテリアルを臨床へ応用するには，先を見た戦略が必要である。そのためには，まずは，それが医療のどの位置にあるものなのか，そこに考えられるリスクは何かを分析したうえで，準備を進めていくことが望ましい。そして何を目的として臨床応用を行うかをよく検討したうえで，各種手続きを行うが，事業化を行って臨床現場に普及させるのであれば，情報の共有を図り，円滑な進行を目指したい。

参 考 資 料

1) 医薬品・医療機器薬事戦略相談事業の実施について　薬機発第 0630007 号（平成 23 年 6 月 30 日）要領は，ホームページを参照されたい。http://www.pmda.go.jp/
2) 薬事法（昭和 35 年 8 月 10 日　法律 145 号）その後の改正に留意が必要である
3) 薬事法第 41 条第 3 項の規定により厚生労働大臣が定める医療機器の基準（平成 17 年厚生労働省告示第 122 号）「基本要件」
4) 医療用具の製造（輸入）承認申請に必要な生物学的安全性試験の基本的考え方について医薬審発第 0213001 号　平成 15 年 2 月 15 日付）生物学的安全性試験の基本的考え方に関する参考資料について（事務連絡　医療機器審査 No. 36　平成 15 年 3 月 19 日付）
5) 臨床研究に関する倫理指針（平成 20 年厚生労働省告示第 415 号）
6) ヒト幹細胞を用いる臨床研究に関する指針（平成 22 年厚生労働省告示第 380 号）
7) 医療機器及び対外診断用医薬品の製造管理および品質管理の基準に関する省令（厚生労働省令第 169 号　平成 16 年 12 月 17 日付）通知による運用に留意されたいまた，薬事法第 8 章の 2　生物由来製品の特例についても参照のこと
8) 細胞・組織を利用した医療用具または医薬品の品質および安全性の確保について（医薬発第 906 号　平成 11 年 7 月 30 日）
9) 薬事戦略相談の実施に伴う細胞・組織を加工した医薬品または医療機器の取り扱いの変更について（薬食発 0630 第 2 号　平成 23 年 6 月 30 日）
10) 医療機関における自家細胞・組織を用いた再生・細胞医療の実施について（医政発 0330 第 2 号）
11) 薬事法第 80 条の 2 第 2 項及び薬事法施行規則（昭和 36 年厚生省令第 1 号）第 274 条

上記の各種資料については，厚生労働省ホームページにある『所管の法令，告示・通達等』より，入手が可能である。

ものづくり技術からみる再生医療 ―細胞研究・創薬・治療― 《普及版》(B1237)

2011 年 11 月 30 日　初　版　第 1 刷発行
2018 年 3 月 9 日　普及版　第 1 刷発行

監　修　　田畑泰彦　　　　　　　　　　　Printed in Japan
発行者　　辻　賢司
発行所　　株式会社シーエムシー出版
　　　　　東京都千代田区神田錦町 1‑17‑1
　　　　　電話 03(3293)7066
　　　　　大阪市中央区内平野町 1‑3‑12
　　　　　電話 06(4794)8234
　　　　　http://www.cmcbooks.co.jp/

〔印刷　あさひ高速印刷株式会社〕　　　　　　　Ⓒ Y. Tabata, 2018

落丁・乱丁本はお取替えいたします。

本書の内容の一部あるいは全部を無断で複写(コピー)することは，法律
で認められた場合を除き，著作者および出版社の権利の侵害になります。

ISBN978‑4‑7813‑1274‑3　C3047　¥5600E